T0216321

# Vallendarer Schriften der Pflegewissenschaft

## Band 15

**Reihe herausgegeben von**

Hermann Brandenburg, Vallendar, Deutschland

Sabine Ursula Nover, Vallendar, Deutschland

Fragen der Pflege sind immer auch Fragen danach, wie eine Gesellschaft mit Leben, Krankheit, Alter und Tod umgeht, wie aktuelle gesellschaftliche und politische Debatten zeigen. Pflegewissenschaft hat zum einen zur Aufgabe, die aus ihrer Perspektive bedeutsamen Themen in diese Diskurse einzubringen und auf der anderen Seite deren wissenschaftliche Bearbeitung durch Theorie- und Methodenentwicklung voranzutreiben. Die von ihr generierten wissenschaftlichen Ergebnisse sollen somit auch die (fach-)politischen und gesellschaftlichen Diskussionen befördern.

Die Pflegewissenschaft in Vallendar greift diese Herausforderungen auf und weist neben der Grundlagenforschung auch einen bedeutenden Anwendungsbezug aus; in allen Themenfeldern geht es daher immer auch um Fragen von Implementierung innovativer Konzepte, Dissemination neuer Erkenntnisse und nicht zuletzt auch kritischer Folgeabschätzung von Innovationen.

Diese Entwicklung wird durch die Reihe „Vallendarer Schriften der Pflegewissenschaft" der Pflegewissenschaftlichen Fakultät der Philosophisch-Theologischen Hochschule Vallendar (PTHV) abgebildet.

Kontakt:
Univ.-Prof. Dr. Hermann Brandenburg, hbrandenburg@pthv.de
Jun.-Prof. Dr. Sabine Ursula Nover, snover@pthv.de

Kathrin Kürsten

# Stonewall kommt in die Jahre

Eine feministisch-anerkennungstheoretische Studie zum gelingenden Alter(n) queerer Menschen

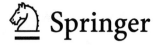

Kathrin Kürsten
Köln, Deutschland

Inaugural-Dissertation zur Erlangung des Doktorgrades der Pflegewissenschaft (Dr. rer. cur.) an der Pflegewissenschaftlichen Fakultät der Vinzenz Pallotti University (vpu) in Vallendar
Erstgutachter: Prof. Dr. Hermann Brandenburg
Zweitgutachter: Prof. Dr. Klaus Müller
vorgelegt im März 2023
Datum der Disputation: 17.07.2023

ISSN 2699-5689     ISSN 2946-0727 (electronic)
Vallendarer Schriften der Pflegewissenschaft
ISBN 978-3-658-43661-2   ISBN 978-3-658-43662-9 (eBook)
https://doi.org/10.1007/978-3-658-43662-9

Die Deutsche Nationalbibliothek verzeichnet diese Publikation in der Deutschen Nationalbibliografie; detaillierte bibliografische Daten sind im Internet über http://dnb.d-nb.de abrufbar.

Planung/Lektorat: Renate Scheddin
Springer ist ein Imprint der eingetragenen Gesellschaft Springer Fachmedien Wiesbaden GmbH und ist ein Teil von Springer Nature.
Die Anschrift der Gesellschaft ist: Abraham-Lincoln-Str. 46, 65189 Wiesbaden, Germany

Das Papier dieses Produkts ist recyclebar.

# Vorbemerkung

Insgesamt stand die vorliegende Forschung vor einigen Herausforderungen, auf die ich keinen Einfluss hatte. So wurde die Studie gänzlich unter den gegebenen Bedingungen der Covid-19-Pandemie erstellt, was zum einen massive Auswirkungen auf die Datenerhebung, zum anderen allerdings auch auf mich persönlich hatte. Nach einer Covid-19-Infektion im März 2021, hatte ich bis zum Abschluss der Arbeit mit Konzentrationsproblemen und leichten Wortfindungsstörungen zu kämpfen. Dies war bisweilen bei der Lektüre mancher Grundlagenliteratur und insbesondere von englischsprachigen Studien sowie der Verschriftlichung der Dissertation frustrierend.

Ebenso frustrierend und dauerhaft bedrückend war Ende März 2021 die Ankündigung der Geschäftsleitung der Philosophisch-Theologischen Hochschule Vallendar, heute trägt sie den Namen Vinzenz-Pallotti University (vpu), dass die pflegewissenschaftliche Fakultät abgewickelt werden wird. Dies bedeutete für mich, neben zunächst vielfältigen weiteren Unsicherheiten, die durch einen Mangel an Transparenz und optimierungsfähigem Krisenmanagement seitens der Geschäftsführung entstanden, dass mit auslaufendem Vertrag die Dissertation fertig gestellt sein musste, ein Additivvertrag wurde nicht mehr ermöglicht, womit zur Erstellung lediglich drei Jahre gewährt wurden.

Dennoch wurde das Unterfangen angegangen und mit vielfältiger Unterstützung zum vorliegenden Ergebnis gebracht. Mein besonderer Dank gilt erneut meiner Schwester Barbara, die schon für die Masterthesis viel mit mir bzw. für mich gelitten hat. Und auch dieses Mal stets mit kritischem Blick meine Worte gelesen und bei Bedarf kommentiert hat.

Meinem Erstgutachter Prof. Dr. Hermann Brandenburg bin ich zum einen sehr dankbar, dass er sich mir und meines Themas angenommen hat, sowie zum anderen, dass er die vpu bis zum „bitteren Ende" nicht verlassen hat und mir somit ermöglichte, die Promotion noch zum gewünschten Dr. rer. cur. abzuschließen. Seine Akzeptanz gegenüber meinem Arbeitsstil – sich einige Zeit lang nicht zu melden, um den Tunnelblick zu bewahren – verhalf zur nötigen Fokussierung. Ich hoffe, Sie können sich am geweckten Interesse an den Feminismen weiterhin erfreuen.

Prof. Dr. Klaus Müller als Zweitgutachter sei gedankt für Anregungen zur Literaturrecherche und Feldzugang. Ein kreativer Schritt, der mir selbst wahrscheinlich nicht in den Sinn gekommen wäre. Unsere Wege kreuzten sich über eine Informantin für die Masterthesis, die mich auf queer*pflegen aufmerksam machte. Danke, dass du dich bereit erklärt hast, die Zweitbetreuung zu übernehmen.

Auch allen Interviewpartner:innen gebührt mein Dank. Für ihre Bereitschaft sich mir zu öffnen, mir aus ihrem Leben zu berichten und ihre Wünsche, Bedürfnisse, aber auch Ängste mitzuteilen. Obwohl die Bedingungen für die Interviews nicht immer optimal waren, seid ihr/ sind Sie der Kern dieser Studie.

Meine Verbundenheit gilt Prof.in Dr. Andrea Schiff, die an allem „schuld ist". Als Betreuerin der Masterthesis hast du mich – gänzlich unverhofft – auf die Idee zu promovieren gebracht und mich fachlich wie menschlich unterstützt. Ich danke dir für Beistand in manch schwieriger Phase, deine mal mehr mal weniger subtile Art bei Bedarf den notwendigen Druck auszuüben, das ursprünglich coronabedingt geteilte Büro und Zeit für gänzlich profane Dinge.

Danken möchte ich auch Prof.in Dr. Anke Helmbold, als deren Wissenschaftliche Mitarbeiterin im Studiengang Angewandte Pflegewissenschaft ich vieles lernen durfte. Du hast mir viel Freiraum für die Promotion gelassen, warst aber dabei zugleich stets bedacht, meine Meinung zu verschiedensten Belangen zu erfragen sowie mich zu fordern und zu fördern. Von dir und Andrea habe ich mir das jeweils Beste abgeschaut.

Dank auch an alle Mitarbeitenden und Vorgesetzten im St. Anno. Durch eure/ Ihre Kollegialität wurde mir bereits das Masterstudium ermöglicht. Aufgrund einer außergewöhnlichen Flexibilität meiner vertraglichen Bindung gelang der Weg zur beruflichen sowie pflegewissenschaftlichen Weiterentwicklung und war schlussendlich ein wertvoller Beitrag zum Gelingen der Promotion.

Last but not least danke ich Jana, Nadine, Petra, erneut Barbara und allen anderen, die meine „Abwesenheit" in den letzten Monaten erduldet haben, Verständnis hatten, wenn ich mich wochenlang nicht gemeldet habe und/oder mich anderweitig unterstützt haben.

Widmen möchte ich die Dissertation meinen Eltern.

Es ist unglaublich traurig, dass ihr das nicht mehr erleben könnt.

# Zusammenfassung/Abstract

Diese Studie beschäftigt sich zunächst mit der Frage, ob sich gelingendes Alter(n) von queeren Menschen von dem heteronormativer Menschen unterscheidet. Dies ist insbesondere für die Pflegewissenschaft relevant, weil in Deutschland rund 2,46 Mio. Menschen leben, die zwischen 1940 und 1970 geboren wurden und sich selbst als nicht-heteronormativ identifizieren. Diese Personengruppe kommt in naher Zukunft ins Rentenalter bzw. befindet sich bereits im Ruhestand und lebt ihre Nicht-Heteronormativität zunehmend offener aus. Hieraus könnten sich Konsequenzen für die bisher größtenteils heteronormativ geprägte professionelle Pflege und Soziale Arbeit ergeben, wenn potenzielle spezifischen Bedürfnisse berücksichtigt werden sollen. Diese zu eruieren und zu analysieren, ist Gegenstand der Forschung.

Zunächst werden den Lesenden einführende Hintergründe gegeben, welche Folgen es haben kann, nicht-heteronormativ zu sein, wozu u.a. ein geschichtlicher Abriss, ein Einblick in die Medizin und in das deutsche Strafrecht erfolgt. Als theoretischer Rahmen dienen der Queer-Feminismus, die Anerkennungstheorie und das Minderheitenstress-Modell.

Aufgrund der national noch sehr überschaubaren Forschungslandschaft wurde ein exploratives Vorgehen gewählt. Vor dem Hintergrund der genannten Theorien werden die durch 20 Interviews erhobenen Daten mittels einer zusammenfassenden qualitativen Inhaltsanalyse nach Mayring ausgewertet. Dabei ist zu berücksichtigen, dass neun Problemzentrierte Interviews aus einer vorherigen Forschung der Verfasserin zur Sekundäranalyse herangezogen wurden. Die verbleibenden elf Interviews wurden themenzentriert geführt. Zusätzlich zur qualitativen Inhaltsanalyse wird beispielhaft ein Phänomen einer herauspräparierten Kategorie anhand des Paradigmatischen Modells der Grounded Theory vertiefend interpretiert.

Beim anschließenden Abgleich der eigenen Forschungsergebnisse mit der aktuellen internationalen Forschungsliteratur stellt sich heraus, dass diese größtenteils deckungsgleich sind, allerdings auch Unterschiede festgestellt werden können. Teilweise kann dies eventuell darauf zurückzuführen sein, dass die verwendeten Studien zumeist ein quantitatives Forschungsdesign hatten, aber auch, weil sie anderen gesellschaftlichen Rahmenbedingungen unterlagen, was die vorliegenden Forschungsergebnisse aus nationaler Perspektive wiederum bedeutsamer macht.

Insgesamt wird festgestellt, dass sich queeres von heteronormativem Alter(n) unterscheidet. Daher erfolgt abschließend ein Vorschlag für eine Theorie zum gelingenden queeren Alter(n) und es werden Anregungen für die professionelle Pflege und Soziale Arbeit gegeben.

# Inhaltsverzeichnis

# Abkürzungsverzeichnis

| | |
|---|---|
| ABEDL | Aktivitäten, soziale Beziehungen und existenzielle Erfahrungen des Lebens |
| Abs. | Absatz |
| AfD | Alternative für Deutschland |
| AIDS | Acquired immune deficiency syndrome → erworbenes Imunschwächesyndrom |
| APA | American psychiatric association |
| Art. | Artikel |
| AT | Altes Testament |
| ATL | Aktivitäten des täglichen Lebens |
| BRD | Bundesrepublik Deutschland |
| bspw. | beispielsweise |
| BVerfGE | Bundesverfassungsgericht |
| BZgA | Bundeszentrale für gesundheitliche Aufklärung |
| bzgl. | bezüglich |
| bzw. | beziehungsweise |
| ca. | circa → etwa |
| CDU | Christlich Demokratische Union Deutschlands |
| Chr. | Christus |
| Cis | lat. diesseits (Personen, die sich mit dem bei der Geburt zugewiesenen Geschlecht definieren, im Gegensatz zu trans) |
| CSD | Christopher-Street-Day |
| CSU | Christlich-Soziale Union in Bayern |
| d. h. | das heißt |
| DDR | Deutsche Demokratische Republik |
| ders. | derselbe |

| | |
|---|---|
| DSM | Diagnostic and statistical manual of mental disorders → diagnostischer und statistischer Leitfaden psychischer Störungen (Klassifikationssystem der Psychiatrie, herausgegeben von der APA) |
| EMRK | Europäische Menschenrechtskonvention |
| engl. | Englisch |
| et al. | et alii (mask.), et aliae (fem.), et alia (neutrum) → und andere |
| etc. | et cetera → und die übrigen (synonym verwendet mit „und so weiter") |
| EU | Europäische Union |
| evtl. | eventuell |
| EWG | Europäische Wirtschaftsgemeinschaft (Vorläufer der EU) |
| f. | folgende (Seite) |
| fem. | femininum |
| ff. | folgenden (Seiten) |
| GG | Grundgesetz |
| GRID | Gay Related Immune Deficiendy → „schwulenbedingte" Immunschwäche |
| HIV | Human immunodeficiency virus → Humanes Immundefizienz-Virus |
| ICD | International Statistical Classification of Diseases and Related Health Problems → internationale statistische Klassifikation der Krankheiten und verwandter Gesundheitsprobleme |
| Jhd. | Jahrhundert |
| Kap. | Kapitel |
| lat. | lateinisch |
| LGBT*I | Lesbian, Gay, Bisexual, Trans* Intersexual, engl. Synonym für LSBT*I |
| LSBT*I | Lesbisch, Schwul, Bisexuell, Trans*, Intergeschlechtlich |
| lt. | Laut |
| mask. | maskulinum |
| MSM | Männer, die Sex mit Männern haben (Selbstidentifikation als schwul oder bisexuell ist dabei unerheblich) |
| n. | Nach |
| NT | Neues Testament |
| o. A. | ohne Angabe |
| pl. | Plural |
| POC | People of Colour |
| RStGB | Reichsstrafgesetzbuch |

| | |
|---|---|
| [sic!] | sic erat scriptum → so stand es geschrieben (Schreibweise aus der Originalquelle übernommen) |
| S. | Seite |
| s. | Siehe |
| s. o. | siehe oben |
| s. u. | siehe unten |
| sog. | sogenannte |
| StGB | Strafgesetzbuch |
| StrRehaHomG | Gesetz zur strafrechtlichen Rehabilitierung der nachdem 8. Mai 1945 wegen einvernehmlicher homosexueller Handlungen verurteilten Personen |
| Trans* | lat. über etwas hinaus (Personen, die sich (in Teilen) nicht mit dem ihnen bei der Geburt zugewiesenen Geschlecht identifizieren) |
| TZI | Themenzentriertes Interview |
| Vgl. | Vergleich/vergleiche |
| vs. | versus → gegenüber, im Gegensatz |
| WHO | World Health Organization (Weltgesundheitsorganisation) |
| z. B. | zum Beispiel |
| zit. | Zitiert |
| zit. n. | zitiert nach |

# Abbildungsverzeichnis

# Tabellenverzeichnis

# Teil I
# Hinführung

# Einleitung

**1**

Sexualität ist unbestritten ein menschliches Grundbedürfnis, welches insbesondere im Alter gesellschaftlich tabuisiert wird. Obwohl sich professionell Pflegende in der Pflegeprozessplanung – ob nun noch unter Krohwinkels ABEDL „sich als Mann oder Frau fühlen" oder Juchlis ATL „sich als Mann oder Frau fühlen und verhalten" – thematisch damit auseinandersetzen, werden alte Menschen doch zumeist als asexuell wahrgenommen. Was aber, wenn die sexuelle Identität nicht der heterosexuellen Norm entspricht und dies offen ausgelebt wird? Zusätzlich lassen die wenig aktuellen Bezeichnungen Krohwinkels und Juchlis aufhorchen.[1] Wie fühlt man sich als Mann oder Frau und wie verhält man sich als dieses oder jenes? Was geschieht, wenn sich Menschen nicht entsprechend des ihnen bei der Geburt zugeordneten biologischen Geschlechts fühlen oder verhalten bzw. wenn das biologische Geschlecht nicht eindeutig dem gängigen binären System von Frau und Mann zugeordnet werden kann?

Diese Promotionsschrift setzt sich nun mit den spezifischen Bedürfnissen von alternden Menschen auseinander, die nicht der Heteronormativität entsprechen und mit der Frage, was ein gelingendes Alter(n) für diese Personengruppe bedeutet. Dabei fand die vorliegende Studie ihren Ausgangspunkt in der Masterthesis der Verfasserin, in der sie sich im Jahr 2018 mit den Lebensentwürfen von homosexuellen „jungen Alten" beschäftigte und danach fragte, welche Konsequenzen sich daraus für die stationäre Langzeitpflege ergeben könnten. Aufgrund eines unerwartet schwierigen Feldzuganges konnten damals ausschließlich neun

---

[1] Glücklicherweise wird diese Form der Pflegeprozessplanung mittlerweile durch das weitaus flexiblere Strukturmodell abgelöst. Allerdings sollen hier die Pflegemodelle von Krohwinkel und Juchli keineswegs als minderwertig dargestellt werden. Sie bildeten die unerlässliche und bedeutende Grundlage für die professionelle Pflege, auf der nun die Weiterentwicklung aufbaut.

K. Kürsten, *Stonewall kommt in die Jahre*, Vallendarer Schriften der Pflegewissenschaft 15, https://doi.org/10.1007/978-3-658-43662-9_1

lesbische Cis[2]-Frauen zur Teilnahme akquiriert werden. Daher sollte die aktuelle Studie zunächst das Thema erneut aufgreifen, allerdings die Personengruppe auf schwule, bisexuelle, trans* und intergeschlechtliche Teilnehmende erweitern. Dieses Vorhaben wurde allerdings im Laufe der Forschung leicht zur schlussendlich gegebenen Fragestellung variiert. Was macht gelingendes Alter(n) für queere Menschen aus und welche Implikationen ergeben sich daraus für die Betreuung und Pflege?

Diese wenigen einleitenden Worte machen bereits deutlich, dass das Themenspektrum sehr weit und vielen möglicherweise nicht gänzlich vertraut ist. Zunächst wird im Folgenden demnach die Relevanz verdeutlicht. Denn bei der beforschten Personengruppe handelt sich in Deutschland um rund 2,46 Mio. Menschen, die in naher Zukunft das Rentenalter erreichen oder bereits im Ruhestand, allerdings noch nicht hochaltrig sind.

Um bei den Lesenden ein Problembewusstsein zu schaffen, werden im umfangreichen zweiten Kapitel Hintergründe vermittelt, die ein Verständnis dafür generieren, worin ein potenzielles Problem liegen könnte und wo die vielfältigen Ursachen dafür zu finden sind. Dies bedeutet zunächst eine Auseinandersetzung mit der Geschichte und reicht vom indogermanischen Sprachraum, über das antike Griechenland und römische Reich, Mittelalter, Aufklärung, Weimarer Republik, Nationalsozialismus und Nachkriegszeit bis in die Gegenwart. Berücksichtigung finden dabei u. a. Religion, Medizin und Rechtskunde. Anschließend werden soziologische Phänomene und deren Mechanismen (bspw. Diskriminierung) erläutert, die die nicht-heteronormativen Personen in ihrem Leben maßgeblich negativ beeinflussen.

Im dritten Kapitel wendet sich die Autorin dem Theoretischen Rahmen zu. Dieser beinhaltet drei Aspekte: Judith Butlers Konzept des Queer-Feminismus, Axel Honneths Anerkennungstheorie und Ilan H. Meyers Minderheitenstress-Modell. Dabei wird zunächst von Butler verdeutlicht, was es heißt sich als nicht-heteronormativer Mensch von der heteronormativen Mehrheit zu unterscheiden. Ihre linguistische Herangehensweise an die Konstruktion der Wirklichkeit legt eindringlich nahe, dass es ihrer Ansicht nach zunächst einer anderen Sprache bedarf, um Menschen (an)erkennbar zu machen, die sich mit ihrer Selbstidentifikation nicht in der heterosexuellen Zwangsmatrix einordnen lassen. Honneth wiederum legt dar, in welchen Bereichen des Lebens Menschen Anerkennung entzogen werden kann und welche Folgen dies für die Betroffenen hat. Hierbei

---

[2] Lat.: diesseits (sich dem bei der Geburt zugeordnetem biologischen Geschlecht zugehörig fühlen).

macht er allerdings keine Unterschiede hinsichtlich verschiedener Geschlechter, sondern verbleibt noch in der heteronormativen Annahme, die Mechanismen seien stets identisch. Diese Sichtweise kann jedoch mit Butler (und im Verlauf der Studie mit dem feministisch-intersektionalen Ansatz der Kritischen Gerontologie, s. u.) gewinnbringend erweitert werden. Meyer verdeutlicht nun, was es bedeutet einer Minderheitengruppe anzugehören und welchen externen wie internen Stressoren die Mitglieder in individuell ausgeprägtem Maße ausgesetzt sind. Den Theoretischen Teil schließt das sechste Kapitel ab, das sich mit Theorien des gelingenden Alter(n)s befasst. Hierbei werden beispielhafte konventionelle Alter(n)stheorien bzw. das erfolgreiche Alter(n) und das Alter(n)sbild im Sinne der Kritischen Gerontologie in Kürze beschrieben.

Im methodischen Teil, den Kapiteln sieben bis zehn, wird zunächst ein Einblick in die Literaturrecherche gegeben, auf die eine Zusammenfassung der aktuellen Forschungslage erfolgt. Das explorative Vorgehen im Rahmen der Studie wird neben der Erläuterung des Themenzentrierten Interviews und der Darstellung von in Mayrings zusammenfassender qualitativer Inhaltsanalyse sowie den Gütekriterien qualitativer Forschung offengelegt.

Die daran anschließende Beschreibung der Empirie und Datenanalyse umfasst sowohl die Ethische Reflexion der Forschung, die Interviewvorbereitungen als auch die Datengenerierung als solche. Darauf folgt die Datenanalyse nebst der Ergebnispräsentation. Anschließend wird ein Vorschlag unterbreitet, wie eine vertiefende Analyse anhand des Paradigmatischen Modells der Grounded Theory vorgenommen werden könnte. Dazu verwendet die Verfasserin beispielhaft ein Phänomen aus dem zuvor erstellten Kategoriensystem.

In den abschließenden Kapiteln 18 bis 20 erfolgt zunächst eine kritische Reflexion der Forschung, worauf die Diskussion folgt, die den Vorschlag einer Theorie des gelingenden queeren Alter(n)s beinhaltet. Hierbei führt die Autorin alle theoretischen und empirischen Erkenntnisse der eigenen Forschung zusammen. Im Fazit wird ein weiterer Forschungsbedarf angemerkt sowie die Bedeutung der eigenen Studie für Politik und die Praxis von professioneller Pflege und Sozialer Arbeit hervorgehoben.

# Der Forschungsgegenstand

**2**

Bereits in der orientierenden Literaturrecherche wurde deutlich, dass sich die wenige vorhandene aktuelle Forschung im deutschsprachigen Raum größtenteils auf alte und hochaltrige LSBT*I bezieht. Studien, die sich mit den Bedürfnissen der Personengruppe im Dritten Lebensalter – zumindest teilweise – auseinandersetzen, fanden sich fast ausschließlich im englischsprachigen Raum.

## 2.1 Relevanz der Forschung

Nicht-Heteronormativität ist ein gesamtgesellschaftlich tabuisiertes Thema. Verschärft wird dies zusätzlich, wenn es die Gruppe der alten und hochaltrigen Personen betrifft, welche häufig als asexuell[1] wahrgenommen werden. Der prozentuale Anteil von nicht-heteronormativen Personen an der Gesamtbevölkerung – auch altersunabhängig – ist statistisch nicht sicher zu erheben. Unter anderem, weil viele Befragte weiterhin, selbst bei anonymer Datenerhebung Stigmatisierung etc. befürchten (s. dazu auch Abschn. 3.4 und 3.7). Für LSBT*I im höheren Lebensalter kommt erschwerend hinzu, dass die Personengruppe nur schwer erreichbar ist (vgl. zum problematischen Feldzugang auch Abschn. 13.4).

---

[1] Asexualität wird bei Personen in der Adoleszenz und im mittleren Lebensalter allerdings ebenfalls als eine nicht-heteronormative sexuelle Identität verstanden und nicht ausschließlich für Personen verwendet, die von Dritten als nicht mehr sexuell aktiv wahrgenommen werden.

© Der/die Autor(en), exklusiv lizenziert an Springer Fachmedien Wiesbaden GmbH, ein Teil von Springer Nature 2024
K. Kürsten, *Stonewall kommt in die Jahre*, Vallendarer Schriften der Pflegewissenschaft 15, https://doi.org/10.1007/978-3-658-43662-9_2

Sind hochaltrige LSBT*I[2] die Beforschten, gestaltet sich der Feldzugang noch diffiziler (vgl. Gerlach & Schupp, 2017, 17 f.).

Folglich liegen keine belastbaren Zahlen vor, weshalb die in der Literatur zu findenden Angaben erheblich variieren. Tezcan-Güntekin (2020) beschreibt für die nationale Forschung bzgl. alter und alternder LSBT*I ein weitaus grundlegenderes Problem. Denn ihren Ausführungen nach, sind unter anderem nicht nur der zuvor beschriebene Aspekt grundlegend ausschlaggebend für die missliche (insbesondere) quantitative Datenlage in Deutschland, sondern vielmehr, dass „die sexuelle Orientierung [und geschlechtliche Identität, Anm. KK] im Deutschen Alterssurvey oder der Pflegestatistik sowie anderen Surveys nicht erhoben wird" (S. 255).[3]

Somit beruhen die Daten zu einem Großteil auf Schätzungen bzw. (internationalen) Umfrageergebnissen. In der für dieses Forschungsvorhaben verwendeten wissenschaftlichen Literatur wird der Anteil von LSBT*I an der Gesamtbevölkerung mit zwischen 2 und 16 % beziffert (vgl. Kap. 8). Geht man von einem Mittelwert von ca. 8 % aus und bezieht dies auf die Gesamtzahl der betreffenden Altersgruppe, so ergibt sich eine hohe absolute Zahl von nicht-heteronormativen Senior:innen[4] (vgl. Abschn. 3.4). Setzt man sich mit der Vergangenheit alter(nder) LSBT*I und deren – in Abweichung von der heteronormativen Gesellschaft entstandenen – Lebensgeschichten auseinander, lässt sich ein möglicher Handlungsbedarf hinsichtlich eines adäquaten Umganges mit den daraus resultierenden Bedürfnissen bereits erahnen.

So deutet Sdun (2009) an, dass „auf die Altenpflege [...] neue Herausforderungen zu[kommen], da eine zunehmend selbstbewusste Gruppe lesbischer Frauen

---

[2] Da „das Alter" durch die zunehmende Lebenserwartung einen stetig wachsenden Zeitraum bezeichnet, wird hier eine Differenzierung in das Dritte und Vierte Lebensalter vorgenommen. Dabei zählen Personen im Alter von 65 bis unter 85 als „junge Alte" (Drittes Lebensalter) und Personen, die 85 Jahre und älter sind, werden u. a. als Hochaltrige (Viertes Lebensalter) bezeichnet (vgl. Tesch-Römer & Wurm, 2009, S. 11). Für die vorliegende Studie kann diese statische Einteilung allerdings keinen Bestand haben, da auch jüngere Personen einbezogen werden (vgl. Abschn. 13.2).

[3] Allerdings bemängeln diesen Umstand Choi und Meyer (2016, S. 32) ebenso für die USA.

[4] Bisher ist keine einheitliche Regelung für das Gendern in der deutschen Sprache gefunden. Für diese Studie hat sich die Verfasserin nach längerer innerer Diskussion für den Doppelpunkt entschieden. Er inkludiert alle Gender und ist barrierefrei – Screenreader setzen eine kurze Pause. Hinzu kommt, dass sich der Gender-Doppelpunkt ästhetisch in das Schriftbild eingliedert, aber dennoch als deutliches Signal sichtbar bleibt.

heranwächst, die ihre Lebensform und -erfahrungen berücksichtigt haben wollen", worauf die Altenhilfe nicht vorbereitet sei (S. 121). Dies ist ebenfalls für schwule, bisexuelle, Trans*[5]- und Interpersonen zu erwarten.

Allerdings muss attestiert werden, dass die wissenschaftliche Auseinandersetzung mit dieser kleinen, aber wichtigen Minderheit – also Personen mit nicht-heteronormativer sexueller Orientierung und/oder geschlechtlicher Identität im höheren Lebensalter – auch international an den Rand der Mainstream-Gerontologie gedrängt wird (vgl. Cronin, 2006, S. 108). In Deutschland ist die Thematik nahezu unsichtbar. Dies bemängeln auch Gerlach und Schupp (2016) und heben hervor, dass

> die sexuelle Orientierung als Identitätsmerkmal eines Menschen […] und somit die homosexuellen[6] Lebensformen […] in der wissenschaftlichen Auseinandersetzung der deutschsprachigen Gerontosoziologie und –psychologie und Pflegewissenschaft bisher noch weitgehend ignoriert [werden]. (S. 8)

Dieser Einschätzung folgt auch Lautmann (2016) und lastet allen soziologischen Wissenschaften an, dass sich die „Altersforschung im Westen […] als betont heteronormativ bezeichnen lassen [muss]" (S. 16) und begründet insbesondere die nationale Rückständigkeit der Forschungslage bei alten Menschen mit nicht-heteronormativer sexueller und/oder geschlechtlicher Identität damit, dass Forschung im Themenfeld der Sexualität nur dann stattfand, wenn Missstände zu ergründen waren: „die positiven Bedürfnisse einer (vormaligen) Randgruppe standen nie auf der Agenda" (Lautmann, 2016, S. 16). Hinzu kommt, „[…] dass die ältere LSBT Bevölkerung eine sozial unsichtbare Gruppe ist", so Castro Varela (2016, S. 55) – die hier Mesquida González, Quiroga Raimúndez und Boixadós Porquet aus dem Spanischen übersetzt[7] – und somit bereits ein spezifischer Forschungsgegenstand bzw. -bedarf grundlegend nicht erkannt werden konnte und weiterhin nur selten erkannt wird. Die vielfältigen Ursachen hierfür werden im 2. Kapitel ausführlich dargelegt werden.

Der Anspruch einer bedürfnisorientierten Pflege- und Sozialarbeit kann durch die gegebene Forschungslücke grundlegend nicht erfüllt werden kann, da die Kenntnisse über die Personengruppe gänzlich fehlen, womit die Relevanz der

---

[5] Hier wird das * genutzt, um darauf hinzuweisen, dass sich unter dem breiten Spektrum „Transgender" (vgl. Abschn. 3.2.3) vielerlei Identitäten subsummieren, die jedoch alle inkludiert werden.

[6] Und weiteren nicht-heteronormativen Lebensformen.

[7] Im Originaltext: „[…] la población mayor LGTB sea un grupo social invisible" (Mesquida González, Quiroga Raimúndez & Boixadós Porquet, 2014, S. 184).

Forschung offensichtlich wird. Diese Studie soll nun ein Anfang sein und darlegen, welche Bedürfnisse LSBT*I im dritten Lebensalter (zur Begriffsdefinition s. o.) haben und ob sich aus diesen eine Herausforderung für die Altenpflege und –hilfe ergeben.

## 2.2  Forschungsinteresse

Die zu untersuchende Forschungsfrage der Studie lautet:
Wie kann gelingendes Alter(n) von LSBT*I gewährleistet werden?
Um diese Frage beantworten zu können, müssen folgende Unterfragen Berücksichtigung finden:

1. Was bedeutet für die betreffende Personengruppe gelingendes Altern?
2. Unterscheidet sich dies von heteronormativen Menschen?

Vorausgesetzt es existieren Unterschiede:

3. Woher rühren diese und welche potenziellen Auswirkungen können daraus resultieren?
4. Welche Konsequenzen ergeben sich daraus für die Betreuung und Pflege der alten bzw. alternden LSBT*I?

In den folgenden Kapiteln muss zum besseren Verständnis den Lesenden zunächst eine grundlegende Übersicht über das Thema der nicht-heteronormativen sexuellen und/oder geschlechtlichen Identität gegeben werden. Nur so wird ein Problembewusstsein generiert, welches erforderlich ist, um die möglichen spezifischen Bedürfnisse und deren Wurzeln nachvollziehen zu können. Dabei muss vorweggeschickt werden, dass sich die Quellen größtenteils auf nicht-normative sexuelle Identität beziehen. Eine Auseinandersetzung mit nicht-normativen geschlechtlichen Identitäten fand in der Vergangenheit kaum statt bzw. war in einem Teil der beschriebenen Sachgebiete (vgl. Abschn. 3.5.1–3.5.6) schlicht und ergreifend nicht bekannt und wurde somit nicht thematisiert.

# Nicht-Heteronormativität in Deutschland

**3**

Nicht-heteronormative Menschen befinden sich größtenteils in einer gesellschaftlichen Situation, die man mitunter als prekär bezeichnen kann. Vorurteile, Ressentiments usw. haben sich zwar im Laufe der vergangenen Jahrhunderte durchaus reduziert, sind jedoch unbestritten weiterhin vorhanden oder werden vom entsprechenden Personenkreis subjektiv als solche wahrgenommen (vgl. European Union Agency for Fundamental Rights – FRA, 2020; MetLife, 2010; Statista, 2022; Stonewall, 2011). Im Folgenden soll nun zunächst kurz ausgeführt werden, wie laut aktuellem Forschungsstand nicht-heteronormative sexuelle und/ oder geschlechtliche Identitäten entstehen. Anschließend werden Ursachen für oben angedeutete Ungleichbehandlungen betrachtet. Hierauf folgt ein kurz gefasster Überblick darüber, welche Konsequenzen ein Leben außerhalb der Norm haben kann. Hierbei wird eine intensivere Auseinandersetzung mit dem Themenbereich Trans* sowie Intergeschlechtlichkeit erfolgen. Nicht, weil ein Fokus auf diesen Personengruppen liegt, sondern, weil das „Anderssein" dieser Menschen der normativen Mehrheit weitaus unbekannter ist, als das der Lesben, Schwulen[1] und bisexuellen Personen. Hinzu kommt, dass eine wissenschaftliche Berücksichtigung dieser Personengruppe deutlich seltener der Fall ist, was sich auch in der vorhandenen Literatur widerspiegelt (vgl. dazu auch Kapitel 8).

---

[1] Die Autorin weist darauf hin, dass im alltäglichen Sprachgebrauch die genannten Adjektive zeitweise zwar noch als negativ konnotiert wahrgenommen werden, von den Interviewten jedoch als bevorzugte Selbstbezeichnung verwendet wurden.

K. Kürsten, *Stonewall kommt in die Jahre*, Vallendarer Schriften der Pflegewissenschaft 15, https://doi.org/10.1007/978-3-658-43662-9_3

## 3.1 Entwicklung von nicht-heteronormativen sexuellen Identitäten

Grundlegend kann festgehalten werden, dass nicht mehr nach Gründen für eine Abweichung von einer definierten Norm geforscht wird – so wie es noch bis vor nicht allzu langer Zeit der Fall war – sondern der Frage nachgegangen wird, wie sich die sexuelle Identität allgemein entwickelt. Verschiedenste Wissenschaften versuchen die Mechanismen zu erklären. Allerdings konnten weder die Genetik (Fiedler, 2004; Ganna et al., 2019) noch die Endokrinologie (Fiedler, 2004; Zirks, 2007) eindeutige Antworten dazu geben. Begründet auf den Abhandlungen Freuds (1905) und der von ihm gegründeten Psychoanalyse wurden mittels weiterer Denkmodelle der Psychologie Ursachen gesucht, aber keine eindeutigen definiert. Ebenso finden sich weder in der Lern- noch in der Entwicklungspsychologie Antworten. Auch die sogenannte Verführungshypothese[2] wird ausgeschlossen (Fiedler, 2004; Zirks, 2007).

Interessante Ergebnisse ergab die empirisch erhobene San Francisco-Studie des Kinsey-Instituts[3], im Rahmen derer rund 1000 homosexuelle und 500 heterosexuelle Personen interviewt wurden (vgl. Bem, 2000): Homosexuelle zeigen mit signifikanter Häufigkeit bereits in der Kindheit von der Geschlechtsrolle abweichendes Verhalten (z. B. das Ausüben von eher für Jungen typisch angesehene Sportarten, wie bspw. Fußball bei im Erwachsenenalter lesbischen Frauen) und häufigere Freundschaften zu Angehörigen des jeweils anderen (biologischen) Geschlechts, denen sie sich eher zugehörig fühlten. Diese Ausführungen bestätigen auch Göth und Kohn (2014), die weitere Beobachtungspunkte, wie die bevorzugte „[…] Gesellschaft von Erwachsenen des anderen Geschlechts, untypisches Konfliktverhalten im Sinne von Selbstbehauptung und Aggression sowie untypisches Erleben und Ausdruck emotionalen Geschehens und Anzeichen sexuellen Interesses am gleichen Geschlecht" (S. 53 f.) anführen.

Insgesamt kann jedoch festgehalten werden, dass die Entwicklung der sexuellen Identität aus einer mannigfaltigen Kombination aus verschiedensten Einflüssen – sei es nun Genetik, Psychologie, Soziologie etc. – resultiert und nicht auf eine einzige Ursache heruntergebrochen werden kann.

---

[2] Annahme, dass gleichgeschlechtliche sexuelle Erfahrungen in Kindheit oder Jugend zu einer homosexuellen Orientierung im Erwachsenenalter führen.

[3] S. dazu auch Abschnitt 3.2

## 3.2 Bedeutungen

Um im weiteren Verlauf der Ausführungen für alle Lesenden eine gemeinsame Basis zu schaffen, muss eine grundlegende Einführung in die Begrifflichkeiten erfolgen. Dies ist zusätzlich von Bedeutung, wenn man sich mit der Vielfalt von Trans* und Intergeschlechtlichkeit auseinandersetzt.

### 3.2.1 Homosexualität

In der aktuellen wissenschaftlichen Auseinandersetzung existiert keine einheitliche Antwort auf die Frage: Was ist Homosexualität? Zu begründen ist dies damit, dass die Definition der eigenen Lebenswirklichkeit und somit auch die Definition der persönlichen sexuellen Orientierung sehr individuell ist. Versuche die fluiden Übergänge bzw. das subjektive Empfinden wissenschaftlich abzubilden, werden im Zusammenhang mit Abschnitt 3.4 aufgezeigt und verdeutlichen die Schwierigkeit eine allgemeingültige Definition zu finden.

Beschränkt man sich in dem Versuch eine Definition zu kreieren auf die oberflächlichen Aspekte des gleichgeschlechtlichen Kontaktes bzw. ausschließlich gleichgeschlechtliche[4] erotische Gefühle und darauf, die individuelle Wahrnehmung des eigenen Selbst als Kriterium zu werten, so kann man nach Misoch (2017) die gleichgeschlechtliche Orientierung mittels drei Dimensionen beschreiben:

> Personen [...] bei denen [...] das Begehren, die Selbstidentifikation und die Sexualität [...] in Übereinstimmung gelebt werden, d. h., die ihr Begehren auf eine Person des gleichen Geschlechts richten, sich selbst als lesbisch oder schwul identifizieren und eine gleichgeschlechtliche Sexualität praktizieren. (S. 240)

Dabei müssten die dargestellten drei Dimensionen nicht immer zusammenfallen, so Misoch, jedoch könne dann nicht mehr von Homosexualität gesprochen werden.[5]

Nun gilt es jedoch, wie anfangs erwähnt, zu bedenken, dass Homosexualität nicht nur auf die sexuelle Orientierung einer Person zu begrenzen ist. Auch Wucherpfennig (2018) bekräftigt dies, indem er „die genitale Fixierung, die der

---

[4] „gleichgeschlechtlich" ist hier stets binär gedacht.

[5] Eine lesbische Frau, die auch heterosexuelle Kontakte pflegt (bspw. ausschließlich zur Befriedigung eines körperlichen Bedürfnisses, ohne jegliche emotionale Bindung), wäre nach dieser Definition nicht homosexuell.

Begriff Homosexualität nahelegt" (Z. 175 f.) kritisiert, da es eine allzu eindimensionale Sichtweise auf ein mehrdimensionales soziologisches Phänomen ist. Rauchfleisch (2001) gibt an diesem Punkt allerdings zu bedenken, dass dies auch in ähnlicher Weise für den Begriff der Heterosexualität zutrifft, denn auch hierbei steht ausschließlich die sexuelle Identität als definierendes Attribut im Vordergrund (S. 8). Auch Sdun (2009) widerspricht Misoch dahingehend, dass sie argumentiert, dass jemand, der „Heterosexualität praktiziert, [...] dennoch als Frau lesbisch bzw. als Mann schwul oder bisexuell sein [kann]" (S. 20) und spielt damit auf die individuelle Definition jedes Menschen für sich selbst und seine Lebenswirklichkeit an. Eine ähnliche Situation beschreibt Mertens, bezieht sich jedoch eher auf die Beweggründe für ein augenscheinlich heterosexuelles Leben. Er legt dar, dass es durchaus möglich ist, dass ein Mensch, um der gesellschaftlichen Norm zu entsprechen, heterosexuelle Beziehungen leben kann, um sein eigentliches Wesen zu verbergen (vgl. Mertens, 1992, S. 26).

Bereits Anfang der 2000er Jahre beschreibt auch Rauchfleisch (2001), dass „es um eine umfassende, tief in der Persönlichkeit verwurzelte Ausrichtung geht, die das Selbstbild ebenso wie die mitmenschlichen Beziehungen betrifft" (S. 9). Misoch (2017) führt sodann im weiteren Verlauf ihres bereits zitierten Artikels ebenso aus, dass „Homosexualität in modernen Gesellschaften nicht nur eine Form des Begehrens und der Selbstidentität bedeutet, sondern dass hiermit auch besondere Lebensstile und Lebensmodelle einhergehen [...]" (S. 244) und bezieht somit das soziale Umfeld im Sinne Rauchfleischs mit ein. Homosexualität betrifft demnach nicht nur das Individuum und Teilbereiche seines Lebens, sondern ist allumfänglich zu verstehen und hat mehr oder weniger massive Auswirkungen auf das gesamte (Er-)Leben einer Person. Eine ähnliche Definition geben Göth und Kohn (2014), indem sie ausführen, dass „Nicht-Heterosexualität [...] zusammenfassend alle Orientierungen und Identitäten [bezeichnet], die von der Heterosexualität als ausschließlich gegengeschlechtlich gelebter Sexualität, Liebe und Beziehung abweichen" (S. 10).

## 3.2.2  Bisexualität

Wie bereits unter 3.2.1 angedeutet, ist eine Definition von Bisexualität auf den ersten Blick unkompliziert, bei genauerer Betrachtung stellt sich jedoch heraus, dass auch hier weitere Faktoren bedacht werden müssen. Die bisexuelle Identität erweist sich als äußerst fluide, denn bisexuelle Personen müssen nicht zu gleichen Teilen eine erotische Anziehungskraft zu (binär gedacht) Männern und Frauen verspüren. Ein Mehr zum einen Geschlecht, als zum anderen ist keine Seltenheit.

In der öffentlichen Wahrnehmung ist Bisexualität nicht in dem Maße präsent wie Homosexualität. Auch innerhalb der LSBT*I-Community haftet bisexuellen Personen nicht selten das Vorurteil an, sie können sich lediglich nicht entscheiden oder stünden nicht zur eigenen Homosexualität (vgl. Stumpe, 2017, S. 224). Hinzu kommt, dass bisweilen Polygamie unterstellt wird, da zum erfüllten Sexualleben stets das andere Geschlecht fehle und der Ausgleich unweigerlich gesucht werden würde.

### 3.2.3 Trans*

Ebenso wie bei der Homo- und Bisexualität lässt sich keine eindeutige Ursache dafür ausmachen, warum Menschen sich nicht der ihnen zugeschriebenen geschlechtlichen Identität zugehörig fühlen. Betont werden muss allerdings, dass es vielerlei Ausprägungen von Trans*persönlichkeit gibt, von Crossdressing und Transvestismus[6] bis hin zur Transgeschlechtlichkeit. Transgeschlechtlichkeit – als Synonym ist der Begriff Geschlechtsnichtkonformität zu erwähnen – wiederum tritt ebenfalls in vielfacher Gestalt auf. Diese Vielfalt wiederum bedingt, dass es im Falle einer Geschlechtsdysphorie verschiedenste Therapieansätze gibt. Geschlechtsdysphorie meint, dass die Geschlechtsnichtkonformität einen dermaßen großen Leidensdruck zwischen Geschlechtsidentitätserleben und dem bei der Geburt zugewiesenen Geschlecht erzeugt, dass eine therapeutische Intervention angezeigt ist (vgl. WPATH, 2012, S. 6). Dies muss nicht bis hin zur geschlechtsangleichenden Operation reichen, oftmals sind Psychotherapien ausreichend, die das Leiden im ausreichenden Maß lindern. In anderen Fällen ist eine Logopädie zur Stimmbehandlung oder eine Hormontherapie angemessen, um die individuelle Geschlechtlichkeit auszudrücken, andere betroffene Personen wiederum benötigen die angesprochenen geschlechtsangleichenden Operationen

---

[6] Trans (lat.): hinüber, vestire (lat.): kleiden.

Sich wie das dem Rollenbild entsprechende andere Geschlecht (im Rahmen der binären Geschlechterordnung) kleiden. Zu berücksichtigen ist, dass als Männer gelesene Personen in Frauenkleidung von der Normativität deutlich mehr abweichen, als umgekehrt. Frauen in der Rolle entsprechenden Männerkleidung werden bis zu einem gewissen Maß öffentlich durchaus toleriert. Eine Abgrenzung zur Travestie (travesti (franz.): verkleiden) ist bedeutsam. Diese Form des „gegengeschlechtlichen Kleidens" dient ausschließlich zum Auftritt vor Publikum und steht nicht zwangsläufig im Zusammenhang mit der geschlechtlichen und/oder sexuellen Identität (Rauchfleisch, 2002b, S. 35 f.).

(von der Mast-, Salping-[7] und/oder Hysterektomie bzw. der Orchi-[8] und Penekto-
mie bis zum Aufbau eines Penoides bzw. einer Mammaplastik und/oder Bildung
einer Neovagina). Es zeigt sich, dass die Behandlung ausgesprochen individuell ist und somit einer sorgfältigen Beratung und Diagnosestellung bedarf, wobei
eine Unterscheidung des Zeitpunktes der Diagnose bedeutsam ist. Es gelten im
Kindes- und Jugendalter andere Kriterien, als im Erwachsenenalter (vgl. WPATH,
2012, S. 6; AWMF, 2018 & 2019).

### 3.2.4   Intergeschlechtlichkeit

Intersexualität (lat. „inter": zwischen und „sexus": Geschlecht = Zwischenge-
schlechtlichkeit), so die aktuelle Bezeichnung in der ICD11, impliziert nicht die
sexuelle Präferenz der Personen, sondern bezeichnet eine Abweichung von einer
heteronormativ festgelegten Norm des Körpers (hormonell, chromosomal oder
in der tatsächlichen Ausbildung männlicher und weiblicher Geschlechtsorgane
bei einer Person). Synonym werden bisweilen auch heute noch die veralteten
Begriffe Hermaphrodismus oder Zwitter verwendet. Die Verfasserin wird im Folgenden den Begriff der Intergeschlechtlichkeit verwenden, um zu verdeutlichen,
dass es sich bei der Intergeschlechtlichkeit nicht um eine Abweichung von der
heteronormativen Sexualität, sondern von der Annahme, es existiere lediglich ein
binäres Geschlechtssystem. Auch bei der Intergeschlechtlichkeit ist der Fall, dass
jedes Individuum für sich eine Definition seiner selbst findet und auch diese
von der gängigen Definition abweichen kann. Die Grenzen sind erneut ausgesprochen fluide. Es ist nach Ansicht der Verfasserin anzunehmen, dass auch dies
im Rahmen einer zusammenfassenden Datenerhebung die Interpretation erheblich
verzerrt.

Für dieses Forschungsvorhaben ist es von essenzieller Bedeutung, dass eine
Definition erfolgen muss, insbesondere, da diese unter anderem ein Einschlusskriterium für die Stichprobe sein wird. Zusammengefasst wird daher für die
vorliegende Studie festgehalten, dass der Fokus auf die Selbstidentifikation
gerichtet ist: die Personen identifizieren sich als Teil von LSBT*I. Eine genauere
Festlegung erweist sich aufgrund der Vielfalt der verschiedenen individuellen
Ausprägungen als unmöglich.

---

[7] Entfernung der Eileiter.
[8] Entfernung der Hoden.

## 3.3 Heteronormativität und Heterosexismus

Heterosexualität ist unbestritten die „normale" sexuelle Identität der westlichen Kultur. Das binäre System zwischen Mann und Frau als gegensätzliche feststehende und unverrückbare Geschlechter und Geschlechtsidentitäten mit entsprechenden gesellschaftlich zugewiesenen Geschlechterrollen wird als Heteronormativität bezeichnet. Dabei ist zu bedenken, dass sich die „Zweigeschlechtlichkeit und Heterosexualität aufgrund ihres normativen Charakters gegenseitig stützen und bedingen" (Tietz, 2015, S. 20) und somit das System aufrechterhalten und legitimieren. Butler spricht diesbezüglich von einer „inneren Kohärenz [...] eines festen und zugleich gegensätzlich strukturierten heterosexuellen Systems" und definiert so die „institutionalisierte Heterosexualität"[9] (Butler, 2021b, S. 45) als die idealtypische und allgemein anerkannte sexuelle Identität der westlichen Kultur.[10] Göth und Kohn (2014) definieren den Begriff recht anschaulich:

> Heteronormativität beschreibt ein System sozialer Normen, die auf dem Zwei-Geschlechter-System aufbauen und die Dimensionen von Geschlechtlichkeit, nämlich biologisches Geschlecht, Geschlechtsidentität, Geschlechterrolle und sexuelle Orientierung im Sinne von männlich oder weiblich und heterosexuell vereinheitlichen und aneinander anpassen. Heteronormativität wirkt als soziales Denk-, Verhaltens- und Ordnungssystem und findet sich in fast allen Bereichen des täglichen Lebens wieder. (S. 17)

Dies ist allerdings gleichbedeutend damit, dass alle anderen sexuellen Präferenzen als minderwertig bzw. als Normabweichung wahrgenommen werden. Die Heterosexualität wird somit als allen weiteren sexuellen Identitäten überlegen bewertet. Wiesendanger (2002) spricht hier von „einer unreflektierten, allgegenwärtigen Überhöhung von heterosexuellen Werten" (S. 53). Dieser Sachverhalt wird als Heterosexismus bezeichnet, welcher – ebenso wie die Heterosexualität – „ein gesellschaftliches und institutionalisiertes Denk- und Verhaltenssystem" (Wiesendanger, 2002, S. 54) darstellt.

---

[9] An anderer Stelle nutzt sie den Terminus „heterosexuelle Matrix" (Butler, 2021b, S. 21), während Hark den Ausdruck „Zwei-Geschlechter-Ordnung" (Hark, 2016, S. 59) bevorzugt.

[10] Zeitgleich ist offensichtlich, dass sich in der normativen Sichtweise biologisches (sex) und soziologisches (gender) Geschlecht sowie die Geschlechtsidentität einer Person deckt (vgl. hierzu Abschn. 3.2.3).

## 3.4    Anteil an der Gesamtbevölkerung

Aufgrund der dargelegten Schwierigkeiten eine allumfassende und somit allgemeingültig anerkannte Definition für die nicht-heteronormativen sexuellen und/
oder geschlechtlichen Identitäten zu finden, ist es als logische Konsequenz
nur mit gravierenden Abstrichen möglich den Anteil der Personengruppe an
der Gesamtbevölkerung zu benennen. Die vorhandenen Daten, meist Umfra-
gen mit dem Ziel der reinen Datengenerierung ohne interpretative Ansätze,
versuchen den oben angesprochenen individuellen Definitionen der eigenen
Nicht-Heteronormativität und dem vorhandenen Kontinuum ohne klare Abgrenzungen und fluiden Übergängen Rechnung zu tragen. Jedoch kommt es auch in
den jeweiligen Befragungen zu unterschiedlichen wählbaren Items und verschiedenen zugrundeliegenden Modellen (vgl. die Ausführungen zur Kinsey-Skala und
KSOG, s.u.). Insgesamt kann daher weder Validität noch Reliabilität der Daten
vorausgesetzt werden.

Schon Freud (1905) beschrieb, dass von einer hohen Anzahl homosexueller Personen auszugehen ist, „wiewohl deren sichere Ermittlung Schwierigkeiten
unterliegt" (S. 2). Dieses Problem kann zusätzlich zur Problematik der Definition von Homosexualität auch damit in Verbindung gebracht werden, dass
Personen, die jenseits der Heteronormativität lieben und leben, weiterhin – auch
bei anonymen Befragungen – Diskriminierungen etc. befürchten und entsprechend „falsche Angaben" machen. An diesen Schwierigkeiten, wie Freund sie
beschreibt, hat sich in über 100 Jahren nur wenig geändert, denn „[b]ezüglich
der Anzahl homosexueller Frauen und Männer gibt es heute noch mangels entsprechender empirischer und weitreichender Forschung erhebliche Unklarheiten"
(Torelli, 2008, S. 20).

Somit finden sich in der vorhandenen Literatur wie bereits erwähnt auch aktu-
ell Schätzungen und Umfrageergebnisse von erheblicher Varianz. Diese liegen im
Schnitt zwischen 2 und 16 %. Als Beispiele wie es zu dermaßen ausgeprägten
Divergenzen kommen kann dient ein Vergleich zwischen zwei Studien: Ward,
Dahlhammer, Galinsky und Joestl (2014) versuchten lediglich den Anteil von
homo-/bisexuellen Personen an der Gesamtbevölkerung der USA zu erheben.
Hier bezeichneten sich lediglich 1,6 % der Befragten als schwul oder lesbisch
und nur 0,7 % als bisexuell. Kritisch ist hier jedoch die Datenerhebungsme-
thode zu betrachten. Ähnlich eines Fragebogens wurden die Informant:innen in
Anwesenheit der Forschenden befragt und die Antworten von diesen per Klick
in den Computer eingegeben. Der persönliche Kontakt kann Menschen wiederum
wie bereits erwähnt zu „falschen" bzw. vermeintlich sozial erwünschten Angaben veranlassen, in der Annahme, man könnte bei wahrheitsgemäßer Aussage

diskriminiert oder stigmatisiert werden. Folglich müssen die geringen Prozentzahlen hinterfragt werden. Als Gegenstück kann hingegen eine aktuellere Erhebung angesehen werden: Dalia Research (2016)[11] führte eine europaweite Online-Befragung durch. Das Ergebnis der Umfrage lautete, dass 10 % der Europäer sich nicht als ausschließlich heterosexuell identifizierten. 7,4 % der deutschen Teilnehmenden definierten sich als homosexuell, bisexuell oder transgender (vgl. Dalia Research, 2016, S. 2). Dalia Research versucht mit der Verwendung der Kinsey-Skala[12] bei der zweiten Frage („Which of the following best describes your current sexual orientation?" (Dalia Research, 2016, S. 1)) der individuellen Definition der eigenen sexuellen Orientierung bzw. den fließenden Übergängen Rechnung zu tragen, was wiederum zeigt, wie diffizil es ist reliable und valide Daten zu generieren. Denn auch die Kinsey-Skala ist nach Ansicht der Verfasserin als einzelnes Instrument und ohne erläuternde Worte als nicht hinlänglich aussagekräftig zu erachten. In der vom Kinsey-Institut weiterentwickelten Skala sollte bereits in den 1970er Jahren die 7-stufige Einschätzung zunächst hinsichtlich des tatsächlichen Sexualverhaltens und anschließend bezüglich des sexuellen Empfindens stattfinden (vgl. Bell & Weinberg, 1978, S. 61). Die Teilnehmenden wurden gebeten zwischen real gelebter und (unbewusst) gewünschter Sexualität zu differenzieren (es wird bspw. auch nach Phantasien oder Träumen der Teilnehmenden gefragt). Diese Unterscheidung wird von Dalia Research nicht erbracht, womit die Ergebnisse bereits verzerrt sein könnten.[13] Hinzu kommt, dass das methodische Vorgehen von Dalia Research kaum beschrieben wird. Die

---

[11] 2013 gegründetes deutsches Institut mit Sitz in Berlin, welches quartalsweise europaweite online-Befragungen durchführt (vgl. Dalia Research, 2016, S. 13).

[12] Die Kinsey-Skala wurde in der ursprünglichen Fassung in den 1940er Jahren von Alfred Kinsey entwickelt und versucht „Das homosexuell-heterosexuelle Kontinuum" (Bell & Weinberg, 1978, S. 60) abzubilden. Hierzu sollten sich die Informant:innen (in der weiterentwickelten Fassung der 1970er Jahre) in eine 7-stufige Skala einordnen (0 = ausschließlich heterosexuell, 1 = vorwiegend heterosexuell, 2 = vorwiegend heterosexuell, stärkere Homosexualität, 3 = Homo-/Heterosexualität zu gleichen Teilen, 4 = vorwiegend homosexuell, stärkere Heterosexualität, 5 = vorwiegend homosexuell, 6 = ausschließlich homosexuell).

[13] Ein weiterer Versuch „die interindividuellen Unterschiede in der Forschung nicht [zu] vernachlässigen" (Fiedler, 2004, S. 72) wird mit dem „Klein Sexual Orientation Grid" (KSOG) aus dem Jahr 1985 vorgenommen und als Erweiterung der Kinsey-Skala verstanden. Hier werden zusätzlich die Variablen Sexuelle Neigung, Sexuelles Verhalten, Sexuelle Fantasien, Emotionale Vorlieben, Soziale Vorlieben, Hetero-/homosexueller Lebensstil und Selbstidentifikation unterschieden und mit den Kategorien Vergangenheit, Gegenwart und in idealer Weise abgeglichen, indem jeweils ein numerischer Wert zugeordnet wird. Je größer die Differenz, desto größer der innere Konflikt (vgl. Fiedler, 2004, S. 72). „Das KSOG ermöglicht [somit] eine Bestandsaufnahme sexueller Neigungen und Vorlieben zu einem bestimmten Zeitpunkt" (Fiedler, 2004, S. 73).

Validität und Reliabilität der online erhobenen quantitativen Daten sind demnach insgesamt durchaus anzuzweifeln. Dass das Umfrageergebnis jedoch eine Tendenz aufzeigt, kann nicht abgestritten werden. Die aktuellste Umfrage ergab, dass 8 % der Befragten ihre sexuelle Orientierung als nicht-heterosexuell definieren, weitere 8 % keine Angabe machten (vgl. Statista, 2022, S. 7) und bestätigt somit Dalia Research bzgl. der sexuellen Identität. Angaben zur geschlechtlichen Identität finden sich bei Statista jedoch nicht, obwohl der Titel der Umfrage dies suggeriert.

Die Autorin geht – trotz den genannten Einschränkungen – von einem Anteil von 8 % an der Gesamtbevölkerung[14] aus.[15] Das bedeutet für die Bundesrepublik Deutschland eine Gruppe von rund 5,73 Mio. Personen ab dem 15. Lebensjahr (Destatis, 2022) mit nicht-heteronormativer sexueller und/oder geschlechtlicher Identität. Dies ergibt für die in dieser Studie untersuchten Personengruppe (vgl. Abschn. 13.2) eine Anzahl von ca. 2,46 Mio. Personen (Destatis, 2022).

## 3.5    Queer in der westlichen Kultur

Um die heutige Situation nachvollziehen zu können und, um erklären zu können, warum sich der Grad der Akzeptanz bzw. Toleranz von sexueller und/oder geschlechtlicher Nicht-Heteronormativität innerhalb einer Gesellschaft im Laufe der Zeit wandelt, muss zunächst ein zusammenfassender geschichtlicher Überblick über die gesellschaftliche Wahrnehmung in Europa bzw. der westlichen Kultur erfolgen. Im Rahmen der weiteren thematischen Auseinandersetzung dieses Forschungsprojektes beschränkt sich die Verfasserin auf eine Betrachtung Deutschlands (insbesondere im Hinblick auf das Strafrecht). Des Weiteren muss vorweg festgehalten werden, dass sich die Autorin im Folgenden auf die sexuelle Identität der Homosexualität fokussieren wird. Wissenschaftliche Auseinandersetzungen zur Wahrnehmung von Inter- und Trans*geschlechtlichkeit innerhalb westlicher Gesellschaften im Kontext der historischen Entwicklung, sind nicht in entsprechendem Maß vorhanden. Neuere Entwicklungen können für Deutschland allerdings nachvollzogen werden (s. Abschn. 3.5.6).

Zusätzlich soll jedoch nicht unerwähnt bleiben, dass es aktuell gravierende Unterschiede auch innerhalb Europas gibt. Während in Deutschland seit 2017

---

[14] Lt. Destatis (2022) 83.237.124 zu Stichtag 31.12.2021.

[15] Die „Dunkelziffer" ist nach Ansicht der Autorin allerdings als deutlich höher einzuschätzen (ca. 10 %), kann jedoch aufgrund der mangelnden Datenlage diese Annahme nicht belegen und somit nicht begründet von einem höheren Prozentsatz ausgehen.

die gleichgeschlechtliche der verschiedengeschlechtlichen (Zivil-)Ehe rechtlich gleichgestellt ist (vgl. Deutscher Bundestag, 2017a), ist es in Ungarn verboten Homosexualität und Trans* z. B. in Schulen oder in der Werbung zu thematisieren (vgl. Landert & Hofer, 2021; Langowski, 2021; Ozsvath, 2021).

Die in Deutschland scheinbar liberale Haltung gegenüber Menschen mit nicht-heteronormativer sexueller und/oder geschlechtlicher Identität darf nicht darüber hinwegtäuschen, dass Ressentiments wie erwähnt auch in der deutschen Gesellschaft in mehr oder weniger starken Ausprägungen weiterhin vorhanden sind (vgl. Abschn. 3.7.2). So wurden im Jahr 2021 870 Delikte aufgrund der sexuellen Orientierung der Opfer polizeilich erfasst. Hiervon waren 164 Delikte Gewalttaten. Es ist festzuhalten, dass diese Zahlen seit 2001 stetig zunehmen, ein deutlicher Anstieg jedoch zwischen 2020 und 2021 festgestellt werden muss (vgl. Statista, 2022, S. 34). Die Dunkelziffer dürfte weitaus höher liegen.[16] Ursachen hierfür werden in den folgenden Kapiteln dargelegt, wobei die Angaben zu Zeiträumen nicht als klar voneinander abzugrenzen zu verstehen sind. Es handelt sich stets um fließende Übergänge und parallele Entwicklungen.

### 3.5.1  Indogermanischer Sprachraum

Der indogermanische Sprachraum lässt sich nur über eine sehr lange Zeitspanne verstehen, in dem sich die Sprache über Europa, Nordafrika bis weit in den asiatischen Raum hinein bedingt durch Völkerwanderungen ausdehnte (rund 4000 v. Chr. bis ca. 500 n. Chr.). Als maximale West-Ost-Ausdehnung sieht man heute das Gebiet zwischen Island und Indien bzw. Zentralasien, als maximale Nord-Süd-Ausdehnung Süd-Schweden/Norwegen bis ins nördliche Afrika bzw. in den persischen Raum. Sowohl Lyrik als auch Rechtstexte des Indogermanischen geben Hinweise auf das Verständnis von Homosexualität innerhalb dieses großen Territoriums über einen langen Zeitraum hinweg – insbesondere die letzten Jahrhunderte.

Zunächst ist festzuhalten, dass ausschließlich von gleichgeschlechtlich liebenden Männern berichtet wird bzw. die Strafen, die auf gleichgeschlechtliches Sexualverhalten zwischen Männern, erhoben wurden. Das ideale Männlichkeitsbild entsprach dem heroischen, mutigen, tapferen Krieger, dessen Ehre als

---

[16] Hier soll ausdrücklich Malte C. gedacht werden, der als Transmann im Juli 2022 während des CSD in Münster lesbischen Frauen zur Seite stand, als diese von einem jungen Cis-Mann beleidigt wurden. Malte bezahlte seine Zivilcourage mit dem Leben, denn er wurde daraufhin vom Aggressor tödlich verletzt (vgl. Großekemper, 2022).

allerhöchstes Gut zu verstehen ist und eine Furcht davor bestand, als allzu weiblich zu gelten. Frauen hingegen waren das entsprechende Gegenteil: schwächer, weniger wehrhaft. So kam es dazu, dass es die Rechtsauffassung gab, dass Männer Frauen nicht körperlich angreifen durften, weil letzteren die Kraft zur Gegenwehr fehlt. Eine solche Tat wurde bestraft.

Homosexualität stand wie bereits erwähnt unter Strafe, jedoch nicht im gesamten indogermanischen Sprachraum gleichermaßen. In Island konnte ein Mann, der von einem anderen Mann als homosexuell bezeichnet wurde – was als schärfste Beleidigung innerhalb der Gesellschaftsordnung angesehen wurde – den Beleidiger ohne Konsequenzen töten. Tat er dies nicht, konnte dies als indirekte Zustimmung verstanden werden. Andere indogermanische Stämme wiesen Abstufungen der Strafe auf, bis hin zum altspanisch-gotischen Recht, in dem es dem Beleidiger möglich war die Beleidigung zurück zu nehmen und zu erklären, dass der Beleidigte ein ehrenhafter Mann sei (vgl. Bleibtreu-Ehrenberg, 1978, 158 ff.).

## 3.5.2   Vor- und frühchristliches Griechenland und Römisches Reich

Auch für das antike Griechenland wird die – meist männliche – Homosexualität beschrieben. Der Begriff der „[…] Päderastie, also die sexuellen Handlungen zwischen einem erwachsenen Mann und einem Jungen oder männlichen Jugendlichen" (Fiedler, 2004, S. 19) bezog sich jedoch auf das sexuelle Verlangen, nicht auf das Objekt. Päderastie wurde nicht als sittenwidriges Verbrechen angesehen, zumindest ist eine Verfolgung nicht entsprechend überliefert (vgl. Fiedler, 2004, S. 19). Für das Römische Reich finden sich in der Literatur verschiedene Angaben. Fiedler beschreibt, dass auch im Römischen Reich Homosexualität zunächst nicht als Normabweichung galt, sondern als von den Göttern gegeben und somit als gut befunden (vgl. Fiedler, 2004, S. 19). Dahingegen legt Bleibtreu-Ehrenberg (1978) weitaus detaillierter anhand von entsprechenden Texten dar, dass „weder die Päderastie im engeren, noch die Homosexualität im weiteren Sinne in Rom jemals [moralische Billigung] besessen [hat]" (S. 184). Zwar habe man in höheren gesellschaftlichen Kreisen der griechischen Lebensweise (inkl. höherer Bildung) nachzueifern versucht, bezüglich des Auslebens gleichgeschlechtlichen Sexualverkehrs unter Männern sei dies aber auf den sexuellen Kontakt mit Sklaven beschränkt geblieben, da diese nicht als Menschen, sondern als Gegenstände betrachtet worden seien (vgl. Bleibtreu-Ehrenberg, 1978, S. 184). Möglicherweise findet sich hier die Schnittmenge mit dem oben beschriebenen Ansatz Fiedlers. Als ursächlich für die Ablehnung gleichgeschlechtlichen sexuellen Kontaktes unter Männern sieht Bleibtreu-Ehrenberg die Verletzung des Männlichkeitsideals; ein schwuler Mann galt als weibisch und nicht als mutiger Krieger, wie es auch bereits im indogermanischen Sprachraum, wie oben beschrieben, der Fall war. Zusammenfassend beschreibt sie: „[...] während die Griechen der Ansicht waren, daß [sic!] homosexueller Kontakt einen Jungen männlicher mache [...], befürchteten die Römer und Germanen, er werde verweiblichend wirken" (Bleibtreu-Ehrenberg, 1978, S. 186).

Am Ende des dritten Jahrhunderts nach Christus finden sich für das Römische Reich Strafmaße für homosexuelles Handeln in den sog. „Sententiae"[17], die im Vergleich zu vorherigen Schriften weitaus drakonischere Strafen vorsahen:

> Wer einen Freien vergewaltigt, wird geköpft; wer seiner eigenen Schändung zustimmt, muß [sic!] durch Abgabe seines halben Vermögens gestraft werden und darf über den größeren Teil seiner verbleibenden Güter keine testamentarischen Verfügungen treffen; ferner: Wer einen freigeborenen Jungen durch List und Überredung und mit Hilfe bestochener Helfershelfer zur Schändung zu entführen sucht, wird beim vollendeten Verbrechen geköpft, beim Versuch mit Deportation auf eine Insel bestraft, die korrupten Helfer erleiden die Todesstrafe. (Bleibtreu-Ehrenberg, 1978, S. 188)

Nachdem das Christentum für das Römische Reich als Staatsreligion ernannt wurde, wurde von Kaiser Theodosianus 438 n. Chr. ein Edikt erlassen[18], welches das Strafmaß für homosexuelle Handlungen zwischen Männern auf das öffentliche Verbrennen auf dem Scheiterhaufen festlegte.[19] Unter dem oströmischen Kaiser Justinian bzw. in den unter seiner Regentschaft verfassten Schriften wird der Einfluss der christlichen Religion auf die weltliche Rechtsprechung zunehmend deutlicher. Insbesondere indem er schwule und somit im damaligen Verständnis sittenwidrige Sexualpraktiken als ursächlich für Gottes Zorn und somit als Auslöser für Naturkatastrophen etc. (als göttliche Strafe für jenes Fehlverhalten) darstellt, die mit Enthauptung zu ahnden seien. Es gilt hier erneut zu betonen, dass auch diese Erlasse nicht für Sklaven galten, da man diesen als

---

[17] Lat. (pl.): Entschlüsse.

[18] Auch bekannt als „theodosianischer Kodex".

[19] Wobei dieses Vorgehen keine Grundlage in der Bibel findet: „Zusammenfassend muß [sic!] festgehalten werden, daß [sic!] es ein Ding der Unmöglichkeit ist, [...] eine Forderung des Neuen Testaments zur leiblichen Bestrafung Homosexueller durch Verbrennung herauszulesen" (Bleibtreu-Ehrenberg, 1978, S. 203). Die Verfasserin leitet die Strafe der Verbrennung allerdings aus der Sodom-Geschichte des Alten Testamentes ab (vgl. dazu Abschn. 3.5.4).

res[20] moralisch nicht verpflichtet gewesen war (vgl. Bleibtreu-Ehrenberg, 1978, S. 188 ff.).

Wie beschrieben zeigte sich in Griechenland die gesellschaftliche Wahrnehmung von Homosexualität different zur römischen. Allerdings hatte Platon bereits im vierten Jhd. v. Chr. eine Einteilung des Menschen vorgenommen: Kopf (Logik), Brust (Mut) und Unterleib (Begierde). Nur die Logik sei unsterblich, bilde gleichsam ein Gegengewicht und sei konträr zu den beiden anderen Bereichen, welche von der Logik gelenkt werden sollen (Gleichnis vom Wagenlenker: die Logik bändigt Mut und Begierde) (vgl. Bleibtreu-Ehrenberg, 1978, S. 197). Die Ausführungen des Philosophen beziehen sich jedoch auf die Begierde allgemein und machen keinen Unterschied zwischen homo- und heterosexuellem Verlangen. Erst im dritten Jhd. n. Chr. erweiterte sich diese Vorstellung dahingehend, dass die Logik zusätzlich als moralische Instanz verstanden wurde. Es entwickelte sich nun eine deutliche Opposition zwischen Logik und Begierde bzw. Geist und Leib.[21] Die Seele solle sich mit dem Denken befassen, um am Geistigen teilhaben zu können, womit

> [...] die Askese zum Weg der Selbstverwirklichung [wird] [...]. Unter dem Einfluß [sic!] dieser Lehren hat sich der Sündenbegriff des frühen Christentums geformt, und ganz besonders stark sind davon solche einer moralischen Bedenken geformt und beeinflußt [sic!] worden, die sich auf Unmäßigkeit im Essen, Trinken und Sexuellen bezogen. (Bleibtreu-Ehrenberg, 1978, S. 198)

Die Vorstellung vom Jüngsten Gericht (Apokalypse) und die Möglichkeit der Wiederauferstehung der unsterblichen Seele bei entsprechend moralisch hehrem Verhalten, bedingten, dass Sittsamkeit und Askese als einzig von Sünden freie Lebensweise angesehen wurde.

### 3.5.3   Bibel und frühes Christentum

Da in Deutschland/Europa der christliche Glaube vorrangig ist, wird hier explizit Bezug auf die Bibel genommen. Da die verwendeten beispielhaften Quellen des Alten Testamentes einem Teil der Thora gleichzusetzen sind, kann eine Verbindung zur Ablehnung von Homosexualität im Judentum angenommen werden.

---

[20] Lat.: Sache, Ding.

[21] Die Dreiteilung des Menschen im Sinne der Stoiker bestand aus Leib, Seele und Geist (platonisch: Begierde, Mut und Logik).

Potenzielle Ursachen für die Ablehnung von gleichgeschlechtlicher Liebe in christlich geprägten Gesellschaften können zunächst an mehreren Bibelstellen festgemacht werden. So findet sich bspw. im Alten Testament – genauer im dritten Buch Mose (Leviticus 18, 22 und 20, 13) – die Aussage:

> Du darfst nicht mit einem Mann schlafen, wie man mit einer Frau schläft; das wäre ein Greuel [sic!]. […] Schläft einer mit einem Mann, wie man mit einer Frau schläft, dann haben sie eine Greueltat [sic!] begangen; beide werden mit dem Tod bestraft; ihr Blut soll auf sie kommen. (Bibel, 1980, S. 133 ff.)

Somit ist Homosexualität als höchst verwerflich anzusehen und auch im Neuen Testament – erster Brief des Apostels Paulus an die Korinther 6, 9 f. – ist sie ein Grund, nicht am Reich Gottes Anteil zu haben.[22] Bleibtreu-Ehrenberg (1978) macht hier jedoch auf einen interessanten Unterschied aufmerksam. Während im Alten Testament noch die Todesstrafe (wahrscheinlich durch Steinigung) auf homosexuelle Handlungen zwischen Männern folgt, scheint Paulus im Neuen Testament keine weltliche Strafe zu fordern, sondern bezieht sich ausschließlich auf die Bestrafung für dieses „sündhafte Verhalten" nach dem Tode, nämlich den verwehrten Zutritt zum Paradies (S. 201 ff.).

### 3.5.4 Mittelalter

In Anbetracht der Tatsache, dass das Neue Testament nun grundlegend keine weltliche Bestrafung für gleichgeschlechtliche Kontakte unter Männern vorsieht, stellt sich die Frage, warum diese in den folgenden Jahrhunderten insbesondere mittels der Todesstrafe durch Verbrennung erfolgten.

Es ist nach Ansicht der Verfasserin durchaus denkbar, dass die „Sodom-Geschichte" (Bleibtreu-Ehrenberg, 1978, S. 196)[23] Kaiser Theodosianus (und

---

[22] „Wißt [sic!] ihr denn nicht, daß [sic!] Ungerechte das Reich Gottes nicht erben werden? Täuscht euch nicht! Weder Unzüchtige noch Götzendiener, weder Ehebrecher noch Lustknaben, noch Knabenschänder, noch Diebe, noch Habgierige, keine Trinker, keine Lästerer, keine Räuber werden das Reich Gottes erben" (Bibel, 1980, S. 1284).

[23] Die Einwohner Sodoms reagierten äußerst abweisend gegenüber den beiden Besuchern Lots (Gott in Person von zwei Engeln), ein Affront gegenüber der hochgeschätzten Gastfreundschaft. Die Sodomiten forderten die Herausgabe der Fremden: „Heraus mit ihnen, wir wollen mit ihnen verkehren" (Genesis 19, 5). Bleibtreu-Ehrenberg (1978) nutzt bisweilen auch den Ausdruck „Sodom-Mythe" (u. a. S. 193), gedacht als Hinweis darauf, dass der biblische Text durchaus auch anders interpretiert werden kann. Denn Gott habe die Zerstörung Sodoms bereits vor dem Vorfall mit den heranstürmenden Bürgern beschlossen und stünde

im Anschluss Kaiser Justinian) dazu veranlasste, das Verbrennen als Strafe
für Homosexualität einzuführen, denn immerhin findet sich die Parallele, dass
Gott Sodom und Gomorra mit Schwefel und Feuer zerstörte.[24] Der Glaube,
dass sexuelles Fehlverhalten eine Strafe Gottes nach sich zieht – so wie für
die Stadt Sodom – führte dazu, dass man Homosexuelle zu Sündenböcken für
vielerlei Unbill wie Krankheiten oder Missernte machte. Nur tadelloses Verhalten, wie das des Lot, führe dazu, dass man vor Gottes Zorn gefeit sei.
Hinzu kam die Annahme, dass Schwule (im Sinne von Personen, die Unzucht
treiben) Ketzer seien und somit auch der Hexenverfolgung zum Opfer fielen,
denn Sodomie[25] wurde „[…] zu einem unabdingbaren Bestandteil der Hexerei"
(Bleibtreu-Ehrenberg, 1978, S. 283). Dass sich die Todesstrafe für Männer, die
gleichgeschlechtliche Sexualität praktizieren, auch hierzulande durchgesetzt hat,
lag laut Bleibtreu-Ehrenberg daran, dass „diese Verhaltensweisen im germani-
schen Raum auch vor der Christianisierung als mannesunwürdig gegolten hatten
und bestraft worden waren" (Bleibtreu-Ehrenberg, 1978, S. 283 f.). Erst ab dem
18. Jhd. wurde das Strafrecht säkularisiert, womit religiöse Motive innerhalb
der Rechtsprechung in den Hintergrund traten, jedoch weiterhin eine Kriminalisierung und zunehmend eine Pathologisierung der vornehmlich männlichen
Homosexualität stattfand (vgl. Abschn. 3.5.6).

## 3.5.5  Heutiges Christentum

Trotz aller Liberalisierung wird durch den katholischen Katechismus mit dem
Abschnitt „Keuschheit und Homosexualität" (Libreria Editrice Vaticana, 2015,
2357–2359) die gleichgeschlechtliche Orientierung weiterhin scharf verurteilt. Da
eine geschlechtliche Vereinigung lediglich zur Zeugung neuen Lebens als legitim zu betrachten sei, ist Homosexualität „in keinem Fall zu billigen" (Libreria
Editrice Vaticana, 2015, 2357). Zwar wird zugestanden, dass Personen mit nicht-
heteronormativer sexueller Identität keinen Einfluss auf ihre Neigungen haben,
weswegen man ihnen „mit Achtung, Mitleid und Takt zu begegnen [habe]. Man

---

somit nicht im unmittelbaren Zusammenhang mit deren sexueller Gewaltandrohung (vgl.
Blebtreu-Ehrenberg, 1978, S. 201).

[24] „Als die Sonne über dem Land aufgegangen und Lot in Zoar angekommen war, ließ der
Herr auf Sodom und Gomorra Schwefel und Feuer regnen, vom Herrn, vom Himmel herab.
Er vernichtete von Grund auf jene Städte und die ganze Gegend, auch alle Einwohner der
Städte und alles, was auf den Feldern wuchs" (Genesis 19, 23 ff.).

[25] Verstanden als Synonym für Homosexualität.

hüte sich, sie in irgend einer [sic!] Weise ungerecht zurückzusetzen" (Libreria Editrice Vaticana, 2015, 2358). Allerdings sei für die betreffenden Personen die einzige Möglichkeit gottgefällig zu leben ausschließlich die Keuschheit (vgl. Libreria Editrice Vaticana, 2015, 2359). Es werden neben den bereits erwähnten, weitere Bibelstellen des Neuen Testamentes benannt[26], die diese Argumentation stützen sollen. Es darf jedoch nicht unerwähnt bleiben, dass die praktische Umsetzung des Katechismus zumeist um einiges weiter gefasst wird.

## 3.5.6 Pathologisierung/Psychiatrisierung und Kriminalisierung vom 19. Jahrhundert bis zur Gegenwart

Wie bereits die Kapitelüberschrift andeutet, kam es in den vergangenen Jahrhunderten zu deutlichen Veränderungen der Betrachtung von Homosexualität in Medizin, Psychiatrie und Rechtsprechung. Die Zusammenhänge zwischen Vergangenheit und den Auswirkungen für die hier vorliegende Forschungsfrage aufzuzeigen ist von grundlegender Bedeutung.

### 3.5.6.1 Pathologisierung/Psychiatrisierung

Nach Takács (2004, S. 30) nutzt Krafft-Ebing „Homosexualität" bereits 1886 in der ersten Auflage seiner „Psychopathia sexualis" als wissenschaftlichen Begriff.[27] In der vorliegenden 13. Auflage definiert er sie als „Erscheinung bei beiden Geschlechtern" (Krafft-Ebing, 1907, S. 221), beschreibt sie jedoch deutlich als krankhaft (Krafft-Ebing, 1907, S. 221 ff.). Im Umkehrschluss bedeutet die Definition „Krankheit", dass Krafft-Ebing Homosexualität nicht kriminalisiert. Gleichgeschlechtliches Begehren und das Ausleben gleichgeschlechtlicher sexueller Praktiken sind somit zwar im heteronormativen Sinne anormal, aber nicht strafbar, da die Betreffenden keinen willentlichen Einfluss auf ihr abweichendes

---

[26] Die Warnung vor den falschen Lehren (1. Timotheus 1, 10) und 1. Römerbrief 1, 26–27: „Darum lieferte Gott sie entehrenden Leidenschaften aus: Ihre Frauen vertauschten den natürlichen Verkehr mit dem widernatürlichen; ebenso gaben die Männer den natürlichen Verkehr mit der Frau auf und entbrannten in Begierde zueinander; Männer trieben mit Männern Unzucht und erhielten den ihnen gebührenden Lohn für ihre Verirrung" (Bibel, 1980, S. 1264). Hier wird zum ersten und einzigen Mal der „widernatürliche Verkehr" von Frauen erwähnt. Allerdings ist augenfällig, dass dieser nicht näher als homosexueller Geschlechtsakt beschrieben wird. Dies betrifft im folgenden Vers wiederum ausschließlich Männer.

[27] Der Begriff war wie beschrieben zunächst nur in (nicht wissenschaftlichen) Schriften Kertbenys zu finden.

Verhalten nehmen können. Homosexuelle sind demzufolge nicht in den Strafvollzug zu übergeben, sondern in psychiatrische Einrichtungen. Allerdings wurde diese Einschätzung nicht durchweg geteilt. So ging beispielsweise der deutsche Arzt Magnus Hirschfeld mit seiner Forschung und Lehre gegen die Pathologisierung (und Kriminalisierung) der Homosexualität an. Er gründete 1919 in Berlin das Institut für Sexualwissenschaft und veröffentlichte mehrere Monografien, die sich thematisch mit der Entwicklung von nicht-heteronormativer sexueller und/oder geschlechtlicher Identität auseinandersetzten[28], ebenso wie das von ihm herausgegebene „Jahrbuch für sexuelle Zwischenstufen unter besonderer Berücksichtigung der Homosexualität". Seine Werke fielen der nationalsozialistischen Bücherverbrennung zum Opfer, das Institut wurde geplündert (vgl. Fiedler, 2004, S. 37).

Ein Großteil der pathologisierenden Argumentation in Bezug auf Homosexualität – teilweise bis heute – beruht auf Sigmund Freud. Dabei sprach er sich Anfang des 20. Jahrhunderts deutlich gegen jegliche Pathologisierung aus, denn „die psychoanalytische Forschung widersetzt sich mit aller Entschiedenheit dem Versuche, die Homosexuellen als eine besonders geartete Gruppe von den anderen Menschen abzutrennen" (Freud, 1964, S. 22 f.). Darüber hinaus betont er, dass eine vermeintliche Heilung nicht möglich ist und erkennt auch keinerlei Bedarf dafür (vgl. Freud, 1964, S. 25). Es kam kurze Zeit später allerdings dazu, dass Freud seine Ansichten dahingehend änderte, „[…] dass er allein die Heterosexualität als das Ziel der sexuellen Entwicklung postulierte und die gegengeschlechtliche Objektwahl als die einzig richtige ansah" (Torelli, 2008, S. 19). Torelli vermutet mehrere Ursachen dafür, dass der Wiener Psychologe und Arzt seine Ansichten änderte. Unter anderem sei es möglich, dass sich Freud der sexualfeindlichen Umgebung im bürgerlichen Wien beugte, oder er zog seine Theorie angesichts der konträren Ansichten angesehener Mediziner und Psychologen seiner Gegenwart zurück. Es ist zu vermuten, dass er seine Überzeugungen nicht grundlegend änderte, jedoch für die Öffentlichkeit und zu Gunsten seiner Reputation eine entsprechend opportune Auffassung vertrat (vgl. Torelli, 2008, S. 20). Diese Einschätzung unterstützt nach Ansicht der Verfasserin der sogenannte „Brief an eine amerikanische Mutter", den Freud am Ende seines Lebens verfasste. Eine US-amerikanische Frau hatte sich hilfesuchend an ihn gewandt,

---

[28] Insbesondere „Sappho und Sokrates. Wie erklärt sich die Liebe der Männer und Frauen zu Personen des eigenen Geschlechts?" (1896) und „Die Transvestiten. Eine Untersuchung über den erotischen Verkleidungstrieb" (1910), mit dem er den Begriff Transvestit weltweit erstmalig definierte.

weil ihr Sohn schwul war und sie Rat suchte, welche Maßnahmen man dagegen ergreifen könne. Freud antwortete ihr am 09.04.1935 in englischer Sprache darauf:

> Homosexuality is assuredly no advantage, but it is nothing to be ashamed of, no vice, no degradation, it cannot be classified as an illness […]. It is a great injustice to persecute homosexuality as a crime – and a cruelty, too. (Freud, 1960, S. 416)

Im Anschluss bestätigt er, dass eine Behandlung lediglich dazu dienen solle und könne, einen potenziellen Leidensdruck zu mindern (vgl. Freund, 1960, S. 416). Es wird demnach deutlich, dass Freud in seiner späten Schaffenszeit Homosexualität weder als krankhaft noch als kriminell ansah, sondern als eine von vielen gleichberechtigten sexuellen Identitäten.

Bis 1973 wurde im DSM der American Psychiatric Association (APA) Homosexualität als Krankheit definiert (vgl. Meyer, 2003; Torelli, 2008), in der ICD der Weltgesundheitsorganisation gar bis zur 10. Ausgabe, die bis Ende 2021 Gültigkeit besaß.[29] Dennoch wurde erst im Mai 2020 vom deutschen Bundestag ein Gesetzesentwurf verabschiedet, der die sogenannte Konversionstherapie[30] verbietet, da „[e]in wissenschaftlich valider Nachweis für die behauptete Wirkung derartiger „Therapien" im Sinne einer Änderung der sexuellen Orientierung [nicht] existiert […]. Keine der bekannten Studien lässt den Schluss zu, dass die sexuelle Orientierung durch Konversionsbehandlungen dauerhaft verändert werden kann" (Deutscher Bundestag, 2020, S. 9).[31] Entsprechende Interessengruppen kritisieren jedoch, dass das Gesetz Konversionstherapien nicht grundsätzlich verbietet, sondern unter der Prämisse erlaubt, dass der:die Betroffene volljährig ist und seine:ihre Einwilligung nicht auf einem Willensmangel beruht (vgl. Deutscher Bundestag, 2020, §2 Abs. 2).

Zur Pathologisierung von Transgeschlechtlichkeit im Sinne einer Geschlechtsinkongruenz, deren Leidensdruck ein medizinisch/therapeutisches Handeln erforderlich macht, ist festzuhalten, dass „Transsexualität" (diese Bezeichnung

---

[29] Das Inkrafttreten von ICD 11 erfolgte am 01.01.2022.

[30] Lat. conversio = Umdrehung, Umwandlung. Therapieziel: Anpassung einer nichtheterosexuellen Sexualität an die heteronormative Erwartung einer „normalen" heterosexuellen Orientierung. Therapeut:innen handeln zumeist aus religiösen oder weltanschaulichen Motiven und sind größtenteils nicht in Heilberufen beschäftigt (vgl. Deutscher Bundestag, 2020, S. 7).

[31] Das Gesetz umfasst neben dem Verbot der Konversionstherapie (§2) auch das Verbot der Werbung, des Anbietens und des Vermittelns einer solchen (§3) und legt mit den §§ 4 und 5 die Straf- und Bußgeldvorschriften fest (vgl. Deutscher Bundestag, 2020, S. 7 f.).

wurde bis dato verwendet) ebenfalls bis zum ICD 10 in den Bereich der
„Persönlichkeits- und Verhaltensstörungen" kategorisiert wurde. Seit dem ICD
11 ist sie, nun als Diagnose „Gender Inkongruenz", Bestandteil der Rubrik „Pro-
bleme/Zustände im Bereich der sexuellen Gesundheit" und somit nicht mehr
als Krankheit definiert, sondern als eine Tatsache, die die sexuelle Gesundheit
einschränken kann, wenn ein entsprechender Leidensdruck entsteht.

### 3.5.6.2 Kriminalisierung

Im thematischen Zusammenhang des vorliegenden Forschungsprojektes
beschränkt sich die Verfasserin auf die Betrachtung Deutschlands und der
entsprechenden Gesetzgebung. Maßgeblich für die gesetzlich legitimierte Diskriminierung, Stigmatisierung, Verfolgung und Bestrafung gleichgeschlechtlich
liebender Männer war in der jüngeren Vergangenheit der §175 StGB bzw. §175
RStGB. Dieser hat im Laufe der letzten rund 150 Jahre mehrfach Abände-
rungen erfahren, die im Folgenden verkürzt dargestellt werden. Vorweg muss
festgehalten werden, dass innerhalb des Strafrechtes stets ausschließlich die
Homosexualität von Männern sanktioniert wurde. Lesben wurden strafrechtlich
offiziell nicht verfolgt.

*Aufklärung – 1871*
Die mittelalterliche Rechtsordnung, die von radikal-religiösen Wertevorstellungen
geprägt war (vgl. Abschn. 3.5.4), erfuhr in der Zeit der französischen Revolu-
tion und der Aufklärung einen Wandel. „„Unzuchtstaten" wurden – nicht zuletzt
aufgrund der nunmehr einsetzenden wissenschaftlichen Beschäftigung mit Sexualität – nicht mehr vornehmlich als sündige Handlungen, sondern als Symptome
einer Krankheit verstanden" (Burgi & Wolff, 2016, S. 15). Das Strafmaß wurde in
den verschiedenen Landesrechten[32] im Vergleich zu vorherigen Rechtsprechungen deutlich verringert. Der §175 StGB des Norddeutschen Bundes reduzierte
z. B. die Strafe auf zwei Jahre Gefängnis, wobei weiterhin aufrechterhalten
wurde, dass einem Täter seine bürgerlichen Ehrenrechte[33] vollständig und nicht
nur auf Zeit versagt werden konnten (vgl. Burgi & Wolff, 2016, S. 16).

---

[32] Es gilt zu bedenken, dass es bis dato keinen deutschen Staat im heutigen Sinne gab, sondern eine Vielzahl von sogenannten Partikularstaaten mit jeweils eigener Rechtsprechung
existierten.

[33] Z. B. das Recht zu wählen (aktives Wahlrecht) oder gewählt zu werden (passives Wahlrecht).

*1871 – 1935*
Die oben genannte Fassung wurde in das Reichsstrafgesetzbuch übernommen und zeigte sich noch recht übersichtlich. Der Begriff der „Widernatürlichen Unzucht" wurde jedoch präzisiert. Darunter wurden „„beischlafähnliche" Handlungen" verstanden, die den heterosexuellen Geschlechtsakt imitieren. Ausschließlich diese Handlung wurde als nicht gesetzeskonform betrachtet" (Burgi & Wolff, 2016, S. 17).

*1935 – 1945*
1935 wurden die Inhalte des §175 RStGB deutlich erweitert, so wurden beispielsweise das Alter des „Täters" und des „Opfers" relevant. „Unzucht zwischen Männern" und Sodomie wurde getrennt betrachtet (im Gegensatz zur vorherigen Variante) und mit unterschiedlichen Strafmaßen versehen. Der Passus, dass eine „beischlafähnliche Handlung" strafbar sei, wurde aufgehoben und alle Handlungen inkludiert, die das Ziel hätten, „[…] dass dabei der Täter den Körper des anderen Mannes als Mittel benutze, um Wollust zu erregen oder zu befriedigen" (Burgi & Wolff, 2016, S. 20).

Der §175 RStGB wurde hinsichtlich der genaueren Definition des Strafmaßes und der Beziehung der beiden Männer zueinander erweitert. Ist in der vorherigen Fassung lediglich von Unzucht zwischen zwei Männern, ohne weitere Differenzierung, die Rede, so gilt ab 1935, dass zunächst jegliche Unzucht mit Gefängnis bestraft wird, und dass bei Personen unter 21 Lebensjahren von Strafe abgesehen werden kann. Mit §175a RStGB definiert der Gesetzgeber jedoch das Verhältnis zwischen „Täter" und „Opfer", was das Strafmaß zwischen mindestens drei Monaten Gefängnis und „mit Zuchthaus bis zu zehn Jahren" (Burgi & Wolff, 2016, S. 19) bedingt.[34] Ursächlich für die deutliche Verschärfung des Gesetzes waren das nationalsozialistische Gedankengut der sogenannten Rassenhygiene, die Stilisierung der männlichen Zeugungskraft „[…] und der Kampf gegen den sittlichen Verfall" (Burgi & Wolff, 2016, S. 18).

Zeitgleich zu den gesetzlichen Veränderungen kam es zu einer intensiveren Strafverfolgung. Einschlägige Treffpunkte (z. B. entsprechende Lokale) wurden polizeilich geräumt, „führende Vertreter der Bürgerrechtsbewegung der Homosexuellen verhaftet sowie in Konzentrationslager verbracht" (Burgi & Wolff, 2016, S. 21). Gleichgeschlechtlich liebende Männer wurden bereits ab 1936

---

[34] Hierunter werden Nötigung, Abhängigkeitsverhältnisse, Verführung Minderjähriger (unter 21 Jahren) und Prostitution verstanden. Der Gesetzgeber weist im Text deutlich darauf hin, dass sowohl der aktive als auch der passive Sexualakt strafbar ist.

bürokratisch erfasst, womit auch administrativ eine entsprechende staatliche Diskriminierung geschaffen wurde (vgl. Burgi & Wolff, 2016, S. 21). Bis zum Ende des Nationalsozialismus wurden insgesamt rund 56.000 Männer rechtskräftig verurteilt (vgl. Grau, 2014, S. 43 f.) und geschätzt bis zu 15.000 Personen in Konzentrationslagern interniert. Wie viele der Betroffenen ums Leben kamen, kann nicht mehr nachvollzogen werden (vgl. Nachtwey, 2005, S. 25). Die Zahl der betroffenen weiblichen Homosexuellen ist nicht bekannt, da diese offiziell nicht belangt wurden, wobei eine unbekannte Anzahl von Lesben als „Asoziale" verfolgt und in Konzentrationslager gebracht wurden (vgl. Neumann, 2002, S. 102).

*1945 – 1969 DDR*
Nach Kriegsende bzw. der schlussendlichen Teilung Deutschlands kam es zu unterschiedlichen Entwicklungen des §175 RStGB der jeweiligen Gesetzgebung.

In der DDR fand der §175 RStGB in der nationalsozialistischen Fassung keine Anwendung mehr, wobei die Strafbarkeit männlicher Homosexualität weiterhin Bestand hatte. So wurden – auch in der Wortwahl identisch zum §175 RStGB von 1871 – die „beischlafähnlichen Handlungen" zunächst weiterhin strafrechtlich verfolgt. Im Vergleich war das Ausmaß der tatsächlichen Verfolgungen jedoch fünfmal geringer als in der BRD und dem dort geltenden §175 StGB (vgl. Burgi & Wolff, 2016, S. 23). Mit Inkrafttreten des Strafrechtsänderungsgesetztes im Jahr 1957 fand zwar keine definitive Entkriminalisierung männlicher Homosexualität statt, jedoch war die „einfache Homosexualität"[35] de facto nicht mehr strafbar, da diese als Formalstraftat angesehen wurde, was eine Geringfügigkeit bedeutete und somit kaum noch eine strafrechtliche Relevanz erhielt. Die komplette Abschaffung des §175 StGB in der DDR erfolgte im Jahr 1968, womit die Entkriminalisierung der Homosexualität zwar vollzogen war,[36] jedoch noch in den §§149–151 StGB-DDR im Rahmen des Jugendschutzes im Zusammenhang mit sexuellen Handlungen Erwähnung fand (s. u.).

---

[35] „[h]omosexuelle Betätigung unter Erwachsenen ohne Hinzutreten weiterer Umstände […]" (Burgi & Wolff, 2016, S. 23).

[36] Entsprechende Strafbarkeit hinsichtlich entsprechender Altersabstufungen sexueller Handlungen zwischen Erwachsenen und Jugendlichen existierten jedoch weiterhin. Sexuelle Handlungen zwischen einem Erwachsenen und einem Jugendlichen unterschiedlichen Geschlechts ab dem vollendeten 16. Lebensjahr waren straffrei, bei Personen gleichen Geschlechtes galt eine Straffreiheit erst, wenn beide über 18-jährig waren. Da die entsprechenden §§149–151 StGB-DDR geschlechtsneutral formuliert waren, wurde nun auch weibliche Homosexualität dann strafbar, wenn der sexuelle Akt zwischen einer erwachsenen und einer unter 18-jährigen Frau stattfand (vgl. (vgl. Burgi & Wolff, 2016, S. 24).

*1945 – 1969 BRD*

In der BRD galt der §175 StGB in der nationalsozialistischen Fassung bis 1969. Dies bedeutete, dass unmittelbar nach Kriegsende in Konzentrationslagern internierte Schwule nach ihrer Befreiung in Haft kamen, „da die ihnen auferlegte Freiheitsstrafe [...] noch nicht als abgebüßt galt" (Burgi & Wolff, 2016, S. 26). Mit Blick auf die Definition der strafbaren Handlung bezog sich die Rechtsprechung der BRD nicht wie in der DDR auf den Paragrafen von 1871, sondern weitete diese noch weiter aus. Jede Handlung, die das „allgemeine Scham- und Sittlichkeitsgefühl [...] verletz[t] [...]" (Burgi & Wolff, 2016, S. 27) erfüllte den Tatbestand einer Straftat. Mehrere Versuche den §175 StGB abzuändern oder zu streichen, wurden in den nächsten Jahren abgelehnt. Nach Burgi und Wolff (2016) kam es von 1945 bis 1969 zu rund 100.000 Anklagen und ca. 45.000–50.000 Verurteilungen homosexueller Männer (S. 28).

*1969 – 1994 DDR*

In der DDR wurden die §§149–151 StGB-DDR, die noch eine Unterscheidung bezüglich der Strafbarkeit von homosexuellen Handlungen nach Alter der beteiligten Personen vorsahen, im Juli 1989 abgeändert und es kam zu einer einheitlichen, gänzlich geschlechtsneutralen Formulierung. „Danach lag das Schutzalter für Geschlechtsverkehr oder geschlechtsverkehrsähnliche Handlungen mit Jugendlichen bei 16 Jahren" (Burgi & Wolff, 2016, S. 25).

*1969 – 1994 BRD*

Mit der ersten Strafrechtsreform wurde die sog. einfache Homosexualität entkriminalisiert, d. h. Unzucht zwischen erwachsenen Männern wurde nicht mehr als Straftatbestand definiert. Das Schutzalter wurde ausdifferenziert (vgl. hierzu Burgi & Wolff, 2016, S. 30 f.), jedoch insofern, dass sexuelle Kontakte zwischen jungen Männern zwischen 18 und 21 Jahren weiterhin strafbar waren. Der Begriff „Unzucht" ließ jedoch einen recht großen Interpretationsspielraum für die richterliche Entscheidung, den z. B. „beischlafähnliche Handlungen" nicht gewährte.

1973 kam es zu einer weiteren Reform des Gesetzes, die die Entkriminalisierung weiter vorantrieb, denn das Schutzalter für einvernehmlichen Sex zwischen zwei Männern wurde auf 18 Jahre festgelegt (vgl. Burgi & Wolff, 2016, S. 35). Die Begrifflichkeit „Unzucht treiben", die bereits eine rein sprachliche Abwertung impliziert, wurde im Gesetzestext nicht mehr verwendet. Stattdessen findet sich im §175 StGB nunmehr die Bezeichnung „sexuelle Handlungen". Die Qualität des Begriffes ist somit eindeutig different zum vorherigen. Die Gesetzesänderung bewirkte, dass es zwar noch Verurteilungen aufgrund des §175 StGB gab, die

Anzahl jedoch rapide sank. Die in den 80er-Jahren des 20. Jahrhunderts vielfach geforderte Abschaffung oder zumindest weitere Abmilderungen fanden kein Gehör, obwohl der Europäische Gerichtshof für Menschenrechte mehrfach entschied, dass Normen anderer europäischer Länder Artikel 8 der EMRK (Recht auf Achtung des Privatlebens) verletzten (vgl. Burgi & Wolff, 2016, S. 40).

Die oben aufgeführten Unterschiede zwischen der DDR und BRD ab dem Jahr 1969 galten nach der Wiedervereinigung von 1990 auf den jeweiligen ehemaligen Staatsgebieten weiter. Innerdeutsch gab es folglich unterschiedliche Rechtsprechungen in Bezug auf den §175 StGB. Was in den neuen Bundesländern nicht strafbar war, galt in den alten Bundesländern noch als Straftatbestand. Diese Unterschiede wurden erst 1994 aufgehoben, indem der §175 ersatzlos aus dem nunmehr gesamtdeutschen Strafgesetzbuch gestrichen wurde und es seither lediglich durch den neuen §182 StGB eine einheitliche, geschlechtsneutrale Jugendschutzvorschrift gibt.

### 3.5.6.3 Gesetz zur strafrechtlichen Rehabilitierung der nach dem 8. Mai 1945 wegen einvernehmlicher homosexueller Handlungen verurteilten Personen (StrRehaHomG)

Erst seit dem 22.07.2017 konnten Urteile, die nach §175 StGB-BRD und §151 StGB-DDR nach dem 08.05.1945 gefällt wurden, aufgehoben werden. Allerdings musste der Verurteilte (bzw. nach dem Tod dessen der (Ehe-) Partner, die Eltern, Kinder usw.) einen Antrag stellen, dass das ergangene Urteil aufgehoben wird und der Betreffende nicht mehr vorbestraft ist. Eine Tilgung im Bundeszentralregister musste ebenfalls beantragt werden. Erst wenn die Staatsanwaltschaft feststellte, dass eine Aufhebung möglich ist, wurde dem Betroffenen eine Rehabilitationsbescheinigung ausgestellt, die den Anspruch auf Entschädigung[37], der wiederum von Geschädigten selbst geltend gemacht werden musste, ermöglicht. Der Anspruch ist allerdings am 22.07.2022 erloschen, spätere Forderungen wurden nicht mehr berücksichtigt. Grundsätzlich war ausschließlich der Geschädigte (die oben beispielsweise genannten Personen sind ausgeschlossen) berechtigt die Entschädigung zu erhalten, der Anspruch erlosch somit mit dem Tode (vgl. Deutscher Bundestag, 2017b).

Auf den ersten Blick scheint mit dem StrRehaHomG aus dem Jahr 2017 eine späte Form der Gerechtigkeit geschaffen worden zu sein. Sieht man jedoch genauer hin, fallen mehrere Dinge auf:

---

[37] 3.000 € pro aufgehobenes Urteil und 1.500 € pro angefangenes Jahr des Freiheitsentzugs.

1. Den Betroffenen kein steht kein Schmerzensgeld zu. Das heißt, sie wurden nicht für den immateriellen Schaden entschädigt. Seelische Belastungen, Einbußen von sozialen Kontakten, sozialer Abstieg etc. wurden nicht berücksichtigt.

2. Es darf bezweifelt werden, dass die ausgezahlten Beträge tatsächlich den materiellen Schaden aufwiegen konnten; wenn man berücksichtigt, dass es durchaus nicht selten gewesen sein dürfte, als vorbestrafter Homosexueller nicht mehr an seinem vorherigen Arbeitsplatz tätig sein zu können oder eine geringer vergütete Arbeitsstelle antreten zu müssen und so im Alter die Rente entsprechend dezimiert war/ist.

3. Es standen nur Personen Entschädigungen zu, die verurteilt wurden. Ausgenommen sind: Personen, bei denen es „nur" zur Einleitung eines Ermittlungsverfahrens kam und Personen die „lediglich" eine Untersuchungshaft erleiden mussten. Verfolgte hatten somit kein Recht auf Entschädigung.

Zumindest der unter Punkt drei aufgeführte Malus wurde im März 2019 durch eine Richtlinie des Bundesministeriums der Justiz und für Verbraucherschutz aufgehoben. Denn hiermit wurde „die Zweckbestimmung […] entsprechend erweitert […] [und] lautet nunmehr: „Entschädigung der wegen einvernehmlicher homosexueller Handlungen Verurteilten und Verfolgten"" (Bundesministerium der Justiz und für Verbraucherschutz, 2019, S. 1).

### 3.5.6.4 Strafbarkeit weiblicher Homosexualität

In allen Variationen des §175 (R)StGB – sowohl in der BRD als auch in der DDR (hier im späteren Verlauf als § 151) – war wie erwähnt ausschließlich der sexuelle Kontakt unter Männern als Straftat definiert. Weibliche Homosexualität findet keine Erwähnung (vgl. Augstein-Thalacker & Beerfeltz, 1981, S. 23).

Einen Hinweis zur Begründung dieser Unterscheidung spiegelt sich in einem Urteil des Bundesverfassungsgerichtes aus dem Jahr 1957 wider. Es hatten zwei verurteilte Männer die Ungleichbehandlung der Geschlechter Verfassungsbeschwerde eingelegt (Verletzung von Art. 3 Abs. 1 & 2 Grundgesetz[38]). Diese Beschwerde wurde u. a. mit der Begründung abgewiesen (nach Sachverständigengutachten von Medizinern, Psychologen und Soziologen), weil „[…] bei der Frau die körperliche Begierde (Sexualtrieb) und zärtliche Empfindungsfähigkeit

---

[38] Art. 3 Abs. 1 und 2 GG: (1) „Alle Menschen sind vor dem Gesetz gleich." (2) „Männer und Frauen sind gleichberechtigt." (Parlamentarischer Rat, 1949) Absatz 2 wurde 1994 um den Zusatz: „Der Staat fördert die tatsächliche Durchsetzung der Gleichberechtigung von Frauen und Männern und wirkt auf die Beseitigung bestehender Nachteile hin" (Deutscher Bundestag, 1994) erweitert und gilt seither in dieser Formulierung.

(Erotik) fast immer miteinander verschmolzen sind, während beim Manne, und
zwar gerade beim Homosexuellen, beide Komponenten vielfach getrennt bleiben" (Urteilstext des BVerfGE vom 10.05.1957, zit. n. Burgi & Wolff, 2016,
S. 38). Frauen seien durch ihren Körperbau zur Mutterschaft vorbestimmt und
selbst, wenn diese aufgrund der gleichgeschlechtlichen sexuellen Identität nicht
erreicht würde, so wirke sie auch „[…] dann in einem übertragenen sozialen
Sinne fraulich-mütterlich […]" (Burgi & Wolff, 2016, S. 39). Der Grund für
die Ungleichbehandlung ist demnach, dass laut Gericht frauenliebende Frauen
(passiv, gefühlsbetont) im Gegensatz zu gleichgeschlechtlich liebenden Männern
(aktiv, zumeist triebhaft handelnd), dennoch dem für sie normativen Bild ent-
sprächen und somit ein Straftatbestand in Form der Unsittlichkeit nicht gegeben
sei.

### 3.5.7   Gesetz über die Änderung der Vornamen und die Feststellung der Geschlechtszugehörigkeit in besonderen Fällen (Transsexuellengesetz – TSG)

Zwar wurde die Transgeschlechtlichkeit in Deutschland nicht kriminalisiert, aber
durch die (noch) aktuelle Gesetzgebung könnte weiterhin eine legalisierte Diskriminierung und Erniedrigung der betreffenden Personen stattfinden. Das TSG
trat 1980 in Kraft. Es legt z. B. fest, dass Personen, die eine Geschlechtsan-
gleichung benötigen, ein gerichtliches Verfahren durchlaufen müssen. Darüber
hinaus müssen zwei unabhängig voneinander von Sachverständigen erstellte Gutachten vorgelegt werden, die bestätigen, dass sich „das Zugehörigkeitsempfinden
des Antragstellers mit hoher Wahrscheinlichkeit nicht mehr ändern wird" (TSG,
§4, Abs. 3). Diese Begutachtungen werden als sehr übergriffig und entwürdi-
gend empfunden (vgl. Adamietz und Bager, 2016, S. 11 f.), die Kosten von
rund 2000 € haben die Antragstellenden selbst aufzuwenden. Laut Gesetzestext
kann ein Gericht nur dann feststellen, dass die Geschlechtszugehörigkeit nicht
mit dem bei der Geburt zugewiesenen Geschlecht übereinstimmt, wenn u. a. die
antragstellende Person „dauernd fortpflanzungsunfähig" ist und eine geschlechts-
angleichende Operation stattgefunden hat (TSG, §8, Abs. 1 & 4). Was zur Folge
hatte, dass sich Betreffende einer Zwangssterilisierung unterziehen mussten, um
die Personenstandsänderung zu erreichen. Das Bundesverfassungsgericht hat mittlerweile mehrfach festgestellt, dass ein Großteil des Gesetzes dem Grundgesetz
(insbesondere Art. 1, Abs. 1 & Art. 2 Abs. 1 & 2) entgegensteht. Im Lauf der
vergangenen Jahrzehnte wurden mehrere Änderungsanträge des TSG vom Bundestag abgelehnt, allerdings hat die aktuelle bundesdeutsche Regierung aus SPD,

Die Grünen und FDP in ihrem Koalitionsvertrag vereinbart, dass das TSG vom sog. Selbstbestimmungsgesetz abgelöst werden wird. Zu welchem Zeitpunkt dies in Kraft tritt, ist momentan[39] noch nicht bekannt.

### 3.5.8 AIDS-Krise

Am 05.06.1981 wurde vom US-amerikanischen Center for Disease Control and Prevention erstmals der bis dato namenlose, später als HIV-Infektion (bzw. bei Ausbruch der Erkrankung AIDS) bezeichnete Symptomkomplex, erwähnt. Zwischen Oktober 1980 und Mai 1981 wurden fünf homosexuelle Männer, die an einer seltenen Pilzinfektion der Lunge erkrankt waren, in drei Krankenhäusern in Los Angeles behandelt. Bis zur Veröffentlichung des Artikels waren bereits zwei Patienten verstorben (vgl. Center for Desease Control and Prevention, 1981). Als nur wenige Monate später bekannt wurde, dass allein in New York 41 homosexuelle Männer aufgrund des für die Immunschwächekrankheit bekannten Kaposi-Sarkoms[40] behandelt wurden (vgl. Altmann, 1981), erhielt die Krankheit zunächst den Namen GRID[41]. Bis die Ursache eruiert werden konnte, vergingen weitere zwei Jahre, wobei über die Infektionswege weiterhin spekuliert werden musste.

In Deutschland gipfelte die Angst vor der Erkrankung in mehreren bayerischen Gesetzesvorschlägen, die im Juli 1987 in den Bundesrat eingebracht und dort in der 580. Sitzung im September des Jahres diskutiert wurden (Bundesrat, 1987, 294 ff.). Im Freistaat wurden die Gesetze in Eigenregie bereits seit Anfang des Jahres umgesetzt. Hierbei handelte es sich um den „Maßnahmenkatalog" (so die Bezeichnung in der Bevölkerung und Presse) zur Bekämpfung der Immunschwächekrankheit AIDS. Federführend war hierbei insbesondere CSU-Politiker Peter Gauweiler, damaliger Staatsminister im bayerischen Innenministerium[42] (vgl. Der

---

[39] Januar 2023.

[40] Hauttumor mit typischen blau-bräunlichen Flecken. Ausgelöst bei Immunschwäche.

[41] Engl.: Gay Related Immune Deficiendy („schwulenbezogene" Immunschwäche). In Deutschland wurde (und wird teilweise noch heute) AIDS daher häufig als Schwulenkrebs, Schwulen- oder Homosexuellenseuche bezeichnet.

[42] Nicht unerwähnt bleiben sollen allerdings die ebenfalls mit verbalen Ausfällen prominent erschienenen CSU-Politiker Hans Zehetmair (damaliger Kultusminister Bayerns), August Lang (damaliger Staatsminister Bayerns) und Horst Seehofer (damaliger Bundestagsabgeordneter und späterer Bundesminister u. a. für Gesundheit (1992–1998) und des Inneren (2018–2021)). Während Lang bedauerte, dass der bisherige Umgang mit Erkrankten zu „weich" gewesen sei (vgl. Höfl, 1987, S. 31), forderte Seehofer, dass Erkrankte in „speziellen

Spiegel, 1987c; Grefe, 1987). Die drei Gesetzesentwürfe betrafen sowohl die Aufklärung, Beratung und Hilfe der Betroffenen (sog. „AIDS-Gesetz") als auch die Änderung des Bundesseuchengesetzes[43] und ein Gesetz zur Änderung des Aufenthaltsgesetzes/EWG (vgl. Freistaat Bayern, 1987a; Freistaat Bayern, 1987b; Freistaat Bayern, 1987c). Zwar werden in keinem dieser Entwürfe Homosexuelle als „Zielgruppe" benannt, jedoch werden z. B. die „Begriff[e] „Lebensweise" (als Umschreibung für subjektives Verhalten) bzw. „Lebensumstände" (als Umschreibung für die objektive äußere Situation) [...]" (Freistaat Bayern, 1987b, S. 15) mehrmals in direkten kausalen Zusammenhang mit „sexuelle[m] Kontakt" (Freistaat Bayern, 1987b, S. 15), „Übertragungsrisiko behaftete[n] Geschlechtsverkehr" (Freistaat Bayern, 1987b, S. 28) oder „gefahrenträchtige Handlungen [...] vermeiden" (Freistaat Bayern, 1987b, S. 33) und „[...] die Verminderung der Ansteckungsgefahr durch die Vermeidung risikoträchtiger Sexualpraktiken [...]" (Freistaat Bayern, 1987a, S. 10) verwendet und die „im Grundgesetz verankerten Werte von Ehe und Familie" (Freistaat Bayern, 1987a, S. 10) deutlich betont. In der öffentlichen Diskussion tritt jedoch mehrfach deutlich zu Tage, dass der Maßnahmenkatalog entsprechend repressive Maßnahmen gegen homosexuelle Männer vorsah. So berichtet Grefe (1987) von einem Pressetermin u. a. mit dem Münchener Rechtsreferenten Georg Scholz, den sie wie folgt zitiert und der die gesamte Situation gut beschreibt:

> „Die sind doch sowieso schon diskriminiert." Dafür liefert der Beamte auch gleich
> ein schönes Beispiel, indem er „ja nun nichts gegen Homosexuelle hat, in unserem
> Staat kann jeder leben, wie er will" – die Kollegen nicken beifällig – „aber: normal,
> also normal würde ich das nun auch nicht nennen. Darunter" – und alle lachen recht
> herzlich – „verstehe ich doch etwas ganz anderes."

Bayern nutzte den Deckmantel der Aufgabe des Staates die Bevölkerung zu schützen, wobei „[...] der Gedanke des Schutzbedürfnisses der Allgemeinheit desto stärker in den Vordergrund [rückt], je größer die Gefahr und je höherwertig das bedrohte Rechtsgut ist" (Freistaat Bayern, 1987b, S. 2). Als das bedrohte Rechtsgut wurden das Leben und die Gesundheit der Gesamtbevölkerung definiert. Mittels dieser Grundlage sollten nach den bayerischen Gesetzesentwürfen

---

Heimen" gesammelt werden müssten, des Weiteren nutzte er das Verb „konzentrieren" (Der Spiegel, 1987b). Zehetmair äußerte, dass Homosexualität in den „Randbereich der Entartung" (Der Spiegel, 1987c) gehöre: „Diese Randgruppe muß [sic!] ausgedünnt werden, weil sie naturwidrig ist" (Der Spiegel, 1987a).

[43] Heute sind das Bundesseuchengesetz, das Gesetz zur Bekämpfung von Geschlechtskrankheiten und weitere Verordnungen zum Infektionsschutzgesetz zusammengefasst.

u. a. folgende Maßnahmen durch Erweiterung des Bundesseuchenschutzgesetzes bundesweit ermöglicht werden (vgl. Freistaat Bayern, 1987b, S. 2 ff.):

1. Namentliche Meldung der Infizierten bzw. Erkrankten durch den:die Mediziner:in, wenn die jeweilige Person „durch ihre Lebensweise oder ihre allgemeinen Lebensumstände eine Gefahr der Übertragung von HIV auf andere bildet" (Freistaat Bayern, 1987b, S. 2). Hinzu kommt eine solche Meldung, wenn bei einer Person ein „durch Tatsachen begründete[r] Verdacht" (Freistaat Bayern, 1987b, S. 2), der nicht weiter definiert wird, auf eine HIV-Infektion besteht, die Person jedoch nicht gewillt ist einen Test durchführen zu lassen und durch ihre Lebensweise eine Gefahr der Ansteckung für andere darstellt.

2. Der:die Medinziner:in muss bei infizierten Minderjährigen oder geschäftsunfähigen Personen die Erziehungsberechtigten oder den:die gesetzliche:n Vertreter:in informieren.

3. Zwangstests bei Inhaftierten vor und nach der Haft.

4. Infizierte werden verpflichtet ihre Infektion Intimpartner:innen und Personen, mit denen sie gemeinsam Injektionsbestecke (Drogenabusus) nutzen, zu offenbaren. Wenn „begründete Anhaltspunkte" (Freistaat Bayern, 1987b, S. 6), die wiederum nicht definiert werden, vorliegen, dass dies nicht geschieht, ist der:die behandelnde Mediziner:in berechtigt die Intimpartner:innen zu informieren.

5. HIV-Infizierten bzw. an AIDS Erkrankten wird die Ausübung von Prostitution untersagt. Prostituierte müssen sich vierteljährlich untersuchen lassen und sind verpflichtet – ebenso wie die Freier – Kondome zu nutzen.

6. Verbot infizierte Köpersekrete auf andere zu übertragen.[44] Liegt eine konkrete Gefährdung vor, ist eine Freiheitsstrafe von drei Monaten bis fünf Jahren möglich.[45] Der Versuch ist ebenfalls strafbar.

Der Gesetzesantrag Bayerns bezüglich infizierter oder an AIDS erkrankter Ausländer:innen aus Nicht-EWG-Staaten sah vor, dass deren Einreise auf das

---

[44] Heißt: Verbot von ungeschütztem Geschlechtsverkehr und Bluttransfusionen, sowie Organspenden oder gemeinsames Fixerbesteck für HIV-Infizierte oder an AIDS Erkrankten. Hinzu kommt, dass es betroffenen Müttern untersagt ist, ihre Kinder zu stillen. Ammen müssen ein Gesundheitszeugnis vorlegen, die leiblichen Mütter haben sich von der Gesundheit der Stillenden zu überzeugen.

[45] Der Schweregrad richtet sich danach, ob die Ansteckung als gefährliche oder schwere Körperverletzung beurteilt wird. Verstirbt der:die Angesteckte, kann auch von einem Tötungsdelikt ausgegangen werden.

(west)deutsche Staatsgebiet verweigert werden und die Aufenthaltserlaubnis oder deren Verlängerung versagt bleiben konnte; also de facto auch eine Abschiebung ermöglicht wurde. Eine Realisierung wurde durch einen „Testzwang für Ausländer" (Grefe, 1987) möglich. Dabei sei es jedoch „nicht gerechtfertigt, zwischen EG-angehörigen Ausländern und Ausländern aus Westeuropa oder sonstigen großen westlichen Industriestaaten zu unterscheiden", so der Text im Gesetzesantrag (Freistaat Bayern, 1987c, S. 3).[46]

Die beschriebenen Gesetzesentwürfe hatten zur Folge, dass die bis dato auf Aufklärung und Beratung abzielende Strategie zur Bekämpfung von HIV/AIDS der damaligen Bundesgesundheitsministerin und späteren Bundestagspräsidentin Rita Süssmuth[47] zumindest in Bayern (wo der Maßnahmenkatalog wie bereits erwähnt seit Anfang des Jahres umgesetzt wurde) ad absurdum geführt wurde. Immer weniger Betroffene ließen sich beraten, immer mehr zogen sich in die Anonymität zurück, und es konnte tatsächlich eine „Bevölkerungswanderung" aus Bayern, z. B. nach Baden-Württemberg festgestellt werden. Darauf angesprochen äußerte die dortige Gesundheitsministerin Schäfer (CDU) in einem Interview mit „Der Spiegel", dass „diese Flüchtlinge für uns [vorläufig] kein Problem [sind]. Aber furchtbar ist, wenn durch die bayrische Aids-Verfolgung Menschen ohne Not heimatlos gemacht werden" (Der Spiegel, 1987a).

Die Rolle der Katholischen Kirche soll hier nicht verschwiegen werden.[48] Dunde (1990) gibt hierzu einen sehr ausführlichen Überblick, wie ausgeprägt ihre anti-homosexuelle Haltung im Hinblick auf die Autoimmunschwäche in den 80er-Jahren des 20. Jahrhunderts war und somit einen massiven Einfluss auf die Meinungsbildung der Bevölkerung und Politik nahm. Mithilfe von zusätzlich

---

[46] Dem Vorwurf der Partei „Die Grünen", dass diese Einteilung rassistisch sei, wurde von der CSU mit dem Argument entgegnet, dass in den westeuropäischen Staaten oder Industriestaaten außerhalb der EWG die hygienischen Voraussetzungen ähnlich seien, wie in der BRD. Dass Ende der 80er Jahre des 20. Jahrhunderts z. B. in Skandinavien mehr HIV-Positive lebten, als in der Türkei, schien dabei unerheblich zu sein (vgl. Grefe, 1987).

[47] Süssmuth war die Einzige, die die bayerischen Gesetzesentwürfe im Bundesrat explizit auch auf Homosexuelle bezog und sprach sich deutlich gegen den vorgeschlagenen Maßnahmenkatalog aus (vgl. Bundesrat, 1987, S. 305 ff.).

[48] Aufgrund der eingehenden Darstellung in Abschn. 3.5.3 und 3.5.5 wird hier auf eine weitergreifendere Ausführung verzichtet. Allerdings soll die ausgeprägte Sexualitätsfeindschaft der katholischen Kirche erneut betont werden und spiegelt sich auch in den folgenden Ausführungen wider.

generierter Angst vor der Erkrankung durch Ausgrenzung[49] sei eine „Schuld-kultur" geschaffen worden und somit eine Parallele zur alttestamentarischen Annahme, dass Fehlverhalten zu einer Strafe Gottes führe (S. 98 f.) (vgl. dazu auch Abschn. 3.5.3).[50] Hinzu kam, dass führende Kleriker die Bemühungen um Prävention[51] statt Verbote konterkarierten. So äußerte ein Caritassprecher, der namentlich leider nicht benannt wird, dass die katholische Kirche „keine Wer-bung für Kondome machen [kann] […] wir können nicht propagieren, was der Kirche diametral entgegensteht" (Taz, 1987, S. 4). Der damalige Kölner Kardi-nal Höffner verbalisierte mit seinen vier Aussagen über AIDS diesen diametralen Standpunkt: „Kondome bedeuten: „Mach weiter wie bisher, aber schütze dich vor Ansteckung." Das ist menschenunwürdig" (Höffner, 1987, S. 13) und zieht Vergleiche mit tierischen Trieben, welche „Zucht und Maß" erfordern (Höffner, 1987, S. 13).

Es dürfte offensichtlich geworden sein, dass in der BRD der 80er und 90er Jahre des vergangenen Jahrhunderts eine größtenteils (massiv) ablehnende Haltung gegenüber homosexuellen Männern vorherrschte und die dargestell-ten klerikalen und bayrisch-politischen Versuche einer Eindämmung von HIV/ AIDS bestehende Vorurteile schürte; insbesondere, wenn man berücksichtigt, dass die männliche Homosexualität selbst weiterhin als Krankheit galt und gleich-geschlechtlich liebende Männer nach §175 StGB-BRD strafrechtlich verfolgt werden konnten (vgl. Abschn. 3.5.6).

---

[49] Dunde (1990) beschreibt den Zusammenhang zwischen tief verwurzelten Tabus und Feindseligkeiten und legt offen, dass man auf AIDS häufig nicht als Krankheit reagierte, son-dern sie vielmehr „als Metapher für Unmoral, Kriminalität, unordentliche Sexualität usw. betrachtet[e]" (S. 95).

[50] Nachdenklich stimmt, dass die Verbreitung des mpox (vormals: monkey pox virus) im Jahr 2022 einen ebensolchen Mechanismus des stigmatisierten Schwulen aufweist. Denn anfänglich galt die Annahme, dass das Affenpockenvirus (so die weniger neutrale ehemalige deutsche Bezeichnung) vornehmlich von Männern, die mit Männern Sex haben, übertra-gen wird. Die öffentliche Wahrnehmung kann in Ansätzen mit derjenigen von HIV und Aids am Anfang der 80er Jahre des 20. Jhd. verglichen werden bzw. es drängt sich der Ver-gleich nahezu auf (vgl. DPA, 2022). Um eine weitere Stigmatisierung und Diskriminierung zu vermeiden suchte die WHO nach einer neuen Bezeichnung, die in mpox gefunden wurde, welche aber noch für ein Jahr parallel mit monkey pox virus verwendet werden wird (vgl. WHO, 2022).

[51] Unter dem Slogan „Gib AIDS keine Chance!"

## 3.6    Homo-/Bi-/Trans*-/Interphobie

„Das uns Fremde, stellt unsere *Selbstverständlichkeiten* in Frage. Die uns Sicherheit vermittelnden Koordinaten geraten ins Wanken und lösen *Angst* aus"[52]
(Rauchfleisch, 2016, 35 f.). Mit diesen Worten begründet Rauchfleisch stark
verkürzt eine Ursache für die Entstehung von Trans*phobie, sie kann jedoch
ohne Frage auch auf die anderen nicht-heteronormativen sexuellen und/oder
geschlechtlichen Identitäten übertragen werden. Es stellt sich allerdings vielmehr
die Frage, ob es sich bei der persönlichen Haltung hinter dem Begriff „Phobie"
(griech.: Angst) tatsächlich um eine Angststörung im therapeutischen Sinne handelt, oder eher um eine schärfere Form der verinnerlichten Überzeugung. Tietz
(2015) spricht hier von „Homonegativität" bzw. nutzt aufgrund problematischer
Abgrenzungen zum analogen „homonegativity" im Englischen die Bezeichnung
„Homofeindlichkeit", um auch sprachlich zu verdeutlichen, dass es sich nicht
um eine Angst handelt, sondern, um eine sozialisierte Geisteshaltung, die nicht
einer Therapie bedürftig – und ebenso sinnlos – wäre, um Abhilfe zu schaffen
(S. 34 ff.). Die Verfasserin entscheidet sich im Folgenden für die Verwendung
von „-negativität".[53] LSBT*I-Negativität kann in vielen verschiedenen Ausprägungen zu Tage treten. Von subtilen abwertenden kleinen Wortspielen, bis hin zu
physischer und/oder psychischer Gewalt.

## 3.7    Stigmatisierung, Diskriminierung und internalisierte Queer-Negativität

### 3.7.1    Stigmatisierung

Der Begriff Stigma (altgr.: Brand- /Schandmal) – beschreibt in seiner ursprünglichen Bedeutung, dass einer Person, die eine zweifelhafte Moral aufwies ein
sichtbares Zeichen auf den Körper aufgebracht wurde, um dies für Außenstehende
kenntlich zu machen. Um die aktuelle Bedeutung von Stigma nachvollziehen zu
können, muss jedoch etwas weiter ausgeholt werden. Individuen werden während
ihrer Sozialisation durch in der jeweiligen Gesellschaft als „normal" angesehene
Rollenbilder geprägt. In diese Kategorien wird jeder Mensch eingeteilt. Zum Beispiel der Mann als Ernährer, das starke Geschlecht; im Gegensatz zur Frau als

---

[52] Die jeweiligen Hervorhebungen wurden aus der Originalquelle übernommen.

[53] Demnach wird im Folgenden die Abkürzung „LSBT*I-Negativität" oder „Queer-
Negativität" verwendet.

behütende Fürsorgerin der Familie (im klassischen Verständnis der Kernfamilie), das schwache Geschlecht. In einer Begegnung wird jede Person vom Gegenüber in verschiedenste heteronormative Eigenschaften kategorisiert. Entspricht ein Individuum jedoch nicht den in einer Gesellschaft normativen Charakteristika oder zeigt ein nicht-rollenkonformes Verhalten, unterscheidet es sich dementsprechend vom Gros des Gesamten und ist somit zumindest auffällig. „Ein solches Attribut ist ein Stigma, besonders dann, wenn seine diskreditierende Wirkung sehr extensiv ist [...]. Der Terminus Stigma wird also in bezug [sic!] auf eine Eigenschaft gebraucht werden, die zutiefst diskreditierend ist [...]" (Goffman, 1975, S. 11). Goffman nennt Homosexualität als gesellschaftliches Beispiel für einen Typ von Stigma im Bereich der individuellen Charakterfehler, die sich in „Willensschwäche, beherrschende oder unnatürliche Leidenschaften [...] und Unehrenhaftigkeit [...]" (Goffman, 1975, S. 12 f.) ausdrücken.[54] Eine stigmatisierte Person ist also subjektiv empfunden im negativen Sinne von der erwarteten Norm abweichend. Dabei gilt: je größer die Normabweichung, desto größer ist die Diskrepanz zwischen der Erwartung der gesellschaftlichen Majorität und der Realität des Individuums und umso ausgeprägter ist die Stigmatisierung. Daraus folgt, dass eine Stigmatisierung nicht vom Merkmal des betreffenden Menschen ausgeht, sondern ausschließlich aus der Perspektive der außenstehenden Person, deren normativ geprägter Erwartung nicht entsprochen wird. Eine stigmatisierte Person weiß, dass sie von einem Großteil der Gesellschaft als „gebrandmarkt" wahrgenommen wird, falls das Stigma visuell offensichtlich ist (z. B. ein körperlicher Malus). Betrifft das Stigma jedoch ein zumeist nicht ad hoc wahrnehmbares Attribut (z. B. eine nicht-heteronormative Identität), kann eine Stigmatisierung der Person nur stattfinden, wenn sie das Stigma öffentlich macht, sich also zur Nicht-Heteronormativität bekennt (vgl. Abschn. 3.8). In der Zeit des Nationalsozialismus mussten schwule Männer in Konzentrationslagern den sogenannten Rosa Winkel an der Kleidung zu tragen und wurden so „zwangsgeoutet". Hierdurch waren sie sichtbar mit einem Stigmasymbol (vgl. Goffman, 1975, S. 59) versehen und damit weiteren Erniedrigungen in einem queer-negativen Umfeld ausgesetzt. Heute könnte man die Verwendung des Regenbogens als positive besetztes Stigmasymbol[55] werten. Ein Stigma, welches mit Stolz getragen wird.

---

[54] Goffman nennt hier Homosexualität in einem Atemzug mit psychiatrischen Erkrankungen, Kriminalität, Suizidalität und politischem Radikalismus (vgl. Goffman, 1975, S. 13).

[55] Stolz findet sich in queeren Zusammenhängen häufig wieder. Insbesondere mittels des englischen Begriffes „pride".

## 3.7.2  Diskriminierung

„Diskriminierung bedeutet im soziologischen Sinn die ungleiche und herabset-
zende Behandlung einzelner Individuen aufgrund bestimmter Wertvorstellungen
oder unterbewusster Einstellungen" (Misoch, 2017, S. 243). Dahingegen kann
Diskriminierung jedoch auch ganze Gruppen betreffen, wenn die Gruppen-
mitglieder ein gemeinsames Merkmal (Stigma) aufweisen, das „sie von der
Mehrheitsgesellschaft unterscheide[t]" (Scherr, 2016, S. 3). Es ist im Zusammenhang mit den bisherigen Ausführungen (aber auch noch im Folgenden)
offensichtlich, dass nicht-heterosexuelle Personen – auf ihre sexuelle und/oder
geschlechtliche Identität reduziert – eine Gruppe bilden, die der gängigen
Heteronormativität nicht entspricht und somit den Individuen „der Status des
gleichwertigen und gleichberechtigten Gesellschaftsmitglieds bestritten [wird]"
(Scherr, 2016, S. 3), was wiederum dazu führt, dass den stigmatisierten und
demzufolge diskriminierten Personen eine freie Entfaltung der eigenen Lebensweise zumindest erschwert, wenn nicht schlussendlich unmöglich gemacht wird
(vgl. Goffman, 1975, S. 13 f.). Diese Benachteiligung wird von den anderen
Gesellschaftsmitgliedern, sofern sie unreflektiert denken und handeln, jedoch
nicht als ungerecht betrachtet, sondern als logischer Schluss der Normabweichung (vgl. Scherr, 2016, S. 3). Diskriminierungen müssen nicht offen zu Tage
treten, um belastend zu wirken. Die stetige und alltägliche Konfrontation mit
der Heteronormativität und dem damit verbundenen Heterosexismus (z. B. in der
Werbung) führt dazu, dass sich betreffende Personen als „nicht normal" empfinden, was wiederum gravierende Auswirkungen auf die psychische und physische
Gesundheit der Betreffenden haben kann (vgl. Kap. 8). Diskriminierung kann in
unterschiedlichen Ausprägungen verschiedene Lebensbereiche betreffen.

Eine Umfrage von Statista (2022) ergab, dass knapp 40 % der befragten
LSBTQI*[56] zwischen 2018 und 2020 in der Öffentlichkeit Diskriminierungen aufgrund ihrer sexuellen Orientierung oder Geschlechtsidentität ausgesetzt
waren. Ca. 19 % der Teilnehmenden berichten von institutioneller Diskriminierung, entgegen dem gesetzlich zugesicherten Recht auf Gleichbehandlung und
der Unantastbarkeit der Menschenwürde. 13,9 % der Mitwirkenden schildern
Diskriminierungen im Gesundheits- und Pflegebereich.

---

[56] n = 2.797, 18–65 Jahre, Mehrfachnennung möglich.

### 3.7.3  Internalisierte Queer-Negativität

Da alle Menschen in einem Beziehungsgeflecht mit ihrer meist heteronormativen Umwelt aufwachsen, prägen die in dieser Umwelt geltenden geschlechtlichen Rollenbilder, Werte und Normen das einzelne Individuum und beeinflussen dessen Entwicklung. Wenn nun ein Mensch in einer Gesellschaft aufwächst, die von Heteronormativität und teilweise vorhandener Queer-negativität geprägt ist, wird er dies zunächst in seine eigenen Wertvorstellungen übernehmen (internalisieren). Berg, Munthe-Kaas und Ross (2016) pointieren die Ursachen der somit internalisierten Homonegativität: „IH[57] is not an inherent personal response from individuals but is instead the product of social and political stigma and bias" (S. 542) und unterstreichen damit nochmals, dass die Definition einer Phobie, wie oben bereits erläutert, unzutreffend ist. Ein Mensch kann jedoch reflektierend seine internalisierten Werte abwägen, bei Bedarf daraus erwachsen und sie individuell neu definieren. Gelingt dies nicht, so wird er sie beibehalten, auch dann, wenn er selbst diesen Normen nicht entspricht. Beispielhaft sei angenommen, dass sich ein schwuler Altenheimbewohner abfällig über Homosexualität äußert. „Dies wäre in psychoanalytischem Sinne eine „Reaktionsbildung" als ein Abwehrmechanismus, bei dem derjenige genau das Gegenteil davon macht, was er eigentlich möchte [...]" (Jüngst, 2010, S. 19), um selbst nicht als homosexuell aufzufallen. Weiter gedacht ist es also durchaus möglich, dass sich Lesben oder Schwule, „welche antihomosexuelle Wertmaßstäbe internalisiert haben, mit [einem] Aggressor identifizieren und in der Folge selbst homophob agieren" (Wiesendanger, 2002, S. 69). Internalisiert LSBT*I-negative Lesben, Schwule, Bi, Trans* und intergeschlechtliche Personen erleben „die eigene Nicht-Entsprechung der Heteronorm [und die] damit einhergehenden expliziten und impliziten negativen Bewertung[en]" (Göth & Kohn, 2014, S. 19) der eigenen Person als äußerst belastend (vgl. dazu auch Kap. 6). Eigene Bedürfnisse müssen aufgrund des psychologischen Dilemmas zwischen romantischen Sehnsüchten und dem negativen Selbstbild schlussendlich verdrängt werden (vgl. Berg et al., 2016, S. 541), was – ebenso wie die Diskriminierung – folgenschwere Konsequenzen für das eigene Wohlbefinden hat (s. dazu Kap. 18).

---

[57] Internalized Homonegativity.

# 3.8     Coming-out[58]

„Wer [...] normativen Erwartungen nicht entspricht, steht unter gesellschaftli-
chem Druck, sich zu erkennen geben und erklären zu müssen" (Tietz, 2015,
S. 25). Dieses „Sich-zu-erkennen-geben" wird im Zusammenhang mit einer nicht-
heteronormativen geschlechtlichen und/oder sexuellen Identität als Coming-out
bezeichnet. Hierbei werden das innere und äußere Coming-out unterschieden.

## 3.8.1    Inneres Coming-out

Hiermit ist der Prozess gemeint, den jede Person durchlebt, die eine nicht-
heteronormative (Minderheiten-)Identität hat und an dessen Ende zu eben jener
Erkenntnis kommt. Dabei befindet sich der:die Betreffende stets in einem
Spannungsfeld zwischen dem eigenen sexuellen Begehren bzw. der eigenen
geschlechtlichen Identität und externen Faktoren, welche sich wechselseitig
beeinflussen (s. Abb. 3.1). Insbesondere die internalisierte Queer-Negativität
sowie die Bedenken vor potenziell negativen Reaktionen des Umfeldes, wurden
oben bereits erläutert; jedoch nicht, dass jeder Mensch auch eine internalisierte Vorstellung von einem nicht-heteronormativen Leben hat. Diese wird
ebenso wie Normen und Werte während der Sozialisation vermittelt. Da dies
meist in einem heteronormativen Umfeld geschieht, kann diese Vorstellung nicht
in Gänze der Realität entsprechen, insbesondere, wenn kein Kontakt zu einer
nicht-heteronormativen Person im näheren sozialen Umfeld existiert.

So kommt es dazu, dass ein Großteil der Menschen diesen Prozess zunächst
für sich selbst durchläuft, ohne sich darüber mit anderen auszutauschen, weil
„eine heteronorme Gesellschaft Homo- und Bisexualität[59] (noch) nicht als
gleichwertige, normale Entwicklung berücksichtigt" (Göth & Kohn, 2014, S. 22),
was dahingehend Ängste auslöst, dass das von der Heteronormativität abweichende Verhalten und/oder Empfinden gravierende negative Folgen haben könnten.[60] Dies bewirkt, dass sich der größte Teil der Betreffenden mit ihrer eigenen

---

[58] Kurz für „Coming out of the closet", wörtlich: „Aus dem Schrank heraus kommen". Im
allgemeinen Sprachgebrauch ist meist das äußere Coming-out gemeint.

[59] Hinzu kommen an dieser Stelle auch Trans*- und Intergeschlechtlichkeit.

[60] Häufig steht die Angst im Vordergrund, dass die negativen Reaktionen auch vom fami-
liären Umfeld oder von Freunden kommen und somit ein Verlust des bisherigen sozialen
Netzwerkes befürchtet wird.

Identitätsfindung zunächst innerlich und ohne personelle Einflüsse von außen mit der eigenen Normabweichung auseinandersetzen.

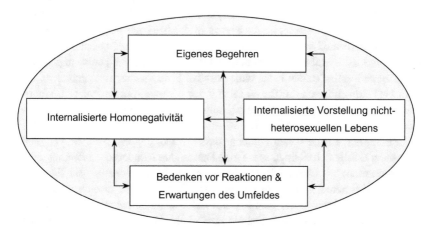

**Abbildung 3.1** Innere Entwicklung non-normativer sexueller und/oder geschlechtlicher Identität (eigene Darstellung, modifiziert nach Göth & Kohn, 2014)

In welcher Lebensphase dieser Vorgang stattfindet, ist völlig offen. Meist findet diese Selbstfindung in der Adoleszenz statt. Es ist jedoch nicht selten, dass auch im höheren Alter eine nicht-heteronormative sexuelle und/oder geschlechtliche Identität erst erkannt bzw. von sich selbst akzeptiert wird, die jedoch stets vorhanden war (vgl. Abschn. 3.1). Dann erfolgt das innere Coming-out auch bei bis dato augenscheinlich ausschließlich heteronormativen Personen, die möglicherweise in einer heteronormativen Partner:innenschaft leben oder auch Kinder haben, was eine schwere Krise zunächst für die betreffende Person bedeutet, diese sich jedoch auf das Umfeld ausdehnt, wenn er:sie sich zu einem äußeren Coming-out entscheidet.

## 3.8.2 Äußeres Coming-out

Erst wenn eine Person ihre nicht-heteronormative Identität akzeptiert und Ängste vor negativen Reaktionen überwindet, kann es zu einem äußeren Coming-out kommen. Dabei entscheidet sie selbst, wen sie über ihre Nicht-Heteronormativität informiert. Braukmann und Schmauch (2007) differenziert verschiedene Grade

des offenen Lebens. Die Spannbreite reicht von „nicht offen", „wenig offen"
über „weitgehend offen" bis „völlig offen" (S. 13).

Das Coming-out ist somit ein lebenslanger Prozess. In jeder neuen Lebenssituation (z. B. der Wechsel des Arbeitsplatzes oder der Einzug in eine vollstatio-
näre Altenhilfeeinrichtung) ist die Person in der heteronormativen Welt zunächst
per se heterosexuell bzw. cis-gender[61]. Bis ein erneutes Coming-out erfolgt. Demnach muss jedes Mal abgewogen und entschieden werden, ob und wem gegenüber
man zu sich selbst stehen kann, ohne negative Konsequenzen befürchten zu müssen (vgl. Rauchfleisch, 2002a, S. 38 ff.). Ein Coming-out bedeutet also immer,
sich selbst der Gefahr der Stigmatisierung und Diskriminierung auszusetzen und
sich somit verwundbar zu machen.

Zusammenfassend ist zu betonen, dass ein Coming-out nach Meyer (2003)
nur dann erfolgreich gelingt, wenn eine Person ihre Minderheitenidentität „nicht-
heteronormativ" in ihre anderen Identitäten (z. B. die Identität als Woman of
colour) integrieren und so eine optimale Selbstakzeptanz erreichen kann. Die
verschiedenen Aspekte der Identität eines Menschen befinden sich dann in einer
Balance, die ein gesundes Selbstbild ermöglicht (S. 8). Göth und Kohn (2014)
fügen hinzu, dass je weiter die Selbstakzeptanz ausgeprägt ist, desto größer die
Resilienz gegenüber Diskriminierungen ist und es den betreffenden Personen
umso leichter fällt, sich ein schützendes Umfeld zu schaffen. Auch kann ein
Mensch aus negativen Erfahrungen lernen: „es ist eine Frage der Konstellation
innerer und äußerer Bedingungen […] wieviel Kraft und neue Ressourcen er aus
der Bewältigung dieser zusätzlichen Entwicklungs- und Lebensaufgabe gewinnen
kann" (S. 25).

## 3.9    Stigmamanagement

Stigmatisierte Personen können laut Goffman (1975, 18 ff.) mehrere Strategien
nutzen, wie sie ihr Leben mit einem von der heteronormativen Mehrheit abwei-
chenden „Brandmal" in dem Maße gestalten, dass sie möglichst wenige Nachteile
erfahren bzw. subjektiv erleben und ein erfülltes Leben führen zu können:

1. Versuch das Stigma zu beseitigen (z. B. mittels Konversionstherapie).

---

[61] Lat.: cis = diesseits. Bei Cis-Personen stimmt das bei der Geburt zugewiesene Geschlecht
mit der Geschlechtsidentität überein (im Gegensatz zu lat. trans = jenseits).

2. Vermeiden von Kontakten mit nicht in ähnlicher Weise stigmatisierten Personen, was zu entsprechenden sozialen und psychischen Konsequenzen führen
   kann (Vereinsamung, Depression, psychosomatische Erkrankungen u. a.).
3. Kontakte mit entsprechenden Personen offensiv suchen.

Für Koch-Burghart (zit. n. Reimann & Lasch, 2006, S. 16 f.) stellt sich in Bezug
auf homosexuelle Personen[62] das Stigmamanagement jedoch noch etwas differenzierter dar. Er unterteilt die unterschiedlichen Grade des offenen Lebens
(Grad des Geoutet-seins, s. o.), die in engem Zusammenhang mit der Form,
wie jede Person individuell auf die Stigmatisierung aufgrund der eigenen Nicht-
Heteronormativität durch die Gesellschaft reagiert, stehen. Nach Koch-Burghardt
lassen sich diesbezüglich vier Typen unterschiedlicher Strategien definieren, die
angewendet werden, um das Leben mit dem Stigma nicht heteronormativ zu sein
zu managen und Zufriedenheit zu erreichen.

Typ A:  Diese Personen weisen zumeist eine internalisierte LSBT*I-Negativität
        auf und erleben die eigene Nicht-Heteronormativität als Bedrohung.
        Oftmals finden sich in dieser Gruppe heteronormative Ehen, wobei
        der:die betreffende Ehepartner:in teilweise die Neigung heimlich aus-
        lebt, offiziell jedoch der normativen Abweichung allgemein gegenüber
        negativ eingestellt ist und dies kundtut. Hierbei handelt es sich häufig
        um hochaltrige Menschen. Es wird angenommen, dass diese Form des
        Stigmamanagements der in der entsprechenden Zeitspanne sozialisier-
        ten Personen, die einzige Möglichkeit darstellt ein positives Selbstbild
        aufrechtzuerhalten.

Typ B:  Die eigene Nicht-Heteronormativität wird in der Öffentlichkeit kämp-
        ferisch vertreten, wobei im Innern eine Abneigung vorhanden ist.

Typ C:  Innere Akzeptanz der eigenen Nicht-Heteronormativität, jedoch aus-
        schließlich verstecktes Ausleben und keinerlei öffentliche Präsenz.
        Diese Bewältigungsstrategie findet sich in allen Altersklassen.

Typ D:  Den Angehörigen dieser Gruppe ist es gelungen ein positives Selbstbild
        (nach Meyer: Selbstakzeptanz durch das Gleichgewicht der eigenen
        Identitäten, s.o.) aufzubauen, ihre Abweichung von der Heteronorma-
        tivität wird „als eine lebensbiographische Entscheidung und damit als

---

[62] Seine Ausführungen beziehen sich ausschließlich auf die sexuelle Orientierung von Menschen. Die Verfasserin ist der Ansicht, dass eine Übertragung auf Bi-, Trans*- und Interpersonen auch hier durchaus angemessen ist. Wobei die Prozesse bei Trans*- und Interpersonen
durchaus „schmerzhafter" sind, da die Abweichung von der Heteronormativität ausgeprägter
ist als bei Personen mit einer nicht-heteronormativen sexuellen Identität.

einen Teil der eigenen Biographie [erlebt]" (Reimann & Lasch, 2006, S. 16). Hierbei handelt es sich meist um junge Erwachsene, die in einem vergleichsweise liberalen gesellschaftlichen Umfeld sozialisiert wurden.

Es gilt zu bedenken, dass die beschriebenen jeweiligen (Ideal-)Typen als Eckpunkte eines Kontinuums zu verstehen und Übergänge in jedweder Dimension fließend sind (vgl. Reimann & Lasch, 2006, S. 16).

## 3.10  Community

Community ist ein sehr weit gefasster Begriff und wird auf unterschiedlichste Art und Weise von den einzelnen Personen definiert. Die Autorin nutzt an dieser Stelle eine recht globale Auslegung: für LSBT*I meint Community alle Zusammenhänge, in denen LSBT*I Kontakt zueinander haben und in den gemeinsamen Austausch kommen[63]. Hierdurch wird ein Gemeinschaftsgefühl geschaffen, welches für viele Betreffende eine nicht zu unterschätzende Bedeutung hat. Als nicht-heteronormativer Mensch in einer heteronormativen Umgebung zu leben, bedeutet häufig das Empfinden zu haben anders zu sein und nicht der Gruppe der Mehrheit anzugehören. Eben jenes Zugehörigkeitsgefühl wird durch die Community vermittelt und bietet somit die Möglichkeit, „sich zu Hause, entspannt, akzeptiert zu fühlen, als eine Person, die wirklich wie jede andere normale Person ist" (Goffman, 1975, S. 31): ein Schutzraum.

Allerdings kommen ihr durchaus zusätzliche Funktionen zu. Sie bietet Unterstützung bei erfahrener Diskriminierung und Gewalt sowie den Mitgliedern die Möglichkeit sich selbst über die anderen Mitglieder zu identifizieren und weiterzuentwickeln. Dies ist ein nicht zu unterschätzender Prozess, gerade in der Phase des inneren Coming-outs oder in der Entscheidungsfindung zu einem äußeren Coming-out. Damit stellt die Community bzw. die Interaktion mit anderen Mitgliedern zusätzlich einen wichtigen Faktor für das Wohlbefinden der einzelnen Mitglieder dar (vgl. Meyer, 2003, S. 677).

Dabei ist zu berücksichtigen, dass LSBT*I keine homogene Gruppe ist. Wie bisher deutlich geworden sein sollte, teilen die betreffenden Personen zwar das

---

[63] „Als Community [...] werden alle Angeboten von Vereinen, Organisationen, politischen Gruppierungen, nicht-kommerziellen Treffpunkten und kommerziellen Bars, Restaurants, Clubs, Partys, Saunen etc., aber auch Dienstleistungen und Online-Treffpunkte bezeichnet" (Göth & Kohn, 2014, S. 20).

Stigma in Bezug auf sexuelle und/oder geschlechtliche Identität nicht der Heteronorm zu entsprechen, allerdings gibt es gravierende Unterschiede zwischen den
verschiedensten nicht-heteronormativen Identitäten. Somit kann es durchaus zu
Spannungen innerhalb der Queer-Community kommen.

## 3.11    Stonewall

Am 28. Juni 1969 kam es zu einer Polizeirazzia in der Schwulenbar „Stonewall Inn" in der Christopher Street in New York. Die daraufhin entstandenen
teilweise gewaltsamen tagelangen Unruhen, Stonewall riots genannt, stellen eine
Zäsur hinsichtlich der Emanzipation und öffentlichen Wahrnehmung von nicht-
heteronormativen Menschen dar. Die damaligen non-normativen Jugendlichen
und jungen Erwachsenen lehnten sich erstmals offen gegen die Diskriminierung
auf. „Damit waren lesbisches und schwules [sowie bi, trans* und inter, Anm. KK]
Selbstverständnis als Widerstandsidentität geboren [...]" (Degele, 2008, S. 47).
Die in dieser Studie betrachtete Generation von LSBT*I (vgl. Kap. 8) verstand
und versteht sich somit als Vorreiter:innen und –kämpfer:innen für Rechte, die
bis dato nicht galten. Zu berücksichtigen ist, dass die betreffenden Personen zu
dieser Zeit wie beschrieben nach wie vor als krank galten, in einer größtenteils
LSBT*I-negativen Gesellschaft aufgewachsen waren und die Männer per Gesetz
zu Gefängnisstrafen verurteilt werden konnten. Der offene Widerstand gegen die
damaligen Verhältnisse erforderte zunächst einen entsprechenden Leidensdruck
der Betroffenen, aber auch eine gewisse Risikobereitschaft. Die heutzutage statt-
findenden Paraden zum Christopher-Street-Day erinnern an diese Unruhen und
sind dementsprechend vom Ursprung her politische Demonstrationen für Gleichberechtigung. Wie in Abschnitt 3.1 bereits angedeutet, ist zu erwarten, dass die
sogenannte Generation Stonewall aufgrund einer – im Vergleich zur Vorgänger-
generation – liberaleren Sozialisation häufiger out lebt und ihre Interessen sowie
Rechte entsprechend offen kommuniziert, lebt und gewahrt wissen will (vgl. Reimann & Lasch, 2006, S. 17). Diese zu explizieren und ihre Auswirkungen auf
das gelingende Alter(n) der Generation Stonewall zu eruieren ist Gegenstand der
vorliegenden Forschungsarbeit.

# Teil II
# Theorie

# Grundlagen des Queer-Feminismus

# 4

Der Queer-Feminismus ist eine der vielfältigen Strömungen des Feminismus und verabschiedet sich von der Annahme, dass es lediglich zwei Geschlechter gibt. Die Grundlage dazu lieferte Judith Butler (2021b). Butler wurde als Kind jüdischer Eltern, die in die USA ausgewandert waren, am 24.02.1956 in Cleveland geboren. Sie studierte Philosophie an der Yale-University und absolvierte u. a. zwei Auslandssemester an der Universität Heidelberg und vertiefte dort ihre Kenntnisse zu Autoren der Frankfurter Schule. Promoviert wurde Butler 1984 und übte anschließend an verschiedenen Hochschulen Lehrtätigkeiten aus. Aktuell hat sie eine Professur an der University of California in Berkeley inne. Ihre wissenschaftlichen Auseinandersetzungen begrenzen sich jedoch bei weitem nicht auf die Philosophie, sondern erstrecken sich auf Kommunikations-(Schwerpunktsetzung Rhetorik) und vergleichende Literaturwissenschaft, Politik sowie Ethik.

Im Rahmen der Promotionsschrift wird auf einen Teilbereich Butlers theoretischen Auseinandersetzungen rekurriert: Sprache als Instrument der Wirklichkeitskonstruktion, denn Butler geht davon aus (vgl. Butler, 2021b), dass Geschlechter ausschließlich auf gesellschaftliche Normen, performative (Sprech-) Akte und Diskurse beruhen und somit konstruiert sind.

Butlers Programm wird häufig kritisiert, dennoch bleibt es unerlässlich sich mit ihren diskurstheoretischen Annahmen auseinanderzusetzen, denn sie bieten das bedeutsame Fundament für einen Feminismus, der dazu anregen kann in viele Richtungen zu denken, aber nicht zwingend dazu führen muss sich in Details zu verlieren und infolgedessen den Blick auf das Wesentliche einzubüßen.

Um Butlers Gesellschaftstheorie in Gänze durchdringen zu können, muss man ihre Gedanken bzgl. der Konstruktion von Wirklichkeit verinnerlichen. Wirklichkeit (Subjekte) wird ihrer Ansicht nach wie erwähnt durch die Macht von

K. Kürsten, *Stonewall kommt in die Jahre*, Vallendarer Schriften der Pflegewissenschaft 15, https://doi.org/10.1007/978-3-658-43662-9_4

performativen Sprechakten[1] und gesellschaftlichen Diskursen konstruiert. Dies gilt folglich auch für (Geschlechts-)Körper, was wiederum bedeutet, dass diese ausschließlich durch normative Machtmechanismen gebildet werden und somit einen passiven Charakter haben, womit eine Selbstbestimmung zunächst gänzlich entfällt. An diesem Punkt wird Butler häufig unterstellt, sie wolle Körper und Natur gänzlich als Realisierung performativer Akte[2] verstanden wissen, also als ausschließlich konstruiert. Tatsächlich legt sie lediglich dar, dass beide nie komplett frei von den normativ äußerst wirkmächtigen Regularien der Symbole sind (vgl. Bublitz, 2010, S. 41 f.). Es erfolgt allerdings eine Ablehnung der normativen Binarität, welche sie als heterosexuelle Zwangsmatrix bezeichnet, die – folgt man Butler – ebenfalls mittels Diskursen und performativen Akten konstruiert wird. Dabei macht sie deutlich, dass nur durch die „Performanz der Geschlechtszugehörigkeit [...] rückwirkend de[r] Effekt eines irgendwie wahren oder bleibenden Wesens [erzeugt wird]" (Butler, 2001, S. 136); also einer gänzlich unumstößlichen vordiskursiven Natürlichkeit des Geschlechts. Anfänglich kreisen ihre Ausführungen ausschließlich um (Geschlechts-)Körper und sexuelle Identitäten, die sie als fluide, folglich als nicht-binär, definiert. Erst in einem späteren Werk setzt sie sich explizit mit Trans- und Intergeschlechtlichkeit auseinander (vgl. Butler, 2009, S. 97 ff.).

Auf dieser Grundlage entwickelt Butler eine Vielzahl von gravierenden Konsequenzen. Denn wenn Subjekte und somit auch die mit ihnen verbundenen Erwartungen mittels Sprache[3] realisiert werden, hat das zur Folge, dass die existierenden Normen festlegen, wie Subjekte ausschließlich durch Sprache und eben jene kulturellen Normen wahrnehmbar und (an-)erkennbar werden. Dies wiederum impliziert, dass die Sprache den Subjekten erst ihre Bedeutung gibt. Daraus folgt nach butlerscher Logik, dass das Subjekt „Frau" in einem maskulin dominierten Regelsystem von Symbolen[4], was sie als Phallogozentrismus bezeichnet (vgl. Butler, 2021b, S. 54), realisiert wird. Dies hat wiederum zur Folge, dass alle Weiblichkeitsentwürfe aus männlicher Perspektive betrachtet und

---

[1] Performanz wird als *„ständige Wiederholung von Normen* [Hervorhebung aus der Originalquelle übernommen, Anm. KK]" (Bublitz, 2010, S. 10) verstanden.

[2] Verstanden als Alltagshandlungen (körperliche Vollzüge) und Sprechakte (vgl. Butler, 2009, S. 318).

[3] Verstanden als Regelsystem von Symbolen.

[4] Es kann nicht bestritten werden, dass in der deutschen Sprache eindeutig das generische Maskulinum als Norm angesehen wird. Selbst für das Englische geht Butler ebenfalls davon aus, wobei dort eine weitaus größere Geschlechtsneutralität vorzufinden ist (z. B. der geschlechtsneutrale Artikel „the").

formuliert werden. Männlichkeit ist somit die Norm, Weiblichkeit nachrangig[5] und alle weiteren Geschlechter gänzlich „unsichtbar". Auf diese Weise werden männliche Machtverhältnisse geschaffen, die durch die Weiterverwendung der phallogozentrischen Symbole und performativen Akte gleichsam wie ein Perpetuum mobile aufrechterhalten werden. Das wiederum bedeutet, dass auch gender und sex durch männliche Sprache konstruiert werden. Was dazu führt, dass beide eine Identitätskategorie bilden, die die gegebenen binären Machtstrukturen wie erwähnt aufrechterhält und einen „Ausschlußcharakter [sic!]" (Butler, 2021a, S. 23) bzgl. normativ abweichender Subjekte aufweist.[6] An diesem Punkt macht Butler allerdings einen massiven Einschnitt in das gängige Bild von gender und sex. Aufgrund ihrer Annahme, dass (Geschlechts-)Körper und Natur ausschließlich durch Performanz und Diskurs konstruiert und konstituiert werden, folgt als logische Konsequenz, dass eine Differenzierung von sex und gender gänzlich entfällt. Sie sind beide nicht vordiskursiv gegeben und können folglich nicht voneinander getrennt werden, da sie gemeinsam und zeitgleich konstruiert werden.[7] An diesem Punkt weist die Autorin ausdrücklich darauf hin, dass sie jener Abkehr von der Trennung von sex und gender nicht folgt. Diese ist für einen Großteil der

---

[5] Der Titel eines Grundlagenwerkes der zweiten Welle des Feminismus von de Beauvoir lautet im französischen Original nicht zufällig „Le Deuxième Sexe". Die fehlerhafte Übersetzung des Titels ins Deutsche mit „Das andere Geschlecht" (Beauvoir, 2021) bewirkt somit bereits einen gravierenden inhaltlichen Verlust.

[6] Alles Abweichende führt für die betreffenden Subjekte unweigerlich zu prekären Situationen wie beispielsweise (institutionelle) Diskriminierung und Stigmatisierung (vgl. hierzu Abschn. 3.7.1). Allerdings werden, wie bereits erwähnt, lt. Butler Personen nur anerkannt, wenn sie durch Sprache und performative Akte im Rahmen der heterosexuellen Zwangsmatrix sozial wahrnehmbar „gemacht" werden. D. h. allerdings auch, dass Butler so weit geht, dass „das Verworfene [*the abject*] [Klammern und Hervorhebung aus der Originalquelle übernommen, Anm. KK] [...] genau jene „nicht lebbaren" und „unbewohnbaren" Zonen des sozialen Lebens [bezeichnet], die dennoch dicht bevölkert sind von denjenigen, die nicht den Status des Subjekts genießen, deren Leben im Zeichen des „Nicht-Lebbaren" jedoch benötigt wird, um den Bereich des Subjekts einzugrenzen" (Butler, 2021a, S. 23). Menschen außerhalb der Matrix wird folglich der Subjektstatus und soziale Anerkennung aberkannt, um mit Honneth (2005) zu sprechen: sie werden verdinglicht (vgl. Abschn. 5.2.2). Allerdings bleibt es dabei, dass die Norm auf die Grenzen zum Unnormalen abhängig ist, um sich definieren zu können, womit im Grunde das Unnormale normal wird.

[7] Diese radikale Position führte und führt zu wissenschaftlichen Divergenzen. „Die Einsicht, dass Natur immer schon Ergebnis – und nicht Voraussetzung – kultureller Erkenntnisse ist, bildet wie keine andere ein unüberwindbares Hindernis der Aufnahme der butlerschen Thesen" (Bublitz, 2010, S. 57).

Feminismen[8] von größter Bedeutung und hat diese nach Ansicht der Autorin auch weiterhin. Denn sowohl sex als auch gender sowie die sexuelle Identität – selbst wenn man davon ausginge, dass sie ausschließlich diskursiv konstruiert sind – sind identitätsstiftende Kategorien, die nicht negiert werden dürfen, da dies nicht der sozialen Realität entspricht.

Zu betonen ist allerdings, dass Butler nicht – wie häufig von Anti-Feminist:innen propagiert – versucht die (normativen) Machtverhältnisse zwischen den binär gedachten Geschlechtern, also Männern und Frauen, umzukehren. Vielmehr befürwortet sie, die Begriffe, die verwendet werden, um diese Strukturen aufrecht zu erhalten, zu dekonstruieren. Dies führt dazu, dass sie wirkungslos werden bzw. es sollten andere Bezeichnungen verwendet werden, die gerade nicht „die Strategie des Unterdrückers [nachahmen]" (Butler, 2021b, S. 33). Um jene oben bereits beschriebenen phallogozentrischen Strukturen zu durchbrechen, wird aktuell zunehmend versucht zu gendern bzw. genderneutrale Bezeichnungen zu finden. Das dahinter verborgene Ziel ist zum einen alle – insbesondere nicht-heteronormative – Individuen in das bisher männliche Regelsystem von Symbolen zu integrieren und somit sowohl deren Wirklichkeit ebenso wahrnehmbar und (an-)erkennbar zu machen, als auch sich der mittels Sprache konstruierten Macht- und Dominanzverhältnisse zu entledigen. Butler geht des Weiteren davon aus, dass Verhältnisse (Normen) subversiv veränderbar sind, denn sie können ausschließlich, wie oben bereits angedeutet, durch „zitatförmige Wiederholung" (Bublitz, 2010, S. 32) der performativen Akte aufrechterhalten werden. Allerdings sind diese nicht stets gänzlich identisch, so dass eine stetige Veränderung möglich wird. Dies trifft somit ebenso auf das Geschlecht von Subjekten zu, denn auch dieses muss stets durch Wiederholung konstruiert und konstituiert werden (vgl. Butler, 2021a, S. 21 & 2021b, S. 213).[9] Das biologische Geschlecht ist folglich keine feste Größe, es kann somit nicht mehr binär von „den Frauen" und „den Männern" gesprochen werden. Sex ist also bereits in seiner Materialisierung durch Sprache fluide. Dieser Position schließt sich die Autorin nur insofern an, als dass sex ihrer Ansicht nach zwar fluide ist, dies jedoch als gegebene Tatsache versteht und weicht somit deutlich von Butler ab. Das biologische Geschlecht besteht der Ansicht der Verfasserin nach tatsächlich nicht ausschließlich aus den äußerlichen Geschlechtsmerkmalen, sondern aus den vielfältigen bereits in

---

[8] Alle Feminismen, die von einer reinen Binarität der Geschlechter ausgehen (z. B. der Differenzfeminismus), sind hier natürlich ausgenommen.

[9] Selbst Begriffe wie „Homo-" oder „Bisexualität" dienen – bedingt durch die Notwendigkeit der stetigen Wiederholung – der Aufrechterhaltung der heterosexuellen Zwangsmatrix und können nicht von ihr losgelöst werden.

Abschnitt 3.2.4 dargelegten Variablen.[10] Somit wird die soziologische Perspektive zum Verständnis von sex und gender – im Gegensatz zu Butler und ihrem sprach- und diskurstheoretischen Programm (vgl. Bublitz, 2010, 17 ff.) – vertreten. Allerdings werden im weiteren Verlauf der Promotionsschrift einige der beschriebenen Aspekte Butlers eine bedeutende Funktion einnehmen.

---

[10] Hier ist zu erwähnen, dass Butler in den 1990er Jahren, in denen die Erstauflage von „Das Unbehagen der Geschlechter" erschien, noch keine ausgeprägten Kenntnisse von der realen Existenz von wissenschaftlich belegter Trans- und Intergeschlechtlichkeit hatte. Die dazu benötigte Forschung war damals noch nicht im entsprechenden Maße ausgereift. Wie bereits erwähnt, berücksichtigt Butler erst 2009 Inter- und Transgeschlechtlichkeit und kritisiert an einem Fallbeispiel, dass betreffende Personen „einer Norm [...], einem durch unzählige Blicke vermittelten normalisierenden Ideal, einer Körpernorm [unterworfen werden] [...], was als gewaltsamer Versuch [zu] verstehen [ist], die Norm durchzusetzen, und zugleich als Institutionalisierung dieser Durchsetzungsmacht" (Butler, 2009, S. 112).

# Anerkennung

# 5

Der Begriff „Anerkennung" hat innerhalb Europas während seiner historischen Entwicklung eine unterschiedliche Bedeutung, möglicherweise in Teilen bis heute (vgl. zur europäischen Entstehungsgeschichte des Anerkennungsbegriffes Honneth, 2018a). Die Autorin bedient sich des Anerkennungsbegriffs nach Axel Honneth, der am 18.07.1949 in Essen geboren wurde. Nach dem Studium der Philosophie, Soziologie und Germanistik in Bonn und Bochum (Magister in Philosophie) promovierte er zum Thema Macht und Kritische Theorie. Habilitiert wurde Honneth an der Johann Wolfgang Goethe-Universität Frankfurt am Main mit der Arbeit „Kampf um Anerkennung", die für die vorliegende Dissertationsschrift grundlegend ist. Nach mehreren Professuren an unterschiedlichen Hochschulen, lehrt er aktuell an der Columbia University in New York. Von 2001 bis 2018 war er geschäftsführender Direktor des renommierten Instituts für Sozialforschung in Frankfurt am Main. Honneth ist Teil der dritten Generation der Frankfurter Schule und der Kritischen Theorie.

Honneth entfaltet eine Theorie der Anerkennung, welche den historischen Kontext an die Gegenwart sozialer Systeme und den darin interagierenden Subjekten anpasst. Er greift dabei insbesondere auf die gedanklichen Auseinandersetzungen Hegels und Meads zurück, in die im Folgenden nun ein kurzer zusammenfassender Einblick gegeben wird.

Hegel zeigt realitätsnah, was für ihn Anerkennung ausmacht. Ein Subjekt verzichtet zu Gunsten des anderen auf die eigenen Bedürfnisse (und selbstredend auch umgekehrt), damit sich das Gegenüber freier entfalten kann. Um von Anerkennung sprechen zu können, müssen somit drei Voraussetzungen erfüllt sein:

K. Kürsten, *Stonewall kommt in die Jahre*, Vallendarer Schriften der Pflegewissenschaft 15, https://doi.org/10.1007/978-3-658-43662-9_5

1. Wechselseitigkeit
2. Komplementarität der jeweiligen Freiheitseinschränkungen
3. Wahrnehmbarkeit von 1. und 2. (vgl. Honneth, 2018a, S. 169 ff.)

Allerdings geht Hegel nun weiter und bezieht nicht ausschließlich einzelne Subjekte in seine Überlegungen ein, sondern inkludiert ebenso die Gesellschaft und die darin existierenden Institutionen Familie (Hegel nutzt hier den affektiven Begriff der „Liebe", vgl. ders. 1980, S. 574), bürgerliche Gesellschaft und Staat (vgl. Honneth, 2018a, S. 174; ders. 2018b, S. 46). Innerhalb der Institutionen, sofern sie „vernünftig" sind, kommt es dann zur Anerkennung im Hegel'schen Sinne. An diesem Punkt erkennt der Philosoph erstmalig, dass es gleichsam zu einem Ungleichgewicht kommt, wenn ein Subjekt eine Eigenschaft aufweist, die normativ von geringerem Wert angesehen wird und somit in Frage steht, ob dem betreffenden Individuum die gleiche Anerkennung zusteht, wie allen anderen. Hegel vollzieht den Vergleich zwischen dem Knecht und seinem Herrn. Hier kann im historischen Kontext wohl nicht von wechselseitiger Anerkennung ausgegangen werden:

> Aber zum eigentlichen Anerkennen fehlt das Moment, daß [sic!], was der Herr gegen den Anderen tut, er auch gegen sich selbst, und was der Knecht gegen sich, er auch gegen den Anderen tut. Es ist dadurch ein einseitiges und ungleiches Anerkennen entstanden. […] der eigene Sinn ist Eigensinn, eine Freiheit, welche noch innerhalb der Knechtschaft stehenbleibt.[1] (Hegel, 1980, S. 150 ff.)

---

[1] Hier deckt Hegel auf, dass seine eigene Prämisse des reziproken Aktes der Anerkennung (so Honneths Bezeichnung für die oben beschriebene Wechselseitigkeit) im Verhältnis „Herr und Knecht" nicht existent ist; allerdings weder von Seiten des Herrn noch von Seiten des Knechtes. Im letzten Teil des Zitates deutet er jedoch an, dass die Erkenntnis der eigenen Freiheit des Knechtes im Rahmen des Abhängigkeitsverhältnisses noch gleichsam „unter Kontrolle gehalten" wird. Es wird indes deutlich, dass Hegel nahezu prophetisch davon ausgeht, dass dieser Zustand nicht für alle Zeit Gültigkeit besitzen wird und entsprechende Konflikte unausweichlich werden. Sprich dann, wenn der Knecht sich seiner eigenen Freiheit in Gänze bewusst wird und diese anzuerkennen auch von seinem Herrn einfordert. Überträgt man Hegels Terminologie auf modernere gesellschaftliche Systeme, kann man wohl statt vom Verhältnis „Herr und Knecht" z. B. vom Verhältnis Mehrheiten und Minderheiten sprechen. Folglich dort, wo ein entsprechendes Machtgefälle vorhanden war oder ist. Vom heutigen Standpunkt lassen sich genügend historische Beispiele finden, die Hegels Prophezeiung bestätigen, so z. B. die Ablösung der Staatsform der Monarchie hin zur Demokratie oder die (vermeintliche) Gleichstellung von nicht-heteronormativen Personen in westlichen Gesellschaften.

Dass Subjekten der „tief [...] sitzende [...] Wunsch, ungezwungen in der äußeren Welt die Freiheit verwirklichen zu können" (Honneth, 2018a, S. 177) abgesprochen wird oder bereits zuerkannte Anerkennung wieder entzogen werden kann (vgl. Abschn. 5.2), hat in der Folge unbestritten auch weiterhin ein hohes Potential für soziale Konflikte.

Mead beschreibt, dass Individuen ihre Identität erst aufgrund der Interaktion mit anderen Subjekten und somit im weitesten Sinne der gegenseitigen Anerkennung entwickeln können. Jörissen (2010) spricht diesbezüglich vom Selbst als Einheit, „die sich aus der Reflexion auf sich als handelndes Individuum im sozialen Prozess ergibt" (S. 97). Die Identität eines Menschen bildet sich zunächst, indem seine (Sprech-)Handlungen bei anderen Individuen in seinem Umfeld eine Reaktion auslösen. Was wiederum für das sendende Individuum eine Bedeutung gewinnt. Ein grundlegendes Ziel des gesamten Sozialisationsprozesses ist der Erwerb des gemeinsamen Sprach- bzw. Symbolsystems, um entsprechend differenziert interagieren zu können. Somit dient die mit anderen geteilte Sprache bzw. das geteilte Symbolsystem als eine zentrale Größe zur Identitätsbildung (vgl. Mead, 1973, S. 177), denn nur so erlangt das Individuum Teilhabe innerhalb der Gesellschaft.[2] Entspricht das verwendete Symbol (oder nach Butler: Sprechakte und performative Akte) nicht den sozialen Normen, die die empfangenden Subjekte bereits internalisiert haben, wird die Reaktion entweder gänzlich entfallen oder entsprechend negativ sein. Da fehlende oder ablehnende Reaktionen nicht zum gewünschten Ziel führen, bildet sich bei einem Menschen im Laufe seiner Sozialisation somit ein den geltenden Normen entsprechendes (Interaktions-) Verhalten heraus.

## 5.1     Anerkennungssphären

Honneth entfaltet mittels der oben beschriebenen Auseinandersetzungen drei Sphären der Anerkennung, die sich im Laufe des Lebens auf Individuen und deren Entwicklung auswirken. Entstehen Störungen innerhalb der einzelnen Sphären, kommt es entsprechend zu Einschränkungen der persönlichen Entwicklung

---

[2] Die maßgebliche Bedeutung zwischenmenschlicher Interaktion zur Identitätsbildung beschreibt bereits Fichte: „Der Mensch (so alle endliche [sic!] Wesen überhaupt) wird nur unter Menschen ein Mensch; und da er nichts Anderes seyn [sic!] kann, denn ein Mensch, und gar nicht seyn [sic!] würde, wenn er dies nicht wäre – *sollen überhaupt Menschen seyn* [sic!], *so müssen mehrere seyn* [sic!]" (Fichte, 1971, S. 39). Die Hervorhebungen wurden aus der Originalquelle entnommen.

bzw. der Anerkennung der einzelnen Subjekte in unterschiedlichen Bereichen des
Lebens.

## 5.1.1  Primärbeziehungen – emotionale Zuwendung

In dieser Sphäre erfahren Menschen Liebe und Freundschaft und somit starke
Bindungen zu anderen Personen. Hier ist zunächst insbesondere die Primärbe-
ziehung zwischen Mutter und Kind von Bedeutung. Honneth beschreibt diese
Beziehung als symbiotisch (hier zusätzlich auf die Objektbeziehungstheorie als
Weiterentwicklung der freud'schen Psychoanalyse Winnicotts zurückgreifend).
Einerseits ist der Säugling – verständlicherweise – völlig auf die Mutter ange-
wiesen. Andererseits gilt dies jedoch umgekehrt ebenso für die Mutter, denn
sie agiert zunächst ausschließlich so, wie es das Verhalten des Kindes erfordert.
Diese wechselseitige Abhängigkeit löst sich jedoch in dem Maße zunehmend, als
dass zum einen die Mutter nach einigen Monaten wieder beginnt am sozialen
Leben außerhalb der Mutterrolle teilzuhaben und somit nicht stets umgehend die
Bedürfnisse des Kindes zu befriedigen sowie zum anderen, dass sich der Säugling
kognitiv weiterentwickelt. So gelingt es schlussendlich, dass sich beide wechselseitig als eigenständige Subjekte wahrnehmen, anerkennen und lieben. Wobei es
für das Kind stets von Bedeutung ist, dass es sich der andauernden mütterli-
chen Zuwendung gewiss sein kann, denn nur so gelingt es ihm stets auf seine
sich vergrößernde Fähigkeit allein sein zu können zu vertrauen und somit auch
sich selbst zu vertrauen. Glückt dieser Prozess, kann ein Mensch auch zukünftig gesunde emotionale Bindungen eingehen (vgl. Honneth, 2018b, S. 157 ff.).
Honneth hebt deutlich hervor, dass diese „Grundschicht einer emotionalen Sicherheit" der Primärbeziehungen als „psychische Voraussetzung für die Entwicklung
aller weiteren Einstellungen der Selbstachtung" (Honneth, 2018b, S. 172) von
elementarer Bedeutung ist (vgl. Abschn. 5.1.2 und 5.1.3).

## 5.1.2  Rechtsverhältnisse – kognitive Achtung

Die Grundlage für diese Sphäre wird wie erwähnt bereits in der zuvor geschilderten kindlichen Abgrenzung zwischen Mutter und Kind gelegt, denn es entwickelt
sich das nötige Selbstvertrauen, um selbstständig am öffentlichen Leben partizi-
pieren zu können. Liebe allein kann hier jedoch nicht die treibende Kraft sein,
warum Menschen innerhalb der Rechtsverhältnisse anerkennen, denn diese wird

wie zuvor geschildert ausschließlich Personen in Primärbeziehungen – also im nahen sozialen Umfeld – entgegengebracht.

Grundlegend ist, dass allen Mitgliedern einer modernen bzw. demokratischen Rechtsgemeinschaft die „moralische Zurechnungsfähigkeit" (Honneth, 2018b, S. 185) gemein ist und sich alle an den geltenden Normen orientieren, welche sie gemeinsam als vernünftig erachten. Dies tun sie zugleich als selbstständige und freie Individuen, denen allen die gleichen Rechte zustehen und Pflichten auferlegt werden. Somit konstituiert sich die Rechtsgemeinschaft gleichsam aus sich selbst heraus. Es handelt sich folglich nicht um Personen, deren Charaktereigenschaften sie zu anerkennungswürdigen Subjekten machen, sondern dies ist einzig und allein darin begründet, dass sie sich gegenseitig in ihrer jeweilig individuellen Freiheit und Zurechnungsfähigkeit anerkennen. Dies bedeutet im Umkehrschluss, dass das Auf- oder Abwerten Einzelner zunächst einmal nicht möglich ist (vgl. Honneth, 2018b, S. 183 ff.), wie bspw. der Artikel 3 im Grundgesetz der BRD bestätigt (vgl. Deutscher Bundestag, 1994). Die Teilhabe am gemeinsamen Rechtssystem glückt allerdings nur, wenn es den Individuen gelingt, „das dafür nötige Maß an sozialem Lebensstandard zu verdienen" (Honneth, 2018b, S. 190). Dies ist historisch bedingt, denn erst wenn der Knecht, will man erneut Hegels Gleichnis bemühen, nach entsprechendem Kampf einen gewissen sozialen Stand erreicht, wird er vom Herrn als entsprechend gleichberechtigt anerkannt. Mittels Gesetzgebung mag die Gleichstellung aller rechtlich (vermeintlich) sichergestellt zu sein, ob sie der sozialen Wirklichkeit entspricht, ist damit bei weitem noch nicht gewährleistet (hierzu s. Abschn. 5.1.3). Betrachtet man allerdings die Rechtsverhältnisse, ohne weitere Einflüsse, so ergibt sich, dass ein Individuum in dieser Sphäre Selbstachtung entwickelt, wenn es als frei in der Rechtsgemeinschaft von allen anderen Mitgliedern anerkannt und respektiert wird sowie ihm zugleich Grundrechte zugesprochen werden (vgl. Honneth, 2018b, S. 192 ff.).

### 5.1.3 Wertgemeinschaft – soziale Wertschätzung

Hierbei handelt es sich um die dritte „Form der wechselseitigen Anerkennung" (Honneth, 2018b, S. 196), die auf die allgemein als positiv bewerteten individuellen Eigenschaften und Fähigkeiten des Subjektes rekurriert. Eigenschaften, die den Wert eines Subjektes definieren sind je nach Gesellschaft unterschiedlich. Honneth beschreibt, dass der Wert eines Individuums in modernen Gesellschaften daran bemessen wird, inwiefern es dazu beitragen kann, dass die „gesellschaftlichen Zielvorgaben" (Honneth, 2018b, S. 198) erreicht werden. Diese Zielvorgaben sind zweifelsohne an die allgemein gültigen Normen und Werte gebunden und somit – ähnlich den Rechtverhältnissen – im gewissen Maß änderbar. Allerdings nur über einen ausgedehnten Zeitraum hinweg; Butler würde dies als die Möglichkeit der Normveränderung durch Subversion bezeichnen. Des Weiteren ist es durchaus möglich, dass in der Gesellschaft „eine Rangskala von mehr oder weniger wertvollen Verhaltensformen zustande kommen kann" (Honneth, 2018b, S. 199)[3] – je nachdem in welchem Umfang das Individuum seinen Beitrag zu leisten im Stande ist bzw. inwiefern es sich der Norm angepasst verhält. Die gänzliche Einhaltung einer angesprochenen Verhaltensformen lässt das Individuum „zu der ihm standesgemäßen „Ehre" gelangen" (Honneth, 2018b, S. 199). Diese Prozesse unterliegen offensichtlich dem intersubjektiven Zusammenspiel: die einzelnen Subjekte „kontrollieren" gleichsam, inwiefern die jeweils anderen die erforderlichen normativ definierten Kriterien erfüllen, um sozialer Wertschätzung zu genügen. Personen, die den „ethischen Zielvorstellungen" (Honneth, 2018b, S. 198) allerdings nicht entsprechen, droht die Gefahr, dass ihr Wert auf der o.g. Rangskala der erwünschten Verhaltensformen sinkt. Ist sich ein Individuum gewiss die Eigenschaften und Fähigkeiten zu besitzen, die von den anderen Gesellschaftsmitgliedern der Anerkennung für würdig befunden werden, kann es sich wiederum selbst schätzen.[4]

## 5.2    Missachtungsformen

Wie mit Mead beschrieben ist der Mensch stets auf die (positive) Rückmeldung anderer zur eigenen Unversehrtheit angewiesen. Wird diese allerdings versagt oder schlägt in negative Reaktionen um, so besteht „die Gefahr einer Verletzung […], die die Identität der ganzen Person zum Einsturz bringen kann" (Honneth, 2018b, S. 212 f.). Honneth beschreibt, dass innerhalb der drei zuvor dargelegten Anerkennungssphären jeweils unterschiedliche Formen der Missachtung auftreten, die jeweils Bedrohungen für unterschiedliche Persönlichkeitsbereiche bedeuten.

---

[3] Honneth bezeichnet dies an gleicher Stelle prägnant als „kollektive Verhaltenserwartung". Interessant ist hier die Parallele zu Goffmans Definition von Stigma, welches ebenfalls ausschließlich durch die Erwartungshaltung anderer an ein Subjekt definiert wird (vgl. Abschn. 3.7.1) und nicht mittels der brandmarkenden Eigenschaft des Subjektes an sich.
[4] Umgangssprachlich, so Honneth, böte sich hier der Begriff „Selbstwertgefühl" an (vgl. Honneth, 2018b, S. 209).

In der ersten Anerkennungssphäre geschieht Missachtung aufgrund von physischer Gewalt, welche bewirkt, dass dem Subjekt das in den primären Beziehungen aufgebaute Vertrauen zu anderen und insbesondere auch das Vertrauen in sich selbst droht verloren zu gehen (vgl. Honneth, 2018b, S. 214 f.). Die Autorin möchte hinzufügen, dass eine solche Missachtungserfahrung durchaus auch psychischer Natur sein kann. Bspw. wenn Reaktionen auf das kindliche Verhalten gänzlich entfallen („Liebesentzug" als Erziehungsmethode) oder ausschließlich negativ sind.

In der zweiten Form der Anerkennung ist eine Missachtung darin zu finden, dass einem Subjekt innerhalb der Gesellschaft Rechte vorenthalten werden. Hierbei kommt es zusätzlich dazu, dass Personen ebenso die in Abschnitt 5.1.2 erwähnte moralische Zurechnungsfähigkeit ebenfalls abgesprochen wird. Dies wiederum bedeutet, dass es neben der Entrechtung auch zu einem sozialen Ausschluss kommt. Der Verlust des Status ein gleichberechtigtes Mitglied der Gesellschaft zu sein, kann zur möglichen Verletzung der Selbstachtung führen (vgl. Honneth, 2018b, S. 215 f.).[5]

Innerhalb der Wertegemeinschaft wird Anerkennung entzogen, indem einzelne Lebensstile oder Überzeugungen als minderwertig erachtet werden. Das bedeutet für die betreffenden Personen, dass sie sich in ihrem „Lebensvollzug nicht […] auf etwas beziehen können, dem innerhalb ihres Gemeinwesens eine positive Bedeutung zukommt" (Honneth, 2018b, S. 217). Das heißt für das Subjekt, dass es nicht mehr als geachtetes und/oder geschätztes Wesen wahrgenommen wird und somit auch die Selbstachtung und/oder -schätzung verliert. Gravierend ist hier, dass von der Gesellschaft jene Selbstverwirklichung missbilligt wird, die das Individuum oftmals „erst mit Hilfe der Ermutigung durch Gruppensolidaritäten beschwerlich hat finden müssen" (Honneth, 2018b, S. 217) (s. hierzu rückschauend Abschn. 3.10) (Tabelle 5.1).

---

[5] Honneth (2018b) fasst den Anerkennungsentzug in der zweiten Anerkennungssphäre prägnant in einem Satz zusammen: „Mißachtung [sic!] von Wertvorstellungen und [die] Verletzung von Autonomieerwartungen" (S. 248). Dies wird von den missachteten Subjekten jeweils durch die daraus resultierenden eigenen negativen Emotionen wie bspw. Wut oder Trauer wahrgenommen (vgl. Honneth, 2018b, S. 221). Nur so kann es zum Aufbegehren der betroffenen Individuen oder Gruppe gegen rechtliche und/oder politische Ungleichbehandlung(en) kommen (s. u.).

**Tabelle 5.1** Struktur sozialer Anerkennungsverhältnisse (eigene Darstellung modifiziert nach Honneth, 2018b)

| Anerkennungssphären & -formen: | Primärbeziehungen (Liebe/Freundschaft) | Rechtsverhältnisse (Rechte) | Wertgemeinschaft (Solidarität) |
|---|---|---|---|
| Anerkennungsweise | Emotionale Zuwendung | Kognitive Achtung | Soziale Wertschätzung |
| Persönlichkeitsdimension | Bedürfnis- & Affektnatur | Moralische Zurechnungsfähigkeit | Fähigkeiten & Eigenschaften |
| Selbstbeziehung | Selbstvertrauen | Selbstachtung | Selbstschätzung |
| Missachtungsformen | ←<br>Misshandlung & Vergewaltigung<br>→ | ←<br>Entrechtung & Ausschließung<br>→ | ←<br>Entwürdigung & Beleidigung<br>→ |
| Bedrohte Persönlichkeitskomponente | Physische & psychische Integrität | Soziale Integrität | „Ehre", Würde |
| | ↑↓: Bedrohung und/oder Verlust | | |

## 5.2.1 Formen von Missachtung als Ausgangspunkt für soziale Konflikte

Erfährt ein Subjekt Missachtung, so kann dies psychische und in deren Konsequenz auch physische Folgen haben, welche wiederum bewirken können, dass die Missachteten beginnen für ihre Anerkennung und somit schlussendlich für das eigene Wohlbefinden zu kämpfen (vgl. Honneth, 2018b, S. 217 ff.). Nun ist allerdings zu bemerken, dass der Kampf um Anerkennung nicht stets von einheitlicher Gestalt ist. Da er in Primärbeziehungen nur das Individuum betrifft, handelt es sich hierbei um einen gleichsam privaten Kampf um die individuelle Anerkennung der jeweiligen Person von den Mitmenschen im engeren Umfeld. Die „moralische Spannung, die dazu in der Lage sein kann, [ganze] gesellschaftliche Konflikte oder Auseinandersetzungen in Gang zu setzen" (Honneth, 2018b, S. 259) finden sich nun sowohl in der Anerkennungssphäre des Rechts und als auch in der der Wertegemeinschaft. Denn hier lassen sich die Konflikte der Einzelnen bzgl. des gemeinsamen „Malus", der zum Anerkennungsentzug führt, zu einem kollektiven Anliegen zusammenführen, sodass daraus potenziell ein gemeinsamer sozialer Kampf resultiert. Man spricht gleichsam eine gemeinsame Sprache (vgl. Honneth, 2018b, S. 272). Allerdings muss zugestanden werden, dass einem Großteil der beteiligten Personen ein Anerkennungsentzug in der ersten Sphäre durchaus widerfahren sein kann und sie somit diese grundlegende Erfahrung – den Angriff auf die Selbstachtung – ebenfalls teilen. Das gemeinsame Streben nach Anerkennung versetzt die Betroffenen von ihrer bisher duldenden, passiven Position in eine aktive Rolle und kann so dazu dienen, dass die Einzelnen in ihren jeweiligen verletzten Selbstbeziehungen heilen können; denn hier wird ihnen die ansonsten versagte Anerkennung zuteil. Somit entsteht ein Gleichgewicht, mittels dessen sich „eine Person […] uneingeschränkt als ein sowohl autonomes wie auch individuiertes Wesen zu begreifen und mit ihren Zielen und Wünschen zu identifizieren [vermag]" (Honneth, 2018b, S. 271). Ohne diese Balance der Selbstbeziehungen ist ein „gelingende[s] Leben" (Honneth, 2018b, S. 279), so Honneths Schlussfolgerung, in größter Gefahr, wenn nicht gar unmöglich.

## 5.2.2 Missachtung bis hin zur Verdinglichung

Individuen kann im Extremfall die Anerkennung von anderen Subjekten so weit entzogen werden, dass sie als verdinglicht bezeichnet werden können. Nun stellt sich die Frage, was dazu führen kann, dass Menschen anderen Menschen die

Anerkennung entziehen, obwohl sie zu verleihen ein elementarer Bestandteil ihrer eigenen Entwicklung war und „eine anerkennende Haltung [...] mithin Ausdruck der Würdigung der qualitativen Bedeutung [ist], die andere Personen oder Dinge für unseren Daseinsvollzug [also die eigene Existenz, Anm. KK] besitzen" (Honneth, 2005, S. 42). Was lässt Menschen „vergessen"[6], dass anderen Menschen Anerkennung bereits zugestanden wurde? (Abbildung 5.1)

**Abbildung 5.1**
Gelingendes Leben (eigene Darstellung nach Honneth, 2018b)

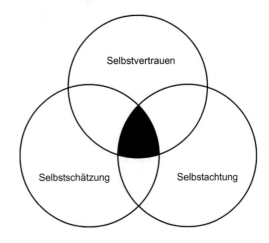

Hierzu identifiziert Honneth zwei Formen des Prozesses der Verdinglichung. Zum einen, dass Anerkennung vergessen werden kann, wenn eine Person ein Ziel äußerst ehrgeizig verfolgt und dabei gleichsam vergisst, dass die konkurrierende(n) Person(en) zuvor anerkannt wurden[7]. Hier könnte man von einer intrinsischen Ursache sprechen. Zum anderen – und dies ist für die vorliegende Forschung von größerer Bedeutung – können extrinsische Gegebenheiten ursächlich für Anerkennungsvergessenheit vorhanden sein. Insofern, dass Normen, Denkstile oder Vorurteile nicht mit dem „Faktum vorgängiger Anerkennung [...] zu vereinbaren sind" (Honneth, 2005, S. 72). Honneth geht an dieser Stelle noch weiter und schlägt vor, dass hier nicht mehr von „Vergessen" die Rede sein sollte, sondern von „Leugnung" oder „Abwehr" (vgl. Honneth, 2005, S. 72), denn

---

[6] Honneth (2005) nutzt neben „Verdinglichung" auch den Begriff der „Anerkennungsvergessenheit" (S. 71).

[7] Honneth zieht hier als Beispiel ein Spiel heran, während dessen einer der Spieler den Sieg dermaßen ehrgeizig anstrebt, dass er gleichsam vergisst, dass der Mitspieler sein bester Freund ist (vgl. Honneth, 2005, S. 71).

es handele sich hierbei um eine „nachträgliche Leugnung der Anerkennung um […] eines Stereotyps willen" (Honneth, 2005, S. 72), also um die „Übernahme einer spezifischen Weltsicht oder Ideologie. […] Die Kraft der Verleugnung geht [folglich] von den Gehalten einer spezifischen Ideologie aus" (Honneth, 2005, S. 100). Dabei macht Honneth darauf aufmerksam, dass gesellschaftliche Mechanismen die Anerkennungsvergessenheit fördern dies „systematisch ermöglichen und verstetigen" können (Honneth, 2005, S. 99).

Neben der Verdinglichung anderer Menschen, der Umwelt (auf diese Form soll hier nicht näher eingegangen werden), können Subjekte sich auch selbst verdinglichen (Selbstverdinglichung), also die der eigenen Person zugestandene Anerkennung vergessen. Die Bejahung zur eigenen Person geht dabei verloren. Das Subjekt verliert somit die Fähigkeit, „daß [sic!] es die eigenen psychischen Erlebnisse für wert hält [sic!], aktiv erschlossen und artikuliert zu werden" (Honneth, 2005, S. 89). Dies kann u. a. auch dann geschehen, wenn Anerkennung von anderen ausgeprägt und dauerhaft missachtet bzw. entzogen wird. Ein weiterer Faktor, der zu Selbstverdinglichung führt, vermutet Honneth in Institutionen, die Subjekte dazu nötigen „bestimmte Empfindungen bloß vorzutäuschen oder abschlusshaft [sic!] zu fixieren" (Honneth, 2005, S. 105). Also Faktoren, die im sozialen Miteinander dazu führen die eigene Identität zu verbergen und somit die Anerkennungswürdigkeit seines Selbst zu leugnen. Selbstverdinglichung hat, so kann durchaus behauptet werden, gravierende Auswirkungen für die betroffenen Individuen zur Folge.

# Minderheitenstress von LSBT*I

6

Als „Angehörige [einer] stigmatisierten sozialen Gruppe [und] auf Grund ihrer Minderheitenposition" (Steffens, 2010, S. 14) sind nicht-heteronormative Personen Minderheitenstress ausgeliefert. Dieser ist als chronisch anzusehen, da er von gesellschaftlichen Normen abhängt, welche nicht innerhalb kürzester Zeit änderbar sind (ausschließlich – nach Butler – subversiv), da sie über Jahrhunderte entstanden und somit fester Bestandteil des Wertesystems der Menschen innerhalb einer Gesellschaft (vgl. Abb. 6.1 (a)) geworden sind. Der Minderheitenstatus (vgl. Abb. 6.1 (b)) ist durch soziale Prozesse sowie Institutionen begründet und kann dementsprechend nicht durch die einzelnen betroffenen Personen beeinflusst werden. Zugleich ist Minderheitenstress stets einzigartig, denn individuelle Stressoren, die durch die Minderheitenposition bedingt sind, treten zu allgemeinen Stressoren, die jeder Mensch erlebt (vgl. Abb. 6.1 (c)), hinzu (vgl. Meyer, 2003, S. 677). Zu den beschriebenen extrinsischen Stressoren addieren sich weitere intrinsische Stressoren (z. B. Ängste) hinzu. Daraus resultiert, dass externe Stressoren nicht vorhanden sein müssen, um Stress ausgesetzt zu sein bzw. subjektiv zu empfinden, denn „stressig kann es schon sein, in Erwartung solcher Ereignisse zu leben" (Steffens, 2010, S. 14). Meyer beschreibt diese verschiedenen Stressoren bei Mitgliedern einer Minderheitengruppe als Kontinuum. Distale (extrinsische) Stressoren betreffen objektive Ereignisse und Bedingungen (Abb. 6.1 (d)), proximale (intrinsische) Stressoren hingegen betreffen die subjektiven Wahrnehmungen und Einschätzungen Einzelner (Abb. 6.1 (f)) (vgl. Meyer, 2003, S. 678; ders., 2015, S. 209 f.). Zusammengefasst resultiert Minderheitenstress bei Personen mit nicht-heteronormativer sexueller Identität aus

© Der/die Autor(en), exklusiv lizenziert an Springer Fachmedien Wiesbaden GmbH, ein Teil von Springer Nature 2024
K. Kürsten, *Stonewall kommt in die Jahre*, Vallendarer Schriften der Pflegewissenschaft 15, https://doi.org/10.1007/978-3-658-43662-9_6

folgenden vier Faktoren (vgl. Flentje, Heck, Brennan & Meyer, 2020, S. 674; Frost, Lehavot & Meyer, 2015, S. 1; Meyer, 1995, S. 51[1]; ders., 2003, S. 674):

1. Erwartung von Zurückweisung und Diskriminierung
2. Internalisierte LSBT*I-Negativität
3. Erlebte Vorurteile (Diskriminierung und physische/psychische Gewalt)
4. Verschweigen oder unterdrücken der eigenen sexuellen und/oder geschlechtlichen Identität

In Erweiterung für Personen mit nicht-heterosexueller geschlechtlicher Identität ergänzt Meyer (2015, S. 209) sein Modell um einen weiteren Faktor, der sowohl distal als auch proximal ist (vgl. Abb. 6.1 (f) & (d)):

5. Die Erwartung einer falschen oder die tatsächlich falsche Bestätigung des Geschlechts in formellen und informellen sozialen Interaktionen

Die langfristigen Auswirkungen des Minderheitenstress auf die körperliche und seelische Gesundheit der betroffenen Personen können sehr unterschiedlich ausfallen (vgl. Abb. 6.1 (i)). Allgemein lässt sich jedoch festhalten, dass LSBT*I aufgrund des lebenslangen sozialen Stress bedingt durch Vorurteile und Stigmatisierung ein höheres Risiko haben zu erkranken als heteronormative Menschen (vgl. Frost et al., 2015, S. 1). Im Vergleich zur heteronormativen Vergleichsgruppe kommt es bspw. bei lesbischen Frauen und MSM[2] aufgrund der seelischen Belastung zu einem erhöhten Konsum von Rauschmitteln bzw. der Abhängigkeit von diesen[3], auch eine erhöhte Suizidrate ist festzustellen (vgl. Pöge et al., 2020, S. 13 ff.) (vgl. dazu weiterführend Kapitel 8).

Allerdings ist ebenso festzustellen, dass Betroffene Bewältigungsstrategien (vgl. Abb. 6.1 (h)) entwickeln, die vor den gesundheitlichen Folgen schützen können, wobei Meyer (1995) feststellt, dass hierbei meist im Grunde von

---

[1] In dieser Studie beschäftigt sich Meyer zunächst zwar ausschließlich mit der Realität schwuler Männer, die Mechanismen, so nahm er an, seien jedoch auf Gruppen von Minderheiten jeglicher Art – wenn auch mit wohlbedachten Einschränkungen – übertragbar (vgl. Meyer, 1995, S. 52).

[2] MSM = Männer, die Sex mit Männern haben.

[3] Die Lebenszeitprävalenz liegt bei lesbischen Frauen bei 25,6 % (Odds Ratio 3,43; 95 %-KI 1,60 – 7,33), jedoch nur bei 7,1 % bei heterosexuellen Cis-Frauen (vgl. Pöge et al., 2020, S. 13).

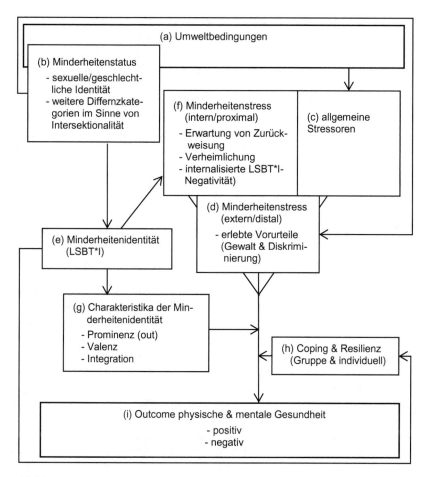

**Abbildung 6.1** Minderheitenstress bei LSBT*I (eigene Darstellung modifiziert nach Meyer, 2003 & 2015)

„Gruppen-Coping" gesprochen werden kann. Die Bewältigungsstrategien können hierbei z. B. sein, dass von entsprechenden Interessengruppen (ob nun von LSBT*I-Personen oder heteronormativen Menschen initiiert) Möglichkeiten sozialer Unterstützung offeriert oder vermittelt werden und ein Bejahen sowie Bestätigen der Kultur und Werte der Minderheitengruppe innerhalb der „Coping-Gruppe" spürbar vorhanden ist. Denn allein ein generelles Zugehörigkeitsgefühl zu einer wertschätzenden Gemeinschaft kann zur Verbesserung der individuellen Situation und dem Abmildern der Auswirkungen von Minderheitenstress führen. Um mit Honneth zu sprechen: den Betroffenen wird hier die Anerkennung zuteil, die ihnen zuvor entzogen wurde und somit Selbstvertrauen, Selbstachtung und Selbstschätzung gestärkt.

In einem 20 Jahre später verfassten Aufsatz differenziert Meyer des Weiteren zwischen Coping und Resilienz. Coping bezieht sich für ihn nun auf die Anstrengungen, die unternommen werden, um sich dem Druck des Stresses anzupassen bzw. sich gegen ihn zu verteidigen. Allerdings ist im Begriff des Coping nicht der Erfolg bei der Bewältigung einbezogen. Resilienz hingegen impliziert die erfolgreiche Anpassung und Verteidigung gegen die Stressoren. Folglich kann sie nur festgestellt werden, wenn diese Stressoren tatsächlich vorliegen. Resilienz spiegelt sich schlussendlich im positiven Outcome im Bereich der individuellen Gesundheit wider. Meyer warnt jedoch eindringlich davor sich zu sehr auf die individuelle Resilienz zu fokussieren, wie es in individualistischen Gesellschaften seiner Ansicht nach allzu leichtfertig geschieht. Denn, wenn jedes Individuum allein für seine Resilienz verantwortlich ist, stiehlt sich die soziale Gemeinschaft gleichsam aus der Verantwortung die einzelnen benachteiligten Personen zu unterstützen, während jedoch nicht allen die gleichen Ressourcen für die individuelle Resilienz zur Verfügung stehen (z. B. sind die ökonomischen Ressourcen ungleich verteilt oder die ungleiche Behandlung unterschiedlicher Ethnizitäten). Somit ist es die Aufgabe der Gemeinschaft den Individuen die (materiellen und immateriellen) Ressourcen zur Verfügung zu stellen, mit denen Individuen den Minderheitenstress bewältigen können. Unter materiell kann bspw. die Bereitstellung einer Hotline oder der Zugang zu einem öffentlichen LSBT*I-Zentrum verstanden werden. Immateriell sind Ressourcen wie z. B. das Neudefinieren von Normen und Werten, was offensichtlich ein sehr hoch gestecktes Ziel ist. Jedoch sind hier Anfänge wie bspw. die zumindest rechtliche Gleichstellung der Ehe zwischen gleichgeschlechtlichen Menschen (in Deutschland) durchaus festzustellen (vgl. Meyer, 2015, S. 210 ff.).

Abbildung 6.1 veranschaulicht deutlich, wie die einzelnen Faktoren des Minderheitenstress von LSBT*I miteinander verwoben sind und sich wechselseitig beeinflussen. Die Überlappung von Kasten (a) und (b) deutet an, dass der Minderheitenstatus ein Teil der von Einzelnen unveränderbaren Umwelt ist. Die Kästen (d), (c) und (f) bilden einen Komplex aus Stressfaktoren, die auf LSBT*I in ihrer Minderheitenposition einwirken. Gemeinsam resultieren aus ihnen die Auswirkungen auf die Gesundheit. Diese können negativ ausfallen, aber auch positiv. Letzteres ist der Fall, wenn Coping und Resilienz (h) einen entsprechenden

Einfluss nehmen. Es ist nur logisch, dass der Minderheitenstatus (b) auf den distalen Minderheitenstress (d) Einfluss nimmt, sind doch die erlebten Vorurteile ein Resultat aus gesellschaftlichen Ressentiments gegenüber der Minderheitengruppe. In den bisherigen Ausführungen haben die Minderheitenidentität (e) und deren Charakteristika (g) noch keine Erwähnung gefunden. Menschen definieren ihre Identität in mehrerlei Hinsicht. Rückt ein Identitätsmerkmal in den Vordergrund, z. B. die sexuelle und/oder geschlechtliche Identität, ist diese prominent. Die damit einhergehende starke Bindung mit diesem Aspekt der eigenen Identität kann zur Folge haben, dass Stressoren, die die Minderheitenidentität beeinflussen, besonders starke emotionale Auswirkungen haben. Gravierend hierbei ist, dass bei Individuen, die einer Minderheit angehören, häufig die Neigung dazu besteht, dass eben jene Identität alle weiteren Identitätsmerkmale dominiert. Die Valenz beschreibt die Wertigkeit, die ein Individuum seiner Minderheitenidentität zuschreibt. Wird die Valenz als negativ wahrgenommen (z. B. in Form von internalisierter LSBT*I-Negativität), so sind gesundheitliche Probleme als Folge keine Seltenheit; wird die Minderheitenidentität positiv bewertet, ergibt sich im Umkehrschluss eine Verbesserung der Selbstakzeptanz und somit eine verringerte Gefahr der psychischen Belastung. Als drittes Charaktermerkmal der Minderheitenidentität ist die Integration zu nennen. Kann die Minderheitenidentität in den Komplex der vielen Identitäten einer Person ausgewogen integriert und somit ein Gleichgewicht hergestellt werden, hat dies einen positiven Einfluss auf den gesundheitlichen Outcome. Berücksichtigt werden muss jedoch auch, dass die Identität als LSBT*I ebenso ein potenzieller Ursprung von emotionaler Stärke ist. Nämlich inwiefern das Identitätsmerkmal dazu führt, dass sich die betreffenden Personen einer Gruppe zugehörig fühlen und soziale Unterstützung erfahren können (vgl. Meyer, 2003, S. 630 f.). In psychologischer Betreuung von Personen, die aufgrund ihrer Minderheitenidentität und den entsprechenden Stressoren starken seelischen Belastungen ausgesetzt sind, spielen die drei genannten Charakteristika eine bedeutende Rolle. Das entsprechende Ziel sollte sein, Prominenz, Valenz und Integration zu einer positiven Bewertung der eigenen „Gesamtidentität" zu kanalisieren.

Zusammenfassend wird aus den Kapiteln 5 und 6 deutlich, dass Kenntnisse über die Mechanismen von Anerkennungsentzug und Minderheitenstress für Pflegende bzw. Anbieter von Alltagsbegleitungen oder sozialen Institutionen, aber auch für Politik sowie für die Sozialgemeinschaft von großer Bedeutung sind. Allerdings ist ebenso das Wissen über die zur Verfügung stehenden Optionen, um die Folgen zu bewältigen, grundlegend. Denn nur so können die Betroffenen ein adäquates Angebot für die Alltagsgestaltung gemacht bzw. konzipiert werden.

Ganz besonders trifft dies zu, wenn LSBT*I auf entsprechende Unterstützung von außen angewiesen sind. Sei es nun aufgrund von Alter, Krankheit oder anderen Gründen. Im Folgenden soll nun darauf der Fokus gelegt werden, was gelingendes Alter(n) in den verschiedenen gerontologischen Betrachtungsweisen definiert und welche Implikationen sich aus den in den vorangegangenen Ausführungen in Bezug auf LSBT*I dahingehend ergeben.

# Gelingend(es) Alter(n)

7

Einführend soll lediglich ein kurzer Überblick über die bisher gängigen und daher bekannten, allerdings ausschließlich heteronormativen Alter(n)stheorien erfolgen. Der Mangel einer Differenzierung führt bisher dazu, dass die notwendige Betrachtung verschiedener weiterer Einflussfaktoren nicht im ausreichenden Maß erbracht wird. Explizite theoretische Auseinandersetzungen für nicht-heteronormative Gruppen sind bisher in recht beschränkter Zahl vorhanden bzw. begrenzen sich auf andere Minderheitengruppen wie das durchaus promiente Beispiel der türkischstämmigen Gastarbeiter:innen, die momentan für die Gerontologie an Bedeutung gewinnen. Theorien zum gelingenden Alter(n) von queeren Menschen finden sich in der deutschen Mainstream-Gerontologie bisher nicht, allerdings werden Grundlagen dazu im Rahmen der Kritischen Gerontologie gelegt, die „sich seit den 1970er-Jahren insbesondere in den USA akademisch institutionalisierte" (Höppner, Wanka & Mazzola, 2022, S. 254). Hierauf wird im Abschnitt 7.4 näher eingegangen werden.

## 7.1 Konventionelle Alter(n)stheorien

Neben den im Folgenden genannten Autor:innen wären sicherlich noch weitere zu nennen, sie sollen hier jedoch als Repräsentant:innen ihrer jeweiligen Perspektive dienen. Denn sie prägten maßgeblich unterschiedliche Theorien, wie ein Mensch soziologisch betrachtet erfolgreich altert.

Cumming und Henry (1961) gehen in ihrer Alterstheorie – der Disengagement-Theorie – davon aus, dass mit der wachsenden Zahl an Lebensjahren unweigerlich ein fortschreitender Rückzug aus dem gesellschaftlichen

K. Kürsten, *Stonewall kommt in die Jahre*, Vallendarer Schriften der Pflegewissenschaft 15, https://doi.org/10.1007/978-3-658-43662-9_7

Leben erfolgt. Dies gehe jedoch nicht ausschließlich von den alternden Menschen, sondern auch von der Gesellschaft aus. Beide Parteien sähen dies als
natürlich gegeben an und dies führe zu allgemeiner Zufriedenheit (vgl. Mietzel,
2014, S. 68). Als Gegenpol zur Disengagement-Theorie kann die Aktivitätstheo-
rie angesehen werden. Havighurst (1961; 1963) beschreibt, dass Altern bedeutet,
dass das Verhalten und die Aktivitäten des mittleren Alters so lange wie möglich
ausgeübt werden. Verluste, wie z. B. der Arbeitsplatz, werden mit alternativen
Beschäftigungen – z. B. Hobbys – ausgeglichen. Beide Theorien gehen von der
Grundannahme aus, dass alle Menschen die jeweiligen Erwartungen der Gesellschaft, nämlich je nach Theorie entweder Rückzug oder Aktivität, erfüllen und
lassen somit die Individualität der einzelnen Personen gänzlich außen vor. Diese
berücksichtigt Atchley (1971; 1989) mit der Kontinuitätstheorie, die besagt, dass
Menschen auch im mittleren und höheren Alter die eigenen Gewohnheiten aus
dem jungen Erwachsenenalter beibehalten. Wenn eine Person sehr aktiv und
engagiert war, wird sie dies im Alter beibehalten. Bei Menschen, die eher zurückgezogen lebten, wird sich dies im Alter nicht ändern. Hierin liegt der Unterschied
zu der Annahme Havighursts. Zusätzlich ist es von großer Bedeutung, dass Atchley Kontinuität nicht als das Fehlen von Veränderungen definiert. Er beschreibt
die Kontinuität als eine Beständigkeit von stimmigen Mustern im Laufe der Zeit,
wozu beispielsweise auch zählen kann, dass eine Person ihr Leben im fortwäh-
renden Wandel lebt (manch einer würde dies als „unstet", andere wiederum als
„flexibel" bezeichnen). Wenn dies gegeben ist, entsteht eine über alle Lebens-
phasen eines Erwachsenen hinweg andauernde Kontinuität (vgl. Atchley, 1989,
S. 184).

## 7.2    Erfolgreiches Alter(n)

Zwar beinhalten die genannten Theorien das erfolgreiche Alter(n) bzw. die Voraussetzungen dafür, doch bleiben sie allgemein und sehen von einer detaillierten
Betrachtung einzelner Faktoren weitestgehend ab. Rowe und Kahn (1997) kriti-
sierten zunächst, wie zuvor bereits Atchley, dass die Individualität der Personen
im Rahmen von Alterstheorien häufig keine Rolle spielte. Sie nennen drei Bau-
steine, die das erfolgreiche Altern eines Menschen hauptsächlich definieren: (1)
Vermeidung von Krankheit und Behinderung (2) eine hohe kognitive und körperliche Leistungsfähigkeit und (3) die aktive Teilnahme am gesellschaftlichen
Leben (S. 433). Dieses Denkmodell wird auch heute noch häufig verwendet,
bleibt in dieser Ursprungsfassung jedoch weiterhin undifferenziert. Eine Vielzahl
von weiteren Faktoren werden in der Forschung diskutiert, die hier nicht alle im

Detail besprochen werden können.[1] Eine nach Ansicht der Verfasserin anschau-
liche Zusammenfassung bietet Fernández-Ballesteros (2019), der im Folgenden
neben einer weiteren Modifikation durch Urtamo, Jyväkorpi und Strandberg
(2019) kurz vorgestellt wird.

## 7.3  Dimensionen gelingenden Alter(n)s

Fernández-Ballesteros (2019) definiert zunächst vier Dimensionen für gelingendes Alter(n): (1) Gesundheit und Aktivitäten des gesellschaftlichen Lebens, (2)
hohe physische und kognitive Funktionalität, (3) Einfluss und Kontrolle sowie
(4) soziale Teilhabe und Engagement. Aus diesen vier Komponenten entwickelt
er eine überschaubare graphische Darstellung:

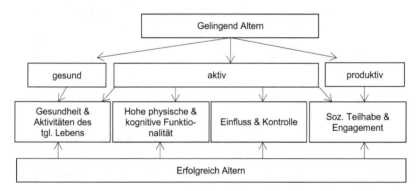

**Abbildung 7.1**  4-Dimensionen-Modell gelingenden Alters (eigene Darstellung nach
Fernández-Ballesteros, 2019)

Urtamo et al. (2019, S. 359 ff.) differenzieren die Dimensionen nun aus, um
erfolgreiches und gelingendes Altern detaillierter abbilden zu können. Es werden
fünf Dimensionen herausgearbeitet: (1) Gesundheit und Aktivitäten des täglichen
Lebens (2) physische Funktionalität (3) kognitive Funktionalität (4) psychisch
gut angepasst und (5) aktiv am Leben beteiligt. Es fällt auf, dass die Dimension „Einfluss und Kontrolle" entfällt und in „psychisch gut angepasst" aufgeht.

---

[1] Eine übersichtliche Zusammenstellung der einzelnen Definitionen von „successful aging"
aus den unterschiedlichsten wissenschaftlichen Disziplinen (z. B. Psychologie, Soziologie
und Biomedizin) findet sich bei Fernández-Ballesteros (2019, S. 10 ff.).

Deutlich differenzierter wird die Unterscheidung zwischen subjektivem Empfinden und objektiver Realität in die graphische Darstellung eingearbeitet, womit
verdeutlicht wird, dass alle weiteren Faktoren entsprechend nicht verallgemeiner-
bar, sondern äußerst individuell sind. Ebenso wird eine Differenzierung zwischen
psychosozialen Faktoren und biomedizinischen Aspekten vorgenommen, was in
Fernández-Ballesteros Darstellung (s. Abb. 7.1) gänzlich entfällt.

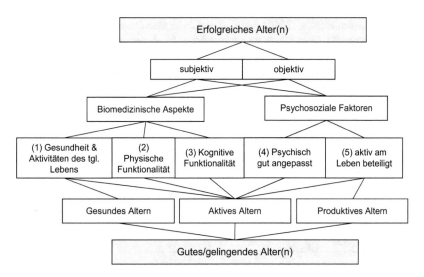

**Abbildung 7.2**   Die Dimensionen guten & gelingenden Alter(n)s (eigene Darstellung nach
Urtamo, Jyväkorpi & Strandberg, 2019)

Die angesprochenen fünf Dimensionen münden nach Urtamo et al. mit
unterschiedlichem Anteil in drei Formen des Alterns[2]: gesundes Altern, aktives Altern und produktives Altern, welche schlussendlich ein gutes/gelingendes
Altern – ebenso wie bei Fernándes-Ballesteros – definieren.

---

[2] Zwei Dimensionen stechen hervor, da sie jeweils auf zwei Formen des Alterns Einfluss
nehmen. Der biomedizinische Aspekt „(1) Gesundheit & Aktivitäten des tgl. Lebens" hat
Einfluss auf das gesunde Altern und das aktive Altern. Auf letzteres hat der psychosoziale
Faktor „(5) aktiv am Leben beteiligt" ebenso Einfluss wie auf das produktive Altern. Hiermit
folgen Urtamo et al. in den Grundzügen den Ausführungen Fernández-Ballesteros.

Nun stellt sich jedoch weiterhin die Frage, inwiefern ein Stigma, welches eine Minderheitengruppe teilt – im vorliegenden Fall die nicht-heteronormative sexuelle und/oder geschlechtliche Identität mit allen bereits hinlänglich erläuterten Konsequenzen – einen Einfluss auf gelingendes Alter(n) hat bzw. an welchen Punkten sich Unterschiede und Gefahren ergeben, die gelingendes Alter(n) erschweren oder möglicherweise gar unterbinden können und welche Maßnahmen dazu dienen, um dies zu verhindern. Grundlegende Antworten bietet eine Strömung der Kritischen Gerontologie.

## 7.4 Das Alter(n)sbild im Sinne der Kritischen Gerontologie

Man kann aktuell nicht von einer allumfassenden Definition für die Kritische Gerontologie ausgehen. Stattdessen haben sich verschiedenste Ansätze herausgebildet, denen allerdings gemeinsam ist, dass Alter(n) nicht ausschließlich als jeweils individueller Prozess verstanden wird, sondern immer im gesellschaftlichen Rahmen und den gegebenen Bedingungen, betrachtet werden muss. Hiermit wird bereits der eklatante Unterschied zu den zuvor beschriebenen Alter(n)stheorien deutlich, denn diese berücksichtigen den gesellschaftlichen Kontext der Personengruppe in keiner Weise oder nur in Ansätzen bzw. inkludieren diese Aspekte in Dimensionen wie z. B. „aktiv am Leben beteiligt" (vgl. Abb. 7.2). Dieser Ausschluss von elementaren Lebenssituationen, in denen Menschen sich befinden, bedingt sozusagen eine Vernachlässigung der sozialen Realität.

Die Kritische Gerontologie hingegen analysiert nun grundlegend, „inwiefern [sich] ältere Menschen in einem bestimmten Kontext (Gruppen, Organisationen) [...] in einer benachteiligten Lebenssituation befinden, keine soziale Partizipation aufweisen bzw. an politischen Entscheidungsprozessen teilnehmen können. Es geht um eine Visibilisierung von sozialer Ungleichheit und Exklusion" (Amann & Kolland, 2018, 18 f.) sowie „die Anerkennung und Verortung der widersprüchlichen Eigenarten des Alters" (Schroeter, 2021, S. 23). Van Dyk (2020) präpariert vier Herausforderungen heraus, auf die die Kritische Gerontologie reagiert (S. 69):

1. Veränderungen von ökonomischen, sozialen und politischen Lebenswirklichkeiten in einer sich wandelnden kapitalistischen Gesellschaft.
2. Die zunehmende Akzentuierung von Individualisierung und Forderung nach Flexibilität einzelner Personen.

3. Der Wissens- und Bedeutungszuwachs von „feministischen, kultursoziologi-
schen und interpretativen Analysen" (Van Dyk, 2020, S. 69).
4. Die quantitativ orientierte Mainstream-Gerontologie, die bis dato die Diskussion bestimmt. Diese ist zwar anwendungsfreundlich, vermag allerdings die
gegebene Vielfalt des sozialen Miteinanders nicht ausreichend abzubilden.

Auf dieser gemeinsamen Basis haben sich verschiedene Ansätze der Kritischen
Gerontologie entwickelt, die eine jeweils andere Schwerpunktsetzung innehaben.
Hier sind beispielsweise die Humanistische Gerontologie, die Narrative Geronto-
logie und die foucaultsche Gerontologie zu nennen. An dieser Stelle muss sich
jedoch auf einen weiteren Ansatz fokussiert werden, da dieser für die vorliegende
Forschungsarbeit von Bedeutung ist: die feministisch-intersektionale Perspektive.

**Feministisch-intersektionale Gerontologie**
Der feministisch-intersektionale Ansatz kombiniert nun das in Kapitel 4 dargelegte Ziel aller Feminismen (zusammengefasst: Beseitigung aller Ungleichheiten
bzw. Ungleichheitsmechanismen) mit einer intersektionalen Betrachtungsweise
vom Alter(n). Intersektionalität[3] beschreibt „das Zusammenwirken von Differenzkategorien [...] um die Verwobenheit unterschiedlicher Diskriminierungsformen
[bzgl. einer Person oder Gruppe, Anm. KK] zu erfassen" (Richter, 2020, S. 205).
Ursprünglich wurde von den drei Differenzkategorien Geschlecht, Ethnizität
(Race) und Klasse ausgegangen. Allerdings betont Richter, dass die Kategorien
nicht unumstößlich festgelegt werden können und immer im Zusammenhang mit
der beforschten Personengruppe zu denken sind (vgl. Richter, 2020, S. 205). Für
die vorliegende Forschungsarbeit kommen somit weitere Differenzkategorien zum
Tragen.
    Zum einen das Alter(n). Alter(n) wird in der Gesamtgesellschaft mehrheit-
lich als negativ konnotierter Prozess oder Lebensabschnitt wahrgenommen, was
in Altersdiskriminierung bzw. -stereotypisierung mündet. Das Ideal von jungen und dynamischen Menschen ist allgegenwärtig[4], während Personen nach
dem Erwerbsleben häufig als unproduktiv und somit als „Last" empfunden werden. Zum anderen die weitere Differenzkategorie der nicht-heteronormativen

---

[3] Engl. „intersection": Kreuzung, Schnittpunkt.
[4] Man denke nur an die Vermarktung von Anti-Ageing-Produkten der Kosmetikindustrie.

sexuelle Identität[5], die, wie hinlänglich dargelegt wurde, ebenfalls zu Diskriminierung führt (vgl. hierzu auch Lottmann, 2020, S. 216). Mit der Frage, wie die nun insgesamt fünf Differenzkategorien bei LSBT*I zusammenwirken und welche Konsequenzen sich daraus für ein gelingendes Alter(n) ergeben, wird die eingangs formulierte Forschungsfrage erneut aufgeworfen, die im Folgenden mittels der recherchierten Literatur und darauffolgend anhand der eigenen Empirie beantwortet werden wird.

---

[5] Die nicht-heteronormative geschlechtliche Identität kann nach Ansicht der Autorin als Präzisierung der Ungleichheitskategorie „Geschlecht" angesehen werden.

# Teil III
# Methode

# Einblick in die Literaturrecherche und aktuelle Forschungslage

Bei der Erstellung der vorherigen Qualifikationsarbeit der Autorin (Kürsten, 2018) zeigte sich, dass die Forschungslage bzgl. der Lebenslagen von homosexuellen „jungen Alten" recht übersichtlich war. Dies galt insbesondere für den deutschsprachigen Raum. Daran hat sich in den darauffolgenden Jahren nur wenig geändert. Die Literaturrecherche für die aktuelle Forschung wurde initial im Frühsommer 2020 durchgeführt, allerdings lag damals der Fokus auf der pflegerischen Versorgung in Einrichtungen der stationären Langzeitpflege. Die Änderung der thematischen Ausrichtung bedingte eine erneute systematische Recherche. Diese fand zunächst zum Jahresbeginn 2021 in den Datenbanken CINAHL Complete, PubPsych, APA PsycInfo, SocINDEX und LIVIVO statt und erbrachte die Erkenntnis, dass die Literaturlage hierzu noch dezimierter ist. Eine erneute Recherche erfolgte im Sommer 2022, wobei nach Überschrift- und Abstractscreening nur eine weitere Studie ermittelt werden konnte, welche sich jedoch nach Sichtung des Volltextes als ungeeignet herausstellte und somit ausgeschlossen werden musste.[1] Hinzu kam ein Teil der genutzten Literatur aus der vorherigen Forschungsarbeit sowie Quellen, die mittels Schneeballverfahren und dem Hinweis eines Experten ermittelt wurden. Die detaillierte Darstellung des Rechercheprozesses findet sich in im Anhang. Anzumerken ist, dass eine Studie berücksichtigt wurde, obwohl sie nicht dem als Suchkriterium definierten Veröffentlichungszeitraum (2015–2022) entspricht. Dennoch wurden Fredriksen-Goldsen et al. (2011) eingeschlossen, da nach Ansicht der Verfasserin diese

---

[1] Die restlichen Neuerscheinungen beziehen sich auf die verschärfte Problematik von Vereinsamung von LSBT*I (altersunabhängig) während der Covid-19-Pandemie.

K. Kürsten, *Stonewall kommt in die Jahre*, Vallendarer Schriften der Pflegewissenschaft 15, https://doi.org/10.1007/978-3-658-43662-9_8

Studie mit ihrer breiten Datenbasis[2] unabdingbar als Grundlage für die wissenschaftliche Auseinandersetzung mit dem Alter(n) von nicht-heteronormativen Menschen ist und die Inhalte bisher wenig an Relevanz verloren haben. Auch wenn aktuellere Studien mancherorts kleinere Abweichungen aufzeigen, die an gegebener Stelle nicht verschwiegen werden sollen.

Im Anschluss werden die eingeschlossenen Studien tabellarisch aufgeführt und anschließend wird eine Zusammenfassung der aktuellen Forschungslage erfolgen (Tabelle 8.1).

Im Folgenden werden die in den Studien untersuchten Inhalte hinsichtlich verschiedener Aspekte, die gelingendes Alter(n) bedingen können, aufgeführt. Zunächst wird offengelegt, dass eine einfache Antwort auf „Was ist erfolgreiches/gelingendes Alter(n)" nicht geben kann, denn dafür sind unterschiedlichste Faktoren verantwortlich, die darauffolgend dargelegt werden. Dabei tut sich eine Vielfalt von Kriterien auf, die zunächst verwundern mögen.

Es bedarf zunächst keiner wissenschaftlichen Analysen, um bereits am Titel der ausgewählten Studien festzustellen, dass sich lediglich zwei explizit mit dem sogenannten „Successful Ageing" auseinandersetzen. Alle weiteren Studien vermeiden die Begrifflichkeit, wohl auch aus dem Grund heraus, dass kein Vorschlag einer Definition des erfolgreichen Alter(n)s gemacht wird. Caceres und Frank (2016) bieten ein Konzept an, das erfolgreiches Alter(n) als subjektiv und multifaktoriell beschreibt, welches auf der Unterstützung der Herkunfts- und Wahlfamilie, der Möglichkeit auf lesbisch-, schwul- und bi-freundliche Dienstleistungsangebote zuzugreifen und der Entwicklung von Krisenbewältigungskompetenzen, die sich auf die individuellen Alterserfahrungen auswirken, beruht. Die Autoren beschreiben drei Konsequenzen erfolgreichen Alter(n)s, die sich gleichsam als Symptome realisieren: soziales Engagement, Optimismus und Resilienz.[3] Mit Bezug zur vorliegenden Forschungsarbeit muss betont werden, dass Caceres und Frank ausschließlich die sexuellen Identitäten lesbisch, schwul und bisexuell in ihre Forschung einschlossen.[4] Zusätzlich wird bei genauerer

---

[2] Die Studie war das erste nationale, staatlich finanzierte Projekt zur Untersuchung von LSBT-Alter(n) und Gesundheit in den USA.

[3] Fredriksen-Goldsen, Kim, Shiu, Goldsen und Emlet (2015) geben allgemein zu bedenken, dass das Konzept der Resilienz als Bezugsrahmen für eine zukünftige Festlegung für ein gelingendes Alter(n) von LSBT in Betracht kommen könnte.

[4] Hier tut sich bereits ein gravierendes Problem der Literaturanalyse auf, das deutliche Auswirkungen auf die weitere Forschung hat. Es existieren keine Studien, die das gelingende Alter(n) von Trans*- und Interpersonen explizit untersuchen. Zwar werden Trans*-Personen häufig in den Titeln der Studien mittels des griffigen englischen Akronyms LGBT impliziert

**Tabelle 8.1**   Eingeschlossene Studien nach systematischer Literaturrecherche

| Autor:in(nen)/ Jahr | Fragestellung/Hypothese, Design | Stichprobe/Setting | Datenerhebungs- & Analysemethode | Ergebnisse |
|---|---|---|---|---|
| AARP (2020) [The American Association of Retired Persons] | • Reine Datenerhebung zu älteren LSBT, ohne zu beantwortende Fragestellung oder zu testende Hypothese  Quantitativer Querschnitt | • Onlineumfrage von CMI (Community Marketing & Insights) im Auftrag von AARP <br> • Nutzung CMI-eigenes LSBT-Forschungspanel <br> • Einladung via E-Mail <br> • Feldphase: 27.10.–12.11.2017 <br> • LSBT ≥ 45 Jahre <br> • Anreiz zur Teilnahme: Möglichkeit einen 50$-Gutschein oder in bar zu gewinnen <br> • Englisch oder spanisch <br> • n = 1.762 <br> • USA | • Onlineumfrage von CMI (Community Marketing & Insights) im Auftrag von AARP <br> • Keine Analyse/Interpretation, reine Datenerhebung | • Schwule haben ein höheres Risiko zu vereinsamen als Lesben <br> • 42 % der Cis-Lesben sowie 62 % der bisexuellen Cis-Frauen und -Männer haben Kinder. Jeweils ca. 20 % Enkelkinder. <br> • 92 % TN gaben an ein großes soziales Netzwerk zu haben, aber ein relativ geringer Anteil davon bezogen auf Herkunftsfamilie (hier Trans*-TN am geringsten: 47 %) <br> • 76 % TN leben in suburbanen Räumen oder größer, 83 % gaben an, in einem LSBT-freundlichen Sozialraum zu leben <br> • Diejenigen, die in kleineren Städten oder ländlichen Regionen leben, haben einen erschwerten Zugang zu LSBT-spezifischen Dienstleistungen z. B. Gesundheitszentren <br> • Zwar sind 84 % der TN zufrieden mit der Gesundheitsversorgung, aber 52 % haben Angst vor Vorurteilen und Diskriminierung, 57 % haben Bedenken, dass Anbieter von Dienstleistungen im Gesundheitswesen nicht sensibel mit den Bedürfnissen von LSBT umgehen. <br> • Die größten Bedenken bzgl. des Alters bestehen hinsichtlich der stationären Langzeitpflege und der sozialen Unterstützung (LSBT-spezifisch) <br> • Personen mit nicht-heteronormativem gender haben eine größere Angst vor Diskriminierung, ein sehr großer Anteil hat Bedenken bzgl. des Zuganges und der Qualität der Gesundheitsversorgung im Alter, 70 % befürchten ihre gender-Identität in Langzeitpflegeeinrichtungen verbergen zu müssen. |

(Fortsetzung)

**Tabelle 8.1** (Fortsetzung)

| Autor:in(nen)/ Jahr | Fragestellung/Hypothese, Design | Stichprobe/Setting | Datenerhebungs- & Analysemethode | Ergebnisse |
|---|---|---|---|---|
| | | | | • LSBT würden sich sicherer fühlen, wenn: <br> – ambulante und stationäre Anbieter von Pflege bzgl. spezifischen Bedürfnisse geschult wären (88 %) <br> – sie explizite Werbung für LSBT-freundliche Dienstleistung sehen würden (86 %) <br> – sie wüssten, dass die Angestellten selbst LSBT wären (85 %) <br> – sie LSBT-willkommheißende Symbole in Büros, online oder auf Dokumenten fänden (82 %) <br> • 90 % gaben Interesse an LSBT-Wohnanlagen für das Alter an. |
| Bower, Lewis, Bermúdez und Singh (2021) | • „Welchen Einfluss hat das Bedürfnis der nachfolgenden Generation ein Erbe zu hinterlassen bezogen auf die Minderheitengruppe LSBT?" <br> • „Welche Inhalte sind für die TN am bedeutsamsten, um sie der nachfolgenden Generation zu hinterlassen?" <br> Qualitatives Design | • n = 18 <br> a) 12 schwule Cis-Männer <br> b) 4 lesbische Cis-Frauen <br> c) 1 schwuler Transmann <br> d) 1 heterosexuelle Transfrau <br> • 46–76-jährig <br> • Feldzugang: Einladung via Mailverteiler, Flyer, persönliche und berufliche Kontakte, Mundpropaganda in sozialen Netzwerkgruppen (Community) <br> • USA | • Halbstrukturierte Interviews (Dauer bis zu zwei Stunden) <br> • Face-to-face (1 online, 17 persönl-lich) <br> • Lebensgeschichtlicher Zugang <br> • Narrative inquiry <br> • Qualitative Analyse EDV-gestützt (CAQDAS und ATLAS.ti.) | • Drei stigmatisierende soziale Einflüsse haben große Bedeutung für die Teilnehmenden, die sich sowohl negativ als auch positiv auf Generativität und die Fähigkeit ein positives Erbe für die nachfolgende LSBT-Generation zu hinterlassen auswirken: <br> 1. Erfahrungen während der HIV/Aids-Krise <br> 2. Fehlen von positiven Rollenvorbildern <br> 3. Religiöse Verurteilung <br> • Die Erfahrungen beeinflussen unterschiedlich das heutige Verhalten, die Resilienz der Einzelnen im Umgang mit dem kollektiven Trauma und somit das eigene Wohlbefinden im höheren Lebensalter. <br> a) Ein Erbe schaffen (erinnern) <br> b) Rollenvorbilder sein <br> c) Grundlagen für junge LSBT schaffen (z. B. als Mentorin) <br> d) Religiöse Verurteilung in Frage stellen <br> e) Selbstakzeptanz lehren |

(Fortsetzung)

**Tabelle 8.1** (Fortsetzung)

| Autor:in(nen)/ Jahr | Fragestellung/Hypothese, Design | Stichprobe/Setting | Datenerhebungs- & Analysemethode | Ergebnisse |
|---|---|---|---|---|
| Buczak-Stec, König und Hajek (2021) | • Hat die sexuelle Orientierung einen Einfluss darauf, ob LSBT planen bei Bedarf in eine stationäre Langzeitpflegeeinrichtung zu ziehen? <br> • Gibt es Einflussfaktoren, die Einrichtungen „attraktiver" machen? <br> Quantitative Querschnittstudie | • Alter ≥ 40 <br> • Range: 43–90 Jahre (Durchschnitt 60,8 Jahre) <br> • n = 4.645 <br> • 48,8 % Frauen <br> • 7,3 % gehören sexueller Minderheit an <br> • Deutschland | • Daten aus dem Deutschen Alterssurvey aus 2017 (6. Welle der Befragung) <br> • Abhängige Variable: dichotome Beantwortung, ob ein Umzug in eine Pflegeeinrichtung zukünftig geplant sei. <br> • Unabhängige Variable: sexuelle Orientierung (dichotomisiert: heterosexuell oder sexuelle Minderheit) <br> • Für weitere Modellierungen (logistische Regressionen) zusätzliche berücksichtigt: <br>   – Sozioökonomische Variablen <br>   – Psychologische Einflussfaktoren <br>   – Gesundheitsbezogene Einflussfaktoren <br> Nutzung unterschiedlicher Skalen (meist mehrstufige Likert-Skalen) | • 4,9 % der Befragten gaben an, es vorzuziehen im Alter in einer Langzeitpflegeeinrichtung zu leben. <br> • Sexuelle Orientierung ist nicht assoziiert mit der Planung in eine Langzeitpflegeeinrichtung zu ziehen. Es ergibt sich kein signifikanter Unterschied zur heterosexuellen Vergleichsgruppe. <br> • In eine Langzeitpflegeeinrichtung zu ziehen ist signifikant assoziiert mit den Variablen: Alter (p < 0,01), keine Kinder (p < 0,001), hoher Bildungsgrad (p < 0,05), hohes Einsamkeitslevel (p < 0,05), schlechte physische Gesundheit (p < 0,05). <br> • Ergebnisse für Forschende überraschend, vermuten, dass eine zunehmende gesellschaftliche Toleranz für die Reduktion von Ängsten ausschlaggebend sein könnte. |

(Fortsetzung)

**Tabelle 8.1** (Fortsetzung)

| Autor:in(nen)/ Jahr | Fragestellung/Hypothese, Design | Stichprobe/Setting | Datenerhebungs- & Analysemethode | Ergebnisse |
|---|---|---|---|---|
| Caceres und Frank (2016) | • Was sind die Grundlagen, die Eigenschaften und die Ergebnisse erfolgreichen Alterns von LSB?<br><br>Systematic Review | • n = 20 Studien (Ausschluss von 71 Studien nach Abstractscreening)<br>• Anzahl der Studien nach Disziplin: 2 Pflegewissenschaft (Nursing), 5 Soziologie, 1 Gender- und Sexualwissenschaft, 1 Gerontologie, 1 Psychologie, 10 Soziale Arbeit<br>• Datenbanken: PubMed, CINAHL, PsycInfo, EMBASE, Cochrane Library, Scopus<br>• Veröffentlichung: 01/ 2004–03/2014), englisch, peer reviewed<br>• Berücksichtigen Studien, die folgende Stichproben auswiesen: TN haben eine Selbstidentifikation als LSB und sind ≥ 50 Jahre alt.<br>• Studien aus: Australien, Irland, Niederlande, Neuseeland, Großbritannien & USA | • Überprüfung der Güte mittels Crowe's Critical Appraisal Tool (CCAT)<br>• Bildung eines Konzeptes nach Rodgers „evolutionary concept analysis" | • Eigenschaften erfolgreichen Alterns LSB:<br>  a) Untersützung durch Herkunfts- oder Wahlfamilie<br>  b) Zugang zu LSB-freundlichen Dienstleistungen (u. a. Pflege, Gesundheitswesen)<br>  c) Kompetenz der Krisenbewältigung<br>• Ergebnis des erfolgreichen Alterns:<br>  a) Soziales Engagement<br>  b) Optimismus<br>  c) Resilienz<br>• Die Autoren regen an, dass zukünftig dringlichst ein intersektionaler Zugang zur Erforschung des Themenfeldes gewählt werden sollte. |
| Cummings et al. (2021) | • Welche Überlegungen haben ältere LSBT + über das Altern und über ihre Bedürfnisse in der Gegenwart und Zukunft?<br><br>Qualitatives Design | • Alter ≥ 55<br>• Selbstidentifikation als LSBT +<br>• Feldzugang landesweit: online-Plattformen & E-Mail-Verteiler (Zusendung digitaler Flyer) mehrerer LSBT + Interessenvertretungen | • Fokusgruppen mit halbstrukturierten Interviews (Größe: 2–8 Personen) mit offenen Fragestellungen<br>• Datenerhebung: Herbst 2018<br>• Keine Nutzung von Analysesoftware | • Kategorie 1: Nuancen von sozialen Verbindungen alternder LSBT +<br>  – Prägnant ist das Gefühl der Verbundenheit mit anderen LSBT +<br>  – Angst/Unsicherheit vor/bzgl. Isolation & Einsamkeit im Alter (insbes. bei Personen ohne Herkunftsfamilie)<br>  – Räume und Personen, die alte(rnde) LSBT + unterstützen (spezifische Angebote) |

(Fortsetzung)

**Tabelle 8.1** (Fortsetzung)

| Autor:in(nen)/ Jahr | Fragestellung/Hypothese, Design | Stichprobe/Setting | Datenerhebungs- & Analysemethode | Ergebnisse |
|---|---|---|---|---|
| | | • Feldzugang Bundesstaat: Colleges, LSBT+-freundliche Kirchengemeinden (Flyer, online-Newsletter) & Schneeballverfahren<br>• n = 48<br>• Selbstidentifikation d. sex. Orientierung<br> – 34 Schwule<br> – 12 Lesben<br> – 1 pansexuelle Person<br> – 1 heterosexuelle autogynäphile Person<br>• Selbstidentifikation geschlechtliche Identität<br> – 30 männlich<br> – 12 weiblich<br> – 1 transgender<br> – 1 genderfluid<br> – 1 Person in Transition<br> – 5 o. Angabe<br>• USA | • Zunächst Codierung von 3 Transkripten durch 4 Forschende, anschließend gemeinsamer Vergleich und Konsens auf ein Kategoriensystem. Dieses fand danach Anwendung auf alle Transkripte. Erneuter Abgleich, bei Bedarf Bildung von Subkategorien & weitere Absprachen bei Unklarheiten.<br>• Kommunikative Validierung mit 10 Teilnehmenden (per E-Mail-Kontakt) | • Kategorie 2: Erfahrungen & Erwartungen an die Qualität von Dienstleistungen (u. a. LSBT+-freundliche Mediziner:innen)<br> – Sehr unterschiedlich: von „ausschließlich für LSBT+" bis hin zu „offen für alle"<br> – Frage danach, inwiefern man sich gegenüber den Dienstleistungsanbietenden outet (ebenso große Spannweite)<br> – „Nicht-Diskriminierung" (tolerierte Minderheit) ist nicht ausreichend, erforderlich ist ein gebildetes und integratives Umfeld bei entsprechenden Angeboten.<br> – Angst davor, sich wieder in die Heteronormativität zurückziehen zu müssen (back into the closet)<br>• Kategorie 3: Wohnformen<br> – Notwendigkeit und Bewusstsein dafür, dass es ein Wohnumfeld geben muss, in dem es möglich ist ein authentisches Leben zu führen<br> – Unterstützungsangebote müssen im Einklang stehen mit spezifischen Werten und Wünschen<br> – Auch in Pflegeeinrichtungen als Individuen mit sexuellen Bedürfnissen wahrgenommen werden. Sorgen beziehen sich hier auf andere Bewohner:innen & Personal<br>• Kategorie 4: zwei Seiten der Interessenvertretung<br> – Eigenverantwortung & Unterstützung durch andere<br> – Bürgerliches Engagement & Aktivismus resultierend aus früherem Kampf für eigene Rechte & Anerkennung, bei dem Gefühl eines aktuellen roll-back (Rechte werden wieder beschnitten, politisches Klima erneut reaktionärer) und gleichzeitiger „soziopolitischer" Ermüdung<br> – Bedürfnis nach Unterstützung bei Teilnehmenden unterschiedlich stark ausgeprägt.<br>• Jahrzehntelange institutionalisierte Stigmatisierung & Exklusion sowie individuelle Diskriminierungserfahrungen & Ungleichbehandlungen beeinträchtigen das Wohlbefinden (physisch & psychisch) |

(Fortsetzung)

**Tabelle 8.1** (Fortsetzung)

(Fortsetzung)

| Autor:in(nen)/ Jahr | Fragestellung/Hypothese, Design | Stichprobe/Setting | Datenerhebungs- & Analysemethode | Ergebnisse |
|---|---|---|---|---|
| Czaja et al. (2016) | • Die Sorgen älterer lesbischer und schwuler Menschen in Bezug auf das Älterwerden und den Pflegebedarf explorieren. Mixed-Method | • n = 124<br>• Lesben (n = 32) und Schwule (n = 92)<br>• Alter 50–89 Jahre (M = 65.68)<br>• Feldzugang via örtliche Seniorenzentren, LGBT-Community-Interessenvertretungen und Mund-zu-Mund-Propaganda<br>• TN erhielten $30 für ihre Teilnahme<br>• USA | • Fragebögen vor den Fokusgruppen zur Erhebung sozialdemographischer Daten und Fragen bzgl. Pflege.<br>• 14 Fokusgruppen (6–11 TN), 10 mit schwulen Männern, 4 mit lesbischen Frauen. Semistrukturiert, TN konnten Themen bzgl. ihrer Bedenken selbst einbringen und darüber diskutieren. Die Gruppensituation dauerte ca. 2,5–3 Stunden, es wurde eine Audioaufzeichnung gemacht, sowie schriftliche Notizen.<br>• Fokusgruppen adressierten: (1) Bedenken bzgl. des Alterns in der LSBT-Community (2) Hürden, bei denen Unterstützung und Dienstleistungen erforderlich werden (3) Bedenken bzgl. Pflege (4) benötigte Programme für lesbische und schwule Senioren<br>• Die Fragebogendaten wurden mittels deskriptiver Statistik zusammengefasst.<br>• $\chi^2$-Test zur Erhebung der Unterschiede zwischen Lesben & Schwulen<br>• SPSS Vers. 21<br>• Audiodateien transkribiert<br>• Analyse mittels des konstanten Vergleichens nach Glaser & Strauss, identifizierte Themen wurden zu Kategorien zusammengefasst. Eine zweite Person codierte anschließend, Differenzen wurden besprochen und mittels Konsenses behoben. | • Geäußerte Bedenken für die Zukunft betrafen:<br>  – Finanzielle Unsicherheit<br>  – Mangel an familiärer & sozialer Unterstützung<br>  – Befürchtung, dass niemand für notwendige Pflege zur Verfügung steht<br>  – Diskriminierung, auch im Gesundheitswesen oder im pflegerischen Dienstleistungsbereich<br>• TN gaben zusätzlich an, sich aktuell bereits einsam und verletzlich zu fühlen und dass sie Ressourcen und Unterstützungsprogramme benötigen, insbesondere für lesbische und schwule ältere Erwachsene und für lesbische und schwule Pflegekräfte.<br>• Es gibt Bereiche, in denen Unterstützung und Programme für ältere schwule Männer und lesbische Frauen benötigt werden.<br>• Angehörige der Gesundheitsberufe könnten mehr Schulungen zu den besonderen Bedürfnissen und Anliegen dieser Bevölkerungsgruppe benötigen.<br>• Auffallend: Schwule hatten mehr Ängste bzgl. der familiären Unterstützung (Schwule haben seltener Kinder, als lesbische Frauen), aber Lesben haben eine größere Angst vor Verlust der Partnerin.<br>• Ängste vor Diskriminierungen im Gesundheitswesen führen dazu, dass LSBT seltener zu Vorsorgeuntersuchungen gehen oder sich unregelmäßiger medizinisch betreuen lassen bzw. im Bedarfsfall erst relativ spät (Verweis auf Fredriksen-Goldsen et al. (2011), s. u.) |

**Tabelle 8.1** (Fortsetzung)

| Autor:in(nen)/ Jahr | Fragestellung/Hypothese, Design | Stichprobe/Setting | Datenerhebungs- & Analysemethode | Ergebnisse |
|---|---|---|---|---|
| Erosheva, Kim, Emlet und Fredriksen-Goldsen (2016) | • Hypothese 1: „Hintergrundvariablen" (bspw. Geschlecht, schwul/ lesbisch sein, Einkommen etc.), Familienbeziehungen, geoutet sein, Teilhabe an religiösen Aktivitäten & Dienstleistungsnutzung sind positiv mit der Größe des sozialen Netzwerkes assoziiert. <br> • Hypothese 2: „Hintergrundvariablen" (bspw. Geschlecht, schwul/ lesbisch sein, Einkommen etc.), Familienbeziehungen, geoutet sein, Teilhabe an religiösen Aktivitäten & Dienstleistungsnutzung sind positiv mit der Netzwerkdiversität assoziiert. <br> Quantitative Querschnittstudie | • Feldzugang, Datenerhebungszeitraum & Einschlusskriterien: vgl. Fredriksen-Goldsen et al. (2011) (s. u.) <br> • 2.201 Papier- und 359 online-Fragebögen erfüllten Einschlusskriterien, davon mussten einige aufgrund fehlerhafter Nutzung bei der Regressionsanalyse ausgeschlossen werden: <br> → *Regressionsanalyse zur Netzwerkdiversität:* n = 1.528 <br>   – 435 lesbische Cis-Frauen <br>   – 915 schwule Cis-Männer <br>   – 63 bisexuelle Cis-Frauen & Männer <br>   – 106 Trans-Frauen & -männer <br> → *Stichprobe zu Angaben der Netzwerkgröße:* n = 1.887 <br>   – 529 lesbische Cis-Frauen <br>   – 1.128 schwule Cis-Männer <br>   – 94 bisexuelle Cis-Frauen & Männer <br>   – 136 Transfrauen- & männer <br> • Rücklaufquote 63 % <br> • USA | • Daten von Fredriksen-Goldsen et al. (2011) entnommen (s. u.) <br> • Multiple Regressionsanalyse <br> • Kruskal-Wallistest <br> • Mann–Whitney U Test <br> • (keine Angabe der verwendeten Software) | • Trans*-Personen haben das größte soziale Netzwerk, schwule Cis-Männer das kleinste. Die Netzwerkgröße von lesbischen Cis-Frauen und bisexuellen Cis-Personen nahezu identisch <br> • Bzgl. der Netzwerkdiversität bezogen auf LSBT-Netzwerke ergeben sich statistisch hochsignifikante Unterschiede (Kruskal-Wallistest p < 0,01) zwischen den Gruppen „sexuelle Orientierung" und „Geschlechtsidentität". Dennoch haben Lesben auch eine hochsignifikant höhere Netzwerkdiversität als Schwule (Mann–Whitney U Test p < 0,01). Trans*- & bisexuelle Personen weisen eine hochsignifikant höhere Netzwerkdiversität auf als Lesben und Schwule (Kruskal-Wallistest p < 0,01). <br> • Teilnehmenden >80 haben kleinere Netzwerke als jüngere (signifikant bei p < 0,04) <br> • Die Größe des sozialen Netzwerkes ist positiv assoziiert mit: gender weiblich, Transidentität, in einem Arbeitsverhältnis stehend, „eine:n Partner:in", „ein/ mehrere Kind/er" haben, beim dem:der Nachbar:in out sein, Teilhabe an religiösen Aktivitäten & Nutzung von Dienstleistungen. <br> Die Netzwerkgröße ist negativ assoziiert mit der Armutsgrenze (FPL: federal poverty level) und out sein bei den besten Freunden (!). <br> Es wurde keine Assoziation mit Alter, Bildungsstand, Ethnizität & chronischen Erkrankungen festgestellt. <br> • Netzwerkdiversität ist positiv assoziiert mit: jüngeres Lebensalter, gender weiblich, bisexuell (vs. lesbisch/ schwul), Transidentität, in einem Beschäftigungsverhältnis stehend, out gegenüber Nachbarn und besten Freunden zu sein sowie gesellschaftliches Engagement. Kinder zu haben war positiv assoziiert, eine:n Partner:in zu haben hingegen nicht. <br> Keine Assoziation mit: hohem Lebensalter, Ethnizität, Einkommen, Bildungsstatus & chronischen Erkrankungen. |

(Fortsetzung)

**Tabelle 8.1** (Fortsetzung)

| Autor:in(nen)/ Jahr | Fragestellung/Hypothese, Design | Stichprobe/Setting | Datenerhebungs- & Analysemethode | Ergebnisse |
|---|---|---|---|---|
| Fredriksen-Goldsen et al. (2011) | • Ziel ist ein besseres Verständnis des Alterns & der Gesundheit von älteren LSBT <br>• Welche Risiko- und Schutzfaktoren, wirken sich auf ihr Leben im Alter aus? <br>Quantitative Querschnittstudie | • 1. Phase: Nutzung vorhandener Daten aus Behavioral Risk Factor Surveillance System (BRFSS) <br>• Feldzugang 2. Phase: 11 kommunale Einrichtungen (manche LSBT-spezifisch) versendeten Einladungen und Fragebogen an Mitglieder oder nutzten Mailverteiler <br>• Einschlusskriterien: LSBT-Identität & ≥ 50 Jahre <br>• Datenerhebung 06/2010–11/2010 <br>• 2.201 Papier- und 359 online-Fragebögen erfüllten Einschlusskriterien <br>→ n = 2.560 <br>• USA | 1. Phase <br>• Daten aus BRFSS <br>• $\chi^2$-Test und T-Tests zum Abgleich der soziodemographischen Merkmale von lesbischen & bisexuellen Frauen sowie schwulen & bisexuellen Männern mit der heterosexuellen Vergleichsgruppe. <br>• Prävalenzen für gesundheitsbezogene Indikatoren wurden geschätzt und mittels logistischer Regressionsanalyse mit der sexuellen Orientierung verglichen, wobei Heterosexuelle als Referenzgruppe dienten. <br>• Weitere logistische Regressionsanalysen zur Untersuchung von gesundheitlichen Unterschieden zwischen Lesben & bisexuellen Frauen sowie zwischen schwulen & bisexuellen Männern. Hier wurden Lesben und Schwule jeweils als Referenzgruppen codiert. <br>• Schlüssel Gesundheitsindikatoren im Vgl. zu heterosexuellen Personen konnten ermittelt werden. | • Ältere LSBT haben eine deutlich höhere Quote an körperlichen Beeinträchtigungen als die Heterosexuelle Vergleichsgruppe. Sie haben häufiger psychische Probleme oder legen ein gesundheitliches Risikoverhalten an den Tag (Rauchen, Alkoholkonsum). <br>• Ältere LSBT sind häufiger Single als Heterosexuelle, was zu weniger soz. Unterstützung & Sicherheit im Alter führen kann. LSB haben seltener Kinder als Heterosexuelle. Es besteht die Gefahr (wie bei allen Alleinstehenden) der soz. Isolation, die mit schlechter geistiger & körperlicher Gesundheit, kognitiver Beeinträchtigung, vorzeitiger chronischer Krankheit und Tod in Verbindung gebracht wird. <br>• LSBT haben seltener eine Kernfamilie im klassischen Sinne, weshalb das soziale Netzwerk eine bedeutende Rolle einnimmt. Hier besteht allerdings das Problem der Altershomogenität. <br>• Erfahrene Diskriminierungen & Viktimisierungen können ursächlich für gesundheitliche Probleme im Alter sein. 82 % der TN wurden wegen ihrer sexuellen und/oder geschlechtlichen Identität diskriminiert. Auch in den Bereichen Wohnen und Arbeiten, was sich auf die finanzielle Sicherheit auswirken kann. <br>• 15 % der TN fürchten den Zugang zu Gesundheitsversorgung außerhalb der LSBT-Gemeinschaft, insgesamt besuchen LSBT seltener eine:n Arzt:in oder nutzen Vorsorgeuntersuchungen. 21 % sind gegenüber dem:r Hausärzt:in nicht geoutet (es können somit keine zielgerichteten Informationen zur sexuellen Gesundheit gegeben werden). <br>• Seniorenwohnungen, Transport, Rechtsberatung, soziale Veranstaltungen und Selbsthilfegruppen wurden durchweg als die am meisten benötigten Dienstleistungen angesehen. <br>• Unterstützende Langzeitpflegeeinrichtungen werden als eines der wichtigsten Bedürfnisse angesehen. |

(Fortsetzung)

**Tabelle 8.1**  (Fortsetzung)

| Autor:in(nen)/ Jahr | Fragestellung/Hypothese, Design | Stichprobe/Setting | Datenerhebungs- & Analysemethode | Ergebnisse |
|---|---|---|---|---|
| | | | 2. Phase <br> • Untersuchung zum besseren Verständnis von Risiko- und Schutzfaktoren. <br> • Logistische Regressionsanalysen zur Untersuchung von Gemeinsamkeiten und Unterschieden in den Angaben zwischen den „Gruppen" sexuelle Orientierung und geschlechtliche Identität. <br> • Überprüfung der Assoziation zwischen gesundheitsbezogenen Indikatoren mit gender, Ethnizität, Alter, Einkommen und Bildung mittels $\chi^2$-Test, t-Tests, ANOVAs und linearer oder logistischer Regressionsanalysen. <br> • Keine Angabe der Analysesoftware | |
| Fredriksen-Goldsen, Kim, Shiu, Goldsen und Emlet (2015) | • Hypothese 1: Die physische & mentale Lebensqualität von LSBT unterscheidet sich zwischen den Altersgruppen. <br> • Hypothese 2: <br> Hauptvariablen (vgl. Variablen-Blöcke) sind <br> – unabhängig von Alter und Hintergrund-Merkmalen <br> – mit physischer & mentaler Lebensqualität von LSBT signifikant assoziiert. | • Feldzugang, Datenerhebungszeitraum & Einschlusskriterien: vgl. Fredriksen-Goldsen et al. (2011) (s. o.) <br> • Zunächst n = 2.560 (s. o.) <br> • Es wurden 97 Fragebögen ausgeschlossen (Trans*-Personen mit heterosexueller Selbstidentifikation) | • Feldzugang & Daten von Fredriksen-Goldsen et al. (2011) → nutzen gleiche Daten, allerdings Analyse mit anderem Schwerpunkt <br> • Zwei zu testende „Variablen-Blöcke": <br> 1. Outcome-Variablen (Physische und psychische Lebensqualität) | • Hypothese 1: bestätigt; die gesundheitsbezogene (physische wie psychische) Lebensqualität unterscheidet sich zwischen den Altersgruppen. Je jünger die Gruppe, desto besser ist die psychische und physische Lebensqualität. Gruppe middle-old hat eine bessere psychische Lebensqualität als die beiden anderen Altersgruppen. |

(Fortsetzung)

**Tabelle 8.1** (Fortsetzung)

| Autor:in(nen)/ Jahr | Fragestellung/Hypothese, Design | Stichprobe/Setting | Datenerhebungs- & Analysemethode | Ergebnisse |
|---|---|---|---|---|
| | • Hypothese 3: Die erklärenden Variablen jeweils bezogen auf den Einfluss auf physische und mentale Lebensqualität weisen in den jeweiligen Altersgruppen der LSBT einen signifikanten Unterschied auf. Quantitative Querschnittsstudie | → n = 2.463<br>• Einteilung in 3 Altersgruppen:<br>1) 50–64 – young-old (n = 1.078)<br>2) 65–79 – middle-old (n = 1.138)<br>3) 80 + – old-old (n = 247)<br>• USA | 2. Erklärende Variablen<br>a) Hauptvariablen: soziale Risiken z. B. lebenslange Viktimisierung & Diskriminierung, Identitätsmanagement, soziale Ressourcen, gesundheitsförderndes Verhalten, sozioökonomische Ressourcen<br>b) Hintergrund- Merkmale: sexuelle/geschlechtliche Identität, Ethnie, Lebensraum, Anzahl der chronischen Erkrankungen)<br>• Deskriptive Statistik<br>• Die verwendeten Skalen der einzelnen Variablen weisen stes ein Cronbach's $\alpha > 0{,}78$ auf<br>• bivariate lineare Regression<br>• multivariate lineare Regression<br>• $\chi^2$- oder F-Test | • Hypothese 2: bestätigt; Hauptvariablen sind signifikant mit physischer und psychischer Lebensqualität assoziiert (unabhängig von Alter und Hintergrund-Merkmalen). Die physische Lebensqualität ist signifikant negativ assoziiert mit lebenslanger Viktimisierung und Diskriminierung sowie chronischen Erkrankungen. Eine signifikant positive Assoziation besteht allerdings auch mit der Größe des sozialen Netzwerkes, der sozialen Unterstützung, körperlicher Aktivität, Freizeitgestaltung, kein Substanzenmissbrauch, Einkommen, Erwerbstätigkeit und männlich zu sein. Die psychische Lebensqualität ist signifikant positiv assoziiert mit einem positiven Bezug zur sexuellen Identität, der Größe des sozialen Netzwerkes, der sozialen Unterstützung, körperlicher Aktivität, Freizeitgestaltung, routinemäßigen Vorsorgeuntersuchungen, kein Substanzenmissbrauch, Einkommen, Erwerbstätigkeit, männlich zu sein und einer transgender-Identität.<br>• Hypothese 3: teilweise bestätigt; die erklärenden Variablen überschneiden sich stellenweise zwischen den Altersgruppen bzw. sind dort nicht signifikant unterschiedlich. |

(Fortsetzung)

**Tabelle 8.1** (Fortsetzung)

| Autor:in(nen)/Jahr | Fragestellung/Hypothese, Design | Stichprobe/Setting | Datenerhebungs- & Analysemethode | Ergebnisse |
|---|---|---|---|---|
| Fredriksen-Goldsen, Bryan et al. (2017) | 1. Welche zentralen Lebensereignisse und Übergänge haben ältere LSBT in den Bereichen Identitätsentwicklung, Arbeit und kin relationships* erlebt?<br>2. Welche gemeinsamen Muster von Lebensereignissen und Übergängen treten bei älteren LSBT auf?<br>3. Wie hängen die Muster der Lebensereignisse und Übergänge mit der physischen Gesundheit und der Lebensqualität von älteren LSBT zusammen?<br><br>Quantitative Querschnittsstudie<br>*Verwandtschaftliche Beziehungen: verstanden als zusammengefasster Familienbegriff aus Herkunfts- und Wahlfamilie. | • n = 2.450<br>• LSBT ≥ 50 Jahre<br>• Akquise über kommunale Einrichtungen und soziale Netzwerke<br>• Online- oder Papierfragebögen<br>• Spanisch und Englisch<br>• Mitwirkende erhielten $20 für die Teilnahme<br>• USA | • Daten entnommen aus der NHAS (National Health, Aging, and Sexual/Gender Study)<br>• Datenerhebung in 2014<br>• Verweis zur detaillierten Methodenbeschreibung auf Fredriksen-Goldsen, Kim, Bryan, Shiu & Emlet, 2017 (s. u.)<br>• Analysesoftware: MPlus Version 7,4 & Stata Version 14.1<br>• Die verwendeten Skalen der einzelnen Variablen weisen stets ein Cronbach's $\alpha > 0{,}81$ auf<br>• LPA (latent profile analysis) identifizierte Cluster von TN mit ähnlichen Mustern von Lebenserfahrungen<br>• Cluster wurden verglichen mittels: Bayes'sches Informationskriterium (BIC), Akaike-Informationskriterium (AIC) & Lo-Mendell-Rubin likelihood ratio test (Auswahl des analysierten 4er-Clusters auf Grundlage von Modellanpassung und Interpretierbarkeit)<br>• $\chi^2$ und F-Test zur Untersuchung der Unterschiede in demographischen Merkmalen | • Identifizierte Teilnehmende-Cluster:<br>„Retired Survivors" (32 %)<br>Alle TN nicht im Berufsleben, relativ wenige berufsbezogene Diskriminierungserfahrung, relativ hohe Rate der TN war beim Militär. Inneres Coming-out in Adoleszenz, äußeres im jungen Erwachsenenalter. Relativ selten in einer Partner:innenschaft, ein relativ großer Anteil hat den Tod des:r Partner:in erfahren.<br>„Midlife Bloomers" (15,1 %)<br>Hatten inneres und äußeres Coming-out mit Mitte 40, >80 % lebten zuvor in heteronormativer Ehe, rund 75 % haben Kinder. Es mussten relativ wenige TN der Gruppe den Tod eines:r Partner:in erfahren. Relativ hoher Anteil ist beteiligt an Antidiskriminierungsaktivismus. Von allen 4 Gruppen die höchste Rate an Religiosität. Die Hälfte der TN stehen aktuell in einem Berufsverhältnis.<br>„Beleaguered At-Risk" (20,8 %)<br>Hatten inneres Coming-out in der Adoleszenz, äußeres im jungen Erwachsenenalter. Sehr hohe Rate an berufsbezogener Diskriminierung. Im Vgl. waren sie selten in einer Partnerschaft und haben mit relativ hoher Wahrscheinlichkeit den Tod eines:r Partner:in erfahren.<br>„Visibly Resourced" (32,1 %)<br>Inneres Coming-out: Adoleszenz, äußeres: Mitte 20er, hoher Grad des geoutet. seins. In Relation hoher Anteil an aktuell berufstätigen und in einer Partner:innenschaft befindlichen Personen. Relativ wenige Diskriminierungserfahrungen im Beruf, dabei relativ hohe Rate gleichgeschlechtlicher Ehen. 1/3 der Personen hat Kinder, ein geringer Anteil hat den Verlust eines:r Partner:in erlebt. |

(Fortsetzung)

**Tabelle 8.1** (Fortsetzung)

| Autor:in(nen)/ Jahr | Fragestellung/Hypothese, Design | Stichprobe/Setting | Datenerhebungs- & Analysemethode | Ergebnisse |
|---|---|---|---|---|
| Fredriksen-Goldsen, Kim, Bryan, Shiu und Emlet (2017) | **Hypothesen:** <br>1. Bejahung der eigenen Identität & soziale Ressourcen sind positiv mit psychischer Gesundheit assoziiert. <br>2. Marginalisierung steht in Verbindung mit einem niedrigen Grad an Bejahung der eigenen Identität & sozialen Ressourcen und es besteht ein Zusammenhang zwischen Marginalisierung und schlechter psychischer Gesundheit. <br>3. Gesundheitsfördernde & gesundheitsgefährdendes Verhalten stehen in unmittelbarer Beziehung zu physischer und psychischer Gesundheit, wobei eine direkte Verbindung zwischen gesundheitsförderndem Verhalten & physischer Gesundheit besteht. <br>4. Die Form des Identitätsmanagements mildert die Beziehung zwischen Marginalisierung & Identitätsbejahung sowie sozialen Ressourcen. Bei älteren LSBT, die nicht geoutet sind, ist Marginalisierung negativ mit Identitätsbejahung & sozialen Ressourcen assoziiert. <br><br>Quantitative Querschnittstudie | • n = 2.415 <br>• LSBT geboren 1964 und früher <br>• Online- oder Papierfragebögen <br>• Spanisch und Englisch <br>• Mitwirkende erhielten $20 für die Teilnahme <br>• USA | • Daten entnommen aus der NHAS (National Health, Aging, and Sexual/Gender Study) <br>• Datenerhebung in 2014 <br>• Messgrößen: Marginalisierung, Psychologische Ressourcen, soziale Ressourcen, psychische Gesundheit, gesundheitsbezogenes Verhalten und physische Gesundheit. Mittels vielfältiger Items mit dichotomen Fragen oder verschieden-stufigen Likert-Skalen erfasst. Cronbach's α bei allen verwendeten Instrumenten stets > 0,74 <br>• Hypothesentestung mittels Strukturgleichungsmodell <br>• Analysesoftware: Mplus Vers. 7.4 | • Identitätsbejahung und soziale Ressourcen (empfundene soziale Unterstützung, soziale Teilhabe, soziales Engagement und Beziehungsstatus) sind positiv mit psychischer Gesundheit assoziiert. <br>• TN mit größerer Marginalisierung(serfahrung) weisen ein geringeres Maß an Identitätsbejahung auf. Das Identitätsmanagement spielt beim Abmildern der empfundenen Marginalisierung eine bedeutende Rolle. Aber: für TN mit einem offenen Identitätsmanagementstil ist Marginalisierung negativ mit sozialen Ressourcen assoziiert (im Ggs. zu TN, die ihre Identität verheimlichen) <br>• Es existiert eine indirekte Verbindung zwischen psychischer und physischer Gesundheit (via gesundheitsförderndem und gesundheitsschädlichem Verhalten). <br>• Marginalisierung steht in direkter Verbindung mit psychischer Gesundheit. Hier unterscheiden sich die Mechanismen je nach Identitätsmanagement |

(Fortsetzung)

**Tabelle 8.1** (Fortsetzung)

| Autor:in(nen)/ Jahr | Fragestellung/Hypothese, Design | Stichprobe/Setting | Datenerhebungs- & Analysemethode | Ergebnisse |
|---|---|---|---|---|
| Henning-Smith, Gonzales und Shippee (2015) | • Unterscheiden sich die Erwartungen älterer LSB zukünftig Leistungen der (stationären) Langzeitpflege in Anspruch nehmen zu müssen im Vgl. zu heterosexuellen Personen?<br>• Worauf beziehen sich die Unterschiede?<br>Quantitative Querschnittstudie | • n = 13.417<br>n = 297 LSB<br>n = 13.120 heterosexuelle Personen als Vergleichsgruppe<br>• 40–65 Jahre<br>• USA | • Datennutzung des „National Health Interview Survey" aus 2013<br>• Nachträglich angepasst wurde hinsichtlich der soziodemographischen Angaben<br>• Deskriptive Statistik zur Charakterisierung des Samples<br>• Pearsons $\chi^2$-Test zum Vergleich der Angaben der beiden Gruppen<br>• mehrstufige Likert-Skalen (4 bzgl. der Selbsteinschätzung der Wahrscheinlichkeit der potenziellen eigenen zukünftigen Pflegebedarfs; 5 bzgl. der Selbsteinschätzung der eigenen Gesundheit)<br>• Kessler-6-Skala zur Messung von Stress (5-stufige Likert-Skala)<br>• Logistische Regression zur Bewertung der Wahrscheinlichkeit des Zusammenhangs zwischen soziodemografischen/ gesundheitlichen Merkmalen und der Erwartung Hilfe in Anspruch werden zu nehmen.<br>• CI 95 % für jedes Modell<br>• Analysesoftware: Stata Vers. 13 | • LSB sind deutlich seltener verheiratet/waren nie verheiratet, leben aber häufiger mit dem:r Partner:in zusammen als heterosexuelle Personen.<br>• 50 % der LSB gehen davon aus, dass sie später wahrscheinlich oder sehr wahrscheinlich auf stationäre Langzeitpflege angewiesen sein werden (39 % der heterosex. TN)<br>• Signifikante Unterschiede bei den erwarteten Unterstützenden bei zukünftigem Pflegebedarf:<br>– bei beiden Gruppen häufigste Antwort: Familienmitglieder (3/4 der heterosex. TN, 53 % LSB → p < 0,001)<br>– LSB gehen hochsignifikant häufiger davon aus in eine stationäre Langzeitpflegeeinrichtung oder betreutes Wohnen zu ziehen (p < 0,001), sie gehen signifikant seltener davon aus, sich auf Familienmitglieder verlassen zu können; Annahme der Autor:innen: da sie seltener Kinder haben oder es von der Wahlfamilie nicht erwarten können/wollen.<br>• Assoziiert mit der Erwartung Langzeitpflege zu benötigen:<br>– geringer Bildungsabschluss, leben an oder unter der Armutsgrenze sowie getrennt, geschieden, verwitwet oder nie verheiratet (Bias: Legalisierung gleichgeschlechtlicher Ehe bis heute nicht in allen US- Bundesstaaten).<br>– Mittlerer od. schlechter Gesundheitszustand, psychologischer Stress, Einschränkungen in der Leistungsfähigkeit und nahe Verwandte haben, die Langzeitpflege erhalten haben (jew. p < 0,001)<br>• Assoziation zwischen LSB-Status und „Erwartung Langzeitpflege zu benötigen" nicht-signifikant |

(Fortsetzung)

**Tabelle 8.1** (Fortsetzung)

| Autor:in(nen)/Jahr | Fragestellung/Hypothese, Design | Stichprobe/Setting | Datenerhebungs- & Analysemethode | Ergebnisse |
|---|---|---|---|---|
| Hughes (2018) | Untersucht Gesundheit und Wohlbefinden von LSBTI:<br>• Welche Gesundheitsprobleme sind vorhanden?<br>• Welche Dienstleistungen werden in Anspruch genommen?<br>• Wie gestaltet sich der Zugang zu den entsprechenden Dienstleistungen?<br><br>Quantitative Querschnittstudie mit qualitativen Komponenten | • n = 312 LSBTI<br>• ≥ 50 Jahre (schlussendlich 75,4 % 50–64-jährig, Durchschnittsalter 59,9 ± 7,2 Jahre)<br>• Beschreibt schwierigen Feldzugang über LSBTI-Organisationen, öffentliche Gesundheits- und Altenpflegeeinrichtungen & kommunale Einrichtungen. Eine eigens eingerichtete Facebookseite, beworben via soziale Medien; ebenfalls beworben über Printmedien & Lokalradio<br>• Größter Teil der TN lebt im Raum Sydney, nach zwei Reisen zur Werbung außerhalb von Sydney konnten wenige TN aus ruralem Raum gewonnen werden.<br>• Online- und Papierfragebogen mit Skalen und offenen Fragen<br>• Australien | • Zur Messung der gesundheitsbezogenen Lebensqualität: „Short-Form 12" (SF-12), die zusammengesetzte Werte für physische und psychische Gesundheit erzeugt (12 Items, jeweils mit einer 5-stufigen Likert-Skala), es wird eine „gute" Reliabilität und Validität angegeben<br>• Zur Messung psychischer Belastung: „Kessler 10" (zeigt eine hohe Korrelation zu den Bereichen zur mentalen Gesundheit der SF-12, für vorliegende Untersuchung wurde ein Cronbach's α von 0,89 ermittelt)<br>• Zur Messung von Einsamkeit: Kurzform der „3-Item Loneliness-Scale" (Revised University of Los Angeles) (für vorliegende Untersuchung wurde ein Cronbach's α von 0,87 ermittelt)<br>• Hinzu einige Items zu Gesundheitsthemen und Dienstleistungen<br>• Offene Frage bzgl. möglichen Hindernissen beim Zugang zu Gesundheitsdienstleistungen<br>• Analyse aller Daten via SPSS Vers. 19<br>• Daten aus SF-12 wurden mit QualityMetric Health Outcomes Scoring Software 4.0 analysiert (ermöglicht Analyse der beiden zusammengesetzten Werte) | • 81 % schätzen Gesundheit als gut, sehr gut oder exzellent ein. Eine signifikante Abweichung (p < 0,01): Frauen geben eine geringere physische Gesundheit an als der Rest der Stichprobe (aufzufinden in allen Altersgruppen) und im Vgl. zur Gesamtgesellschaft<br>• 85 % berichten von einer niedrigen oder moderaten psychischen Belastung (die klärende Frage nach der Rolle von Coping und Resilienz kann aufgrund des Studiendesigns nicht beantwortet werden)<br>• Mentale Gesundheit und psychische Belastung korreliert mit Einsamkeit (ebenso wie bei der Gesamtbevölkerung, allerdings sind LSBTI häufiger Single oder leben allein im Vgl. zur Gesamtbevölkerung)<br>• Bzgl. spezifischer Gesundheitsfragen wurde als besonders wichtig erachtet: Bewegung, Zahngesundheit, Einsamkeit, Herzerkrankungen, Gedächtnisverlust, Ängste/Depressionen & Demenz<br>• Mehrere signifikante Zusammenhänge zwischen Einsamkeit und der Angabe, dass spezifische Gesundheitsthemen wichtig sind:<br>– Ängste/Depressionen (p ≤ 0,001)<br>– Zahngesundheit (p ≤ 0,05)<br>– Herzerkrankungen (p ≤ 0,05)<br>– Fragen der Mobilität (p ≤ 0,05)<br>– Übergewicht (p ≤ 0,05)<br>– Schmerzen (p ≤ 0,05)<br>• 88,5 % nutzten im letzten Jahr eine hausärztliche Untersuchung<br>• 27,8 % sind gegenüber dem:r Hausärzt:in nicht geoutet<br>• 18,6 % berichten von Zugangsproblemen zu Dienstleistungen im Gesundheitssektor<br>• 6,1 % befürchten, dass die sexuelle und/oder geschlechtliche Identität die Qualität der Versorgung einschränkt oder zukünftig einschränken wird<br>• 1,3 % berichten von schwer erreichbaren spezifischen Dienstleistungen (Bias: wenige TN aus ruralem Raum)<br>• 1,6 % werden von der Nutzung der Dienstleistungen aus Scham oder Verletzung der Privatsphäre abgehalten |

(Fortsetzung)

**Tabelle 8.1** (Fortsetzung)

| Autor:in(nen)/ Jahr | Fragestellung/Hypothese, Design | Stichprobe/Setting | Datenerhebungs- & Analysemethode | Ergebnisse |
|---|---|---|---|---|
| | | | • Bivariate deskriptive Analyse mittels Kreuztabelle und $\chi^2$-Test<br>• Analysen mit abhängigen Variablen mittels t-Test, Varianzanalyse (ANOVA) & Pearson's r<br>• Qualitative Daten wurden kategorisiert und zu Abbildungszwecken nach Häufigkeit der Nennung und in Prozentangaben operationalisiert | • Im Vgl. zu Daten aus der Gesamtgesellschaft sind LSBTI sind einer höheren psychischen Belastung und Risiken für die mentale Gesundheit ausgesetzt |
| Jackson, Hackett, Grabovac, Smith und Steptoe (2019) | Untersuchung von Zusammenhängen zwischen subjektiver Diskriminierung im täglichen Leben, Diskriminierung aufgrund der sexuellen Identität sowie Gesundheit und Wohlbefinden bei lesbischen, schwulen und bisexuellen (LGB) Menschen mittleren Alters und älter.<br>Prospektive Querschnittsstudie (Follow-up) | • n = 304<br>• LSB (Selbstidentifikation nicht erfragt)<br>• Alter: 41–85<br>• TN hatten bereits an quantitativer Längsschnittstudie 2010/11 teilgenommen<br>• Follow-up Datenerhebung 2016/17<br>• Großbritannien | • Daten aus der „English Longitudinal Study of Ageing (ELSA), keine weiteren Angaben zur Teilnehmendenakquise (der ursprünglichen Datenerhebung zu entnehmen)<br>• Genutzte Messgrößen:<br>– Sexuelle Orientierung (6-stufige Likert-Skala)<br>– Art der Diskriminierung & deren Häufigkeit (5 items auf 6-stufiger Likert-Skala).<br>Follow-up-Frage: möglicher Grund für Diskriminierung (5 Items, Mehrfachnennung möglich) | • 144 Personen berichten von Alltagsdiskriminierung (47,4 %), 18 davon benennen die sexuelle Identität als Ursache (12,5 %)<br>• Im Querschnitt 2010/11: Subjektive Diskriminierung im Alltag erhöht die Wahrscheinlichkeit für depressive Symptome, Einsamkeit & verminderter Lebensqualität<br>• Perspektivisch bei der Datenerhebung im Follow-up (2016/17): ebenfalls Erhöhung der Wahrscheinlichkeit von Einsamkeit & verminderter Lebensqualität.<br>Zusätzlich eine Verminderung der Lebenszufriedenheit.<br>• Effektgrößen stets bei denjenigen größer, die die Diskriminierung auf die sexuelle Identität zurückführten, als bei jenen, die andere Ursachen (z. B. Alter) dafür verantwortlich machten (p = 0,008).<br>• Keine Signifikanz zwischen Alltagsdiskriminierung und selbsteingeschätzter Gesundheit, einschränkenden Langzeiterkrankungen sowie Lebenszufriedenheit.<br>Die Erfahrung von Alltagsdiskriminierung ist signifikant assoziiert mit einem verringerten Wohlbefinden. |

(Fortsetzung)

**Tabelle 8.1** (Fortsetzung)

| Autor:in(nen)/ Jahr | Fragestellung/Hypothese, Design | Stichprobe/Setting | Datenerhebungs- & Analysemethode | Ergebnisse |
|---|---|---|---|---|
| | | | – Gesundheit & Wohlbefinden (Depressive Symptome mittels 8 Items mit dichotomer Antwortmöglichkeit: cut-off 4; Einsamkeit 3 Items mit 3-stufiger Likert-Skala: cut-off 6; Lebensqualität: mehrere Items mit 4-stufiger Likert-Skala: Spannweite von 0–57 Punkte, je höher der Wert, desto höher die Lebensqualität; Lebenszufriedenheit 5 Aussagen mit 6-stufiger Likert-Skala: Spannweite von 0–30 Punkte, je höher der Wert, desto höher die Lebenszufriedenheit; selbst eingeschätzte Gesundheit Single-Item mit 5-stufiger Likert-Skala; lebensbeeinträchtigende langandauernde Erkrankungen Single-Item mit dichotomer Antwortmöglichkeit, bei „ja" Follow-up-Frage) – Kovariablen: Alter, Geschlecht, Ethnizität, Partnerschaftsstatus & Vermögen der Haushalte ohne Altersvorsorge • Analysesoftware SPSS Vers. 24 • Bivariate Assoziationen zwischen wahrgenommener Diskriminierung und Kovariablen (2010/11) mittels t-Tests für kontinuierliche Variablen und $\chi^2$-Tests für kategoriale Variablen | |

(Fortsetzung)

**Tabelle 8.1** (Fortsetzung)

| Autor:in(nen)/ Jahr | Fragestellung/Hypothese, Design | Stichprobe/Setting | Datenerhebungs- & Analysemethode | Ergebnisse |
|---|---|---|---|---|
| Kim und Fredriksen-Goldsen (2016) | Hypothesen:<br>1. Im Vgl. zu LSB, die mit Ehepartner:in oder Ehepartner:in gemeinsam leben haben diejenigen, die allein leben oder mit anderen Personen (außer Partner:in) eine höhere „Einsamkeitsrate".<br>2. Im Vgl. zu LSB, die mit Ehepartner:in oder Ehepartner:in gemeinsam leben haben diejenigen, die allein leben oder mit anderen Personen (außer Partner:in) ein kleineres soziales Netzwerk, weniger soziale Unterstützung, ein höheres Level internalisierter Stigmatisierung und verheimlichen häufiger ihre sexuelle Identität<br>3. Die Unterschiede in der Einsamkeit bei älteren LGB-Erwachsenen je nach Wohnsituation werden durch internalisierte Stigmatisierung, Identitätsverschleierung, Größe des sozialen Netzwerks und soziale Unterstützung erklärt.<br>Quantitative Querschnittstudie | • n = 2.444<br>• LSB ≥ 50 Jahre<br>• Feldzugang vgl. Fredriksen-Goldsen (2011) (s. o.)<br>• USA | • Daten von Fredriksen-Goldsen et al. (2011) entnommen (s. o.)<br>• Messgrößen:<br>– Abhängige Variable: Einsamkeit (3 Items jeweils mit einer 3-stufigen Likert-Skala), Cronbach's α = 0,87<br>– Wohnsituation: drei Antwortmöglichkeiten<br>– Soziale Ressourcen: 4-Items mit Punktevergabe (1–4), je höher der Wert, desto größer die soziale Unterstützung, Cronbach's α = 0,85; Größe soziales Netzwerk gemessen an der Häufigkeit des Kontaktes mit wie vielen Personen, Punktevergabe (1–4), je höher der Wert, desto größer das Netzwerk<br>– Persönliche Einschränkungen: Messen internalisiertes Stigma mittels 5 Items mit Punktevergabe (1–4), je höher der Wert, desto höher der anzunehmende internalisierte Stigmatisierung, Cronbach's α = 0,78; Grad der Verheimlichung der sexuellen Orientierung gemessen mit 4-Items (Personen/-gruppen), die den Grad des Geoutet-seins erfragen, Punktevergabe (1–4), je höher der Wert, desto höher der Grad der Verheimlichung, Cronbach's α = 0,84 | • 56 % der TN leben allein<br>• Hypothese 1 konnte in allen Bezügen mit statistisch hochsignifikanten Korrelationen bestätigt werden.<br>• Hypothese 2 konnte in allen Bezügen mit statistisch hochsignifikanten Korrelationen bestätigt werden.<br>• Hypothese 3 konnte in allen Bezügen mit statistisch hochsignifikanten Korrelationen bestätigt werden.<br>• Soziale Unterstützung hat einen größeren Einfluss auf den Grad der Einsamkeit als die Größe des sozialen Netzwerkes.<br>• Erforderlich ist die Entwicklung individueller & gemeinschaftlicher Interventionen mit dem Ziel Einsamkeit zu verringern & psychologisches Wohlbefinden zu fördern, insbesondere bei alleinlebenden älteren LGB-Erwachsenen sowie bei solchen, die mit anderen Personen als ihren Intimpartnern zusammenleben.<br>• Stärkung sozialer Ressourcen und die Vorbeugung von Risiken wie verinnerlichter Stigmatisierung müssen bei der Entwicklung von Interventionen zur Verringerung der Einsamkeit unter älteren LSB-Erwachsenen berücksichtigt werden.<br>• Um das Gefühl der sozialen Abgeschiedenheit unter älteren LSB-Erwachsenen zu verringern, müssen die politischen Entscheidungsträger handeln, um diskriminierende Praktiken gegen LGB-Partnerschaften zu beseitigen, einschließlich der Förderung der vollständigen Gleichstellung der Ehe (in Deutschland im Unterschied zu den USA bereits vollzogen). |

(Fortsetzung)

**Tabelle 8.1** (Fortsetzung)

| Autor:in(nen)/ Jahr | Fragestellung/Hypothese, Design | Stichprobe/Setting | Datenerhebungs- & Analysemethode | Ergebnisse |
|---|---|---|---|---|
| | | | • Analysesoftware: STATA/IC Ver. 11.2<br>• Hypothesentestung mittels einfaktorieller Varianzanalyse (ANOVA) und Person's $\chi^2$-Test sowie Lineare Regressionsanalysen | |
| Nelson und Andel (2020) | • Gibt es einen Zusammenhang zwischen sexueller Orientierung (LSB) und körperlicher, geistiger und kognitiver Gesundheit sowie dem Gesundheitsrisikoverhalten?<br>• Ein Abgleich mit der heteronormativen Vergleichsgruppe wird durchgeführt. Quantitative Querschnittstudie | • LSB ≥ 50 Jahre<br>• Sample nach propensity score matching (s. rechts)<br>n = 420 heterosexuelle TN<br>n = 140 LSB<br>• Durchschnittsalter: 52,56<br>• USA | • Daten aus Health and Retirement Study (2016)<br>• Angestrebt wurde ein propensity score matching, um entsprechende Vergleichsgruppen zu schaffen (hier LSB: Heterosexuelle 1:3), vgl. Stichprobe. Hierzu wurde die Software SAS genutzt. Zur Prüfung der Balance der Kovariablen (s. u.) Verwendung $\chi^2$- und t-Test<br>• Abhängige Variablen: „physische Gesundheit", „rauchen", „exzessives Trinken", „körperliche Aktivität", „Übergewicht", „psychische und kognitive Gesundheit"<br>• Unabhängige Variable: „sexuelle Orientierung"<br>• Kovariablen: Alter, Geschlecht, Bildung<br>• Analyse mit SAS Vers. 9.4<br>• Binäre und geordnete logistische Regression zur Klärung des Zusammenhanges zwischen sexueller Orientierung und abhängigen Variablen | • LSB haben eine doppelt so hohe Wahrscheinlichkeit einmal im Leben an Depression zu erkranken, wie die heterosexuelle Vergleichsgruppe.<br>• Es besteht zwischen den Gruppen kein Unterschied hinsichtlich kognitiver und körperlicher Gesundheit (LSB scheinen sogar gesünder zu sein).<br>• Widerspricht einigen vorherigen Studien, evtl. bedingt durch relativ kleine Stichprobe oder junges Alter der TN (Autor:innen berichten von einigen Limitationen)<br>• LSB haben eine höhere Wahrscheinlichkeit zu rauchen bzw. geraucht zu haben, allerdings zeigt sich keine Signifikanz bzgl. anderem Gesundheitsrisikoverhalten.<br>• Vermutung Autor:innen: ausgesprochen gute Resilienz bei älteren LSB (vgl. Minderheitenstressmodell) |

(Fortsetzung)

**Tabelle 8.1** (Fortsetzung)

| Autor:in(nen)/ Jahr | Fragestellung/Hypothese, Design | Stichprobe/Setting | Datenerhebungs- & Analysemethode | Ergebnisse |
|---|---|---|---|---|
| Stinchcombe, Kortes-Miller und Wilson (2021) | • Exploration der Lebenserfahrungen LSBTQ2S + und Erschwernisse sowie Erleichterungen für deren gelingendes Altern<br>• Qualitatives Design | • n = 61 (LSBTQ2S +, ≥55 Jahre)<br>• Durchschnittsalter 67, Altersspanne: 58–79<br>• 31 Männer, 30 Frauen (Selbstidentifikation)<br>• Datenerhebung: 06/17–04/18<br>• Feldzugang: E-Mails & Flyer (keine genauere Beschreibung)<br>• Kanada | • 10 semistrukturierte Fokusgruppen (Dauer im Schnitt ca. 1,5 Std., audioaufgezeichnet, transkribiert) & pro TN Fragebogen, jedoch nur zur Erhebung sozialdemographischer Daten<br>• Datenanalyse mit konstruktivistischem Ansatz der Grounded Theory<br>• Codierung und Kategorienbildung im Forschendenteam und gemeinsamer Konsensfindung für die schlussendliche Analyse<br>• keine EDV-gestützte Auswertung | • Fünf Kategorien<br>1. Abnehmende Verbundenheit in der Community<br>   Rechtliche Angleichungen brachten einen geringeren Zusammenhalt, da dieser nicht mehr in dem Maße erforderlich scheint.<br>2. Erschöpfung die Interessen zu vertreten<br>   Für sich und seine Interessen einzustehen wird im Zusammenhang mit dem Gesundheitswesen als erforderlich beschrieben. Die Erwartung ist, dass man sich umso mehr einsetzen muss, je intensiver der medizinische Bedarf ist (z. B. auch bei der Anerkennung der:s Partner:in als Familie „claiming that place").<br>3. Zugehörigkeit als alternde LGBTQ2S +-Individuen<br>   Eine Community wird auch für die älteren Mitglieder der Minderheitengruppe als wichtig erachtet. Kontaktaufnahme wird als schwierig beschrieben. Diskriminierung in Cis-/heteronormativer Welt wird benannt. Ebenso Ängste bzgl. Altern, Gesundheit und Gesundheitsversorgung sowie Vereinsamung (selbst in der Community aufgrund des Alters).<br>4. Leben in Ganzheit und Dankbarkeit<br>   Dankbar out altern zu können, auch wenn der Outingprozess bei den TN sehr unterschiedlich war.<br>5. Unsere Geschichte prägt unsere Gegenwart und unsere Zukunft<br>   Negative Erfahrungen prägten die emotionale Entwicklung und die zwischenmenschlichen Beziehungen. Beschrieben werden jahrzehntelanges Leben im Geheimen oder geoutet, aber Stigmatisierungen & Diskriminierungen ausgesetzt. Erfahrungen bewirken, dass die TN sich weiterhin Sorgen um ihre Sicherheit machen und ständig wachsam sind und mit dem Alter bzgl. der Stressoren der Minderheitengruppe (vgl. Kap. 6) wieder vulnerabler werden. |

(Fortsetzung)

**Tabelle 8.1** (Fortsetzung)

| Autor:in(nen)/ Jahr | Fragestellung/Hypothese, Design | Stichprobe/Setting | Datenerhebungs- & Analysemethode | Ergebnisse |
|---|---|---|---|---|
| | | | | • Es bedarf: <br> – der Förderung sozialer Kontakte untereinander <br> – ein gesteigertes politisches Bewusstsein für die Gesundheit und das Wohlbefinden von LSBTQ2S + -Personen. <br> – der Anerkennung, dass die Individuen im Alter nicht immer im ausreichenden Maß für die eigenen Interessen einstehen können und die Unterstützung der Community nachlässt. Dies erfordert entsprechende Ausgleichsmaßnahmen. <br> – einer Möglichkeit für die alternden LSBTQ2S + ihre Erfahrungen mitzuteilen und so das Stigma abzubauen und gesundes Altern zu fördern. |

Betrachtung der Stichproben deutlich, dass die Teilnehmendenzahl von bisexuellen, Trans*- und Inter-Personen bei allen Studien vergleichsweise gering ist.
Die beschriebenen Mechanismen dürften für Bi-, Trans*- und Interpersonen zwar
ähnlich sein (für Trans*- und Interpersonen potenziell allerdings nur in Ansätzen), es darf jedoch nicht vorausgesetzt werden, dass ein unreflektierter Übertrag
der Ergebnisse auf diese Personengruppen ohne weiteres möglich ist, die gemachten Erfahrungen der Vergangenheit und Gegenwart sind zu unterschiedlich (vgl.
hierzu auch Kap. 16). Die unzureichende oder gänzlich fehlende Repräsentanz
von Personen mit nicht-heteronormativer geschlechtlicher Identität tat sich bei
allen Studien auf und muss in der Analyse stets bedacht werden. Es besteht auch
aus wissenschaftlicher Perspektive eine Wissenslücke bezüglich des gelingen
Alter(n)s von Bi-, Trans*- und Interpersonen.

In der Gesamtschau wurden Kriterien, die gelingendes Alter(n) von nicht-
heteronormativ lebenden/liebenden Menschen bedingen bzw. beeinflussen aus der
Literatur gewonnen werden. Einen großen Anteil der Untersuchungen macht stets
die Analyse der physischen und psychischen Gesundheit der Teilnehmenden aus.
Mehrere Studien erhoben, dass sowohl die physische als auch die psychische
Gesundheit bei LSBT*I mit einer höheren Wahrscheinlichkeit schlechter ist als
bei der heteronormativen Vergleichsgruppe. Insbesondere physische Beeinträchti-
gungen wie Herzerkrankungen, eingeschränkte Mobilität, Diabetes Mellitus und
Übergewicht (statistisch signifikant allerdings nur bei lesbischen Frauen) werden
genannt (vgl. Fredriksen-Goldsen et al., 2011; Hughes, 2018). Hinzu kommen
nach Nelson und Andel (2020) sowie Hughes (2018) psychische Beeinträchtigun-
gen wie Depressionen und Ängste. Laut Fredriksen-Goldsen et al. (2011) gaben
nahezu 40 % der Befragten an mindestens einmal im Leben suizidale Gedanken
gehabt zu haben. Perspektivisch hinsichtlich des Alters stehen zusätzlich spe-
zifische Gesundheitsfragen im Raum wie bspw. eine dementielle Erkrankung
oder Gedächtnisverlust (vgl. Hughes, 2018), wobei diese sich nicht von der
heteronormativen Mehrheit unterscheiden dürften. Des Weiteren haben LSBT*I
eine erhöhte Wahrscheinlichkeit für gesundheitsschädigendes Verhalten wie z. B.
Nikotin- oder Alkoholabusus oder anderweitigen Substanzenmissbrauch, wobei

---

(Interpersonen weitaus seltener), finden sich in der Analyse selbst jedoch kaum abgebildet. Häufig kann dies mit der geringen Anzahl an Trans*-Personen, die sich als Teilnehmende akquirieren ließen, begründet werden. Hier findet sich eine Parallele zur vorliegenden
Studie, die ebenfalls nur drei Personen mit nicht-heteronormativer geschlechtlicher Identität einschließen konnte (vgl. hierzu Abschn. 13.2). Hinzu kommt ein ähnliches Phänomen
bezüglich bisexueller Informant:innen. Auch diese Personengruppe ist in der Forschung
unterrepräsentiert, so konnte auch für das Promotionsvorhaben lediglich ein bisexueller
Interviewpartner (PAB01M) akquiriert werden.

eine indirekte Verbindung zwischen physischer und psychischer Gesundheit via gesundheitsförderndem (z. B. sportlicher Aktivität) bzw. gesundheitsschädigendem Verhalten steht – eine direkte Verbindung ist zwischen erfahrener Diskriminierung und Marginalisierung zur psychischen Gesundheit festzustellen, allerdings genauso zwischen Identitätsbejahung und sozialen Ressourcen zur psychischen Gesundheit (vgl. Fredriksen-Goldsen et al., 2011; Fredriksen-Goldsen et al., 2015; Fredriksen-Goldsen und Kim et al., 2017; Nelson und Andel, 2020). Sowohl Cummings et al. (2021) als auch Jackson et al. (2019) berichten von einer subjektiven Beeinträchtigung des Wohlbefindens (physisch wie psychisch) aufgrund jahrzehntelanger institutionalisierter Stigmatisierung und Exklusion sowie individueller Diskriminierungserfahrungen (auch alltäglich). Es wird berichtet, dass jene Ängste ebenso dazu führen, dass nicht-heteronormative Personen seltener ärztliche Vorsorgeuntersuchen in Anspruch nehmen oder sich unregelmäßiger medizinisch betreuen lassen bzw. im Bedarfsfall erst relativ spät (vgl. Czaja et al., 2016). Die Befürchtung diskriminiert zu werden oder eine qualitativ schlechtere medizinische Betreuung zu bekommen, führt dazu, dass ein nicht unerheblicher Teil der Studienteilnehmenden bei den jeweiligen Hausärzt:innen nicht geoutet ist[5], was zur Folge hat, dass keine zielgerichteten Informationen zur sexuellen Gesundheit an die Patient:innen vermittelt werden können (vgl. Fredriksen-Goldsen et al., 2011; Hughes, 2018).

Nelson und Andel (2020) stellen im Gegensatz zu allen anderen eingeschlossenen Studien fest, dass in Bezug auf die körperliche Gesundheit kein statistisch signifikanter Unterschied zwischen LSB und heterosexuellen Personen besteht. Allerdings begründen dies die Autoren selbst mit einer möglichen Verzerrung der Ergebnisse, bedingt durch die relativ kleine Stichprobengröße, geben weitere Limitierungen der eigenen Studie an und vermuten zusätzlich eine ausgesprochen gute Resilienz bei den von ihnen befragten Teilnehmenden.

Quantitative Studien ergaben, dass die mentale Gesundheit und psychische Belastung mit Einsamkeit korrelieren, was jedoch ebenso für die Gesamtbevölkerung zutrifft; allerdings sind LSBT*I häufiger Single oder leben allein bzw. nicht mit dem:r Partner:in zusammen (vgl. Fredriksen-Goldsen et al., 2011; Hughes, 2018). AARP (2020) zeigte auf, dass Schwule und Lesben ein erhöhtes

---

[5] Interessanterweise waren es 21 % der Teilnehmenden bei Fredriksen-Goldsen et al. im Jahr 2011. Sieben Jahre später gaben 27,8 % der Befragten an nicht geoutet zu sein (vgl. Hughes, 2018). Augenscheinlich ist ein Progress bezüglich eines diskriminierungsfreien Gesundheitssystems nicht zu verzeichnen, eher das Gegenteil scheint der Fall zu sein. Allerdings muss hier eingeschränkt werden, dass die älteren Daten aus den USA, die jüngeren aus Australien stammen. Leider konnten keine entsprechenden Vergleichswerte aus den jeweils gleichen Staaten ermittelt werden.

Risiko haben zu vereinsamen, wobei dies bei schwulen Männern deutlich ausgeprägter ist. So haben die befragten Cis-Frauen bspw. deutlich häufiger Kinder (42 % der Cis-Lesben und 62 % der bisexuellen Cis-Frauen). Cummings et al. (2021) konnten ebenso aufzeigen, dass Ängste vor Alterseinsamkeit insbesondere bei der Personengruppe zu verzeichnen ist, die keine biologische Familie haben. Kim und Fredriksen-Goldsen (2016) stellten fest, dass LSB, die alleine leben oder mit anderen Personen außer dem:r Partner:in ein erhöhtes Risiko haben zu vereinsamen. Sie haben statistisch jeweils signifikant ein kleineres soziales Netzwerk, weniger soziale Unterstützung, ein höheres Level internalisierter Stigmatisierung und verheimlichen häufiger ihre sexuelle Identität. Erosheva et al. (2016) konnten zusätzlich herausarbeiten, dass die Größe und Diversität der sozialen Netzwerke innerhalb der einzelnen Personengruppen der LSBT*I ausgesprochen heterogen ist, aber deutlich wird, dass mit zunehmendem Alter die Netzwerke kleiner werden und die Diversität abnimmt. Ein wichtiger Faktor, der negativ mit der Netzwerkgröße assoziiert ist, ist die finanzielle Ausstattung (vgl. Erosheva et al., 2016). Folglich muss bezüglich der sozialen Netzwerke von einer Geschlechterungleichheit ausgegangen werden, da Frauen finanziell benachteiligt sind (gender pay gap), was sich später im Rahmen der Altersarmut nochmals verstärkt (insbesondere bei alleinstehenden Frauen). Es muss allerdings bedacht werden, dass die soziale Unterstützung einen größeren Einfluss auf den Grad der Einsamkeit hat als die reine Größe des sozialen Netzwerkes (vgl. Kim und Fredriksen-Goldsen, 2016). Für das Alter(n) befürchten nicht-heteronormative Personen eine fortschreitende Isolierung aufgrund eines zunehmend erschwerten Zuganges zur Community; bedingt durch die eigenen körperlichen Einschränkungen, aber auch wegen Altersdiskriminierung innerhalb der Community selbst (vgl. Stinchcombe et al., 2021). Buczak-Stec et al. (2021) legen zwar dar, dass die sexuelle Orientierung der Teilnehmenden ihrer quantitativen Studie mit der Planung in eine stationäre Langzeitpflegeeinrichtung zu ziehen statistisch nicht signifikant assoziiert ist, allerdings signifikant mit den Variablen Alter, schlechter physischer Gesundheit und hoher Einsamkeitslevel sowie hochsignifikant mit der Variable Kinderlosigkeit. Dieses Ergebnis war für die Forschenden unerwartet, sie erklären es mit einer zunehmenden gesellschaftlichen Toleranz und somit einer Reduktion von Ängsten.

Ein gänzlich konträres Ergebnis wird von der AARP (2020), von Cummings et al. (2021) und Czaja et al. (2016) beschrieben. In diesen Studien schildert eine große Zahl der Teilnehmenden Ängste vor Diskriminierung in stationären Einrichtungen der Langzeitpflege. Hervorzuheben ist dabei, dass 70 % der befragten Personen (AARP, 2020) befürchten, ihre gender-Identität in diesen Einrichtungen wieder verbergen zu müssen. Der Wunsch nach bzw. die Notwendigkeit von informiertem Personal wird betont und die Anregung geäußert, dass explizit Werbung für LSBT*I-freundliche Dienstleistungen gemacht werden könnte, was wiederum der betreffenden Personengruppe eine gewisse Sicherheit vermittele.

Trotz der geäußerten Befürchtungen geht etwa die Hälfte der Teilnehmenden bei Henning-Smith et al. (2015) davon aus in eine Einrichtung der stationären Langzeitpflege oder in betreutes Wohnen einziehen zu müssen, was im Vergleich zur heteronormativen Vergleichsgruppe statistisch hochsignifikant häufiger ist. Entsprechend erhöht ist das Interesse an spezifischen Wohnformen für das Alter z. B. LSBT*I-Wohnanlagen (vgl. AARP, 2020; Fredriksen-Goldsen et al., 2011), was wiederum einer Vereinsamung in einem heteronormativen Umfeld entgegenwirken würde und somit einen positiven Effekt auf das geistige und schlussendlich auch körperliche Wohlbefinden der Personen hätte.

Anregungen für Verbesserungen finden sich in nahezu allen Studien wieder, wobei bisweilen betont wird, dass eine „Nicht-Diskriminierung" von LSBT*I gleichsam als tolerierte Minderheit nicht ausreichend ist – was insbesondere für Dienstleistungen im Gesundheitssektor gilt – sondern ein gebildetes und integratives Umfeld vonnöten ist. Dabei ist zu berücksichtigen, dass das Gefühl der Verbundenheit mit der Community eine bedeutende Rolle einnimmt, was auch der Vereinsamung entgegenwirken kann. Somit gewinnen Personen oder Selbsthilfegruppen und Möglichkeiten spezifischer Unterstützungsangebote sowie soziale Veranstaltungen an Relevanz für gelingendes Alter(n) von LSBT*I. Hier ist allerdings zu berücksichtigen, dass dies in ruralen Räumen aktuell eine größere Herausforderung darstellt als in suburbanen oder urbanen Räumen. Somit wird die Frage nach Transportmöglichkeiten bei mobilitätseingeschränkten Personen bedeutsam, wenn es um Fragen der Teilhabe und Partizipation geht, aber auch wenn bspw. die freie Ärzt:innenwahl im Rahmen des Wohnens in einer stationären Langzeitpflegeeinrichtung gewährleistet werden soll. Für das Wohnumfeld im Allgemeinen gilt, dass es ermöglichen muss ein authentisches Leben führen zu können. Allerdings wird von LSBT*I auch betont, dass die Vertretung der eigenen Interessen nicht nur von anderen übernommen werden kann, sondern grundsätzlich zunächst in Eigenverantwortung. Das eigene Engagement resultiert dabei meist aus dem früheren Kampf um Anerkennung der eigenen Rechte und aktuell aus dem Gefühl des drohenden Rollbacks, also der Befürchtung bereits erstrittene Rechte aufgrund politisch reaktionär werdenden Klimas wieder zu verlieren; wobei allerdings zeitgleich von einer gewissen Erschöpfung die eigenen Interessen zu vertreten berichtet wird. Des Weiteren bedarf es eines gesteigerten politischen Bewusstseins für die Gesundheit und das Wohlbefinden nicht-heteronormativer Personen. Der Aufbau bzw. die Unterstützung der Community kann dazu beitragen, dass alte und alternde LSBT\*I ihre Erfahrungen mitteilen und helfen das Stigma abzubauen. Hierin kann auch die Chance gesehen werden, dass LSBT\*I das eigene Wohlbefinden steigern können, indem sie als Rollenvorbilder dienen können und jüngeren LSBT\*I die dringend notwenige Selbstakzeptanz vermitteln (vgl. Bower et al., 2021; Cummings et al., 2021; Czaja et al., 2016; Fredriksen-Goldsen et al., 2011; Fredriksen-Goldsen und Kim et al., 2017; Stinchcombe et al., 2021).

Alle genannten Maßnahmen führen somit nicht „nur" zu einem gesteigerten Wohlbefinden, einer entsprechenden geistigen und körperlichen Gesundheit als persönlicher Benefit für die jeweiligen Personen, sondern dienen im Endeffekt zu einer Ressourcenschonung insbesondere im Gesundheits- und Pflegedienstleistungsbereich, was im Rahmen einer politischen Diskussion ein nicht zu unterschätzendes Argument sein kann.

# Datenerhebungsmethode – das themenzentrierte Interview

9

Die Datenerhebung der Masterthesis erfolgte durch problemzentrierte Interviews (Witzel, 1985; 2000). Die dadurch generierten Daten wurden in dieser Studie einer Sekundäranalyse unterzogen, um die Datenbasis zu erweitern. Eine Erkenntnis aus der damaligen Reflexion war, dass das problemzentrierte Interview, als stark am Interviewleitfaden orientierte Interviewform, nur eingeschränkt geeignet war und zu sehr den Blick verengt hatte. Ebenso erwies sich die Fokussierung auf ein vermeintlich vorhandenes Problem, auf welches sich im Verlauf der Datenerhebung zentriert werden sollte, nach Ansicht der Verfasserin retrospektiv als nur bedingt zur Behandlung des Forschungsinteresses geeignet. Als Konsequenz sollte für die vorliegende Forschungsarbeit ein ergebnisoffeneres Vorgehen geplant werden; allerdings sollte die gewählte Interviewform dennoch zumindest „ähnlich" sein, um vergleichbares Datenmaterial zu erhalten. Dazu bot sich das themenzentrierte – ebenso halbstrukturierte – Interview (im Folgenden TZI) an. Es hat einen ausgeprägt narrativen Charakter, ist jedoch leitfadengestützt. Dieser wurde mittels SPSS-Prinzip nach Helfferich (2011) erstellt (vgl. Abschn. 13.1).

Das TZI ist an das Vorgehen der themenzentrierten Gruppendiskussion nach Leithäuser und Volmerg (1979; 1988) angelehnt. In seiner Ursprungsgestalt verbindet es die Datenerhebung (Hermeneutisches Feld I) mit der Auswertungsmethode (Hermeneutisches Feld II) (vgl. Schorn, 2000). Für diese Studie nutzt die Verfasserin ausschließlich das Vorgehen für die Datenerhebung, die Datenanalyse erfolgt mittels einer zusammenfassenden qualitativen Inhaltsanalyse nach Mayring (vgl. Kap. 9) und vertiefend beispielhaft anhand des Paradigmatischen Modells der Grounded Theory (vgl. Kap. 17).

Oberstes Ziel des TZI ist, eine möglichst natürliche Gesprächssituation zu schaffen, in der die interviewte Person ihre Gedankengänge frei entfalten kann. Die Interviewsituation und der -ablauf sind allerdings strukturiert. Zunächst

© Der/die Autor(en), exklusiv lizenziert an Springer Fachmedien Wiesbaden GmbH, ein Teil von Springer Nature 2024
K. Kürsten, *Stonewall kommt in die Jahre*, Vallendarer Schriften der Pflegewissenschaft 15, https://doi.org/10.1007/978-3-658-43662-9_9

spricht die interviewende Person nochmals kurz das Thema an und erläutert das Vorgehen (z. B. Dauer, erneute Zusage bzgl. Datenschutz etc.). Wichtig ist, dass Interviewte darauf vorbereitet werden, dass kein stumpfes Abhandeln von einzelnen Fragen erfolgt, sondern ihnen die Möglichkeit gegeben wird ihre Gedanken zum Thema frei und ohne Einschränkungen zu äußern. Bevor das eigentliche Interview beginnt, weist die interviewende Person darauf hin, dass die Audioaufzeichnung gestartet wird. Eine Besonderheit des TZI ist, dass die Leitfrage verschriftlicht, gut sichtbar ausgelegt wird. Diese Frage ist ebenso als Eröffnungsfrage zu verstehen. Sie ist möglichst offen formuliert, schränkt jedoch zugleich dahingehend ein, dass die Erzählungen nicht ausufern; hierzu dient zugleich die ständige visuelle Präsenz der Frage. Durch aktives Zuhören, Rückfragen, Verständnisfragen sowie „Klärungs- und Vertiefungsfragen" (Schorn, 2000) wird der Gesprächsfluss aufrechterhalten. Auch beim TZI endet das Gespräch, indem die interviewende Person fragt, ob das Gegenüber zusätzliche Anmerkungen hat, die sie zum Thema gerne äußern möchte.

Nach dem Interview wird ein Postskriptum erstellt, indem der:die Interviewende Eindrücke festhält, die vor, während oder nach dem eigentlichen Interview wahrgenommen wurden, jedoch nicht als verschriftlichte verbale Äußerung mittels Transkript festgehalten werden können. Das kann die Gesprächssituation betreffen, aber auch die interviewte Person z. B. deren Gestik oder Mimik. Für das TZI ist eine „(kollegiale) Supervision" (Schorn, 2000) vorgesehen, um eine gemeinsame Reflexion der subjektiven Wahrnehmungen der interviewenden Person vorzunehmen.[1] Dies kann zusätzlich zum Postskriptum als „eine „wichtige Hilfe, um latente Aspekte des Forschungsthemas aufzuspüren" (Schorn, 2000) dienen.

---

[1] Vergleichbar mit „verschiedenen Interpreten" als Ebene der Triangulation als Gütekriterium der qualitativen Forschung nach Mayring (vgl. Kap. 11).

# Datenanalyse mittels Qualitativer Inhaltsanalyse nach Mayring

**10**

Zur Beantwortung der Forschungsfrage(n) wird eine inhaltlich-strukturierende Inhaltsanalyse zur Verdichtung der Daten der vorliegenden Interviewtranskripte durchgeführt. Dabei hat sich die Autorin an Mayrings zusammenfassende Inhaltsanalyse angelehnt, also einer induktiven Kategorienbildung ist. Allerdings bescheinigt Mayring dem Vorgehen auch einen deduktiven Anteil im Rahmen der Definition der Kriterien zur Kategorienbildung; selbsterklärend vor der Analyse am Datenmaterial (vgl. Mayring, 2016, S. 115 f.). Die „A-priori-Kategorienbildung" und somit eine Kombination aus deduktiver und anschließender induktiver Kategorienbildung ist allerdings nicht unüblich (vgl. Kuckartz, 2018, S. 95 f.). Vor der induktiven Kategorienbildung wird das Textmaterial hinsichtlich der deduktiven Kategorien gesichtet.

Die zusammenfassende Inhaltsanalyse verläuft streng regelgeleitet und besteht nach Mayring (2015, S. 71 ff.) aus mehreren Analyseschritten. Das im Folgen dargelegte Vorgehen wurde für die vorliegende Studie von der Autorin bereits angepasst.

1. Festlegung der Analyseeinheiten: Als Codiereinheit, also „der kleinste Materialbestandteil, der ausgewertet werden darf" (Mayring, 2015, S. 61), soll für die Forschung das einzelne Wort sein. Der größte Materialbestandteil, die Kontexteinheit, richtet sich nach dem bedeutungsgleichen Inhalt des Textes, was ganze Sätze oder auch Absätze sein können. Die Auswertungseinheit, die bei anderen Verfahren der qualitativen Inhaltsanalyse die Reihenfolge der zu analysierenden Texte definiert, bildet bei der zusammenfassenden Inhaltsanalyse mit der Kontexteinheit einen Komplex (vgl. Mayring, 2015, S. 73). Es gilt zunächst das einzelne Interview als entsprechende Einheit zu betrachten und zur Interpretation schlussendlich das gesamte vorliegende Datenmaterial.

K. Kürsten, *Stonewall kommt in die Jahre*, Vallendarer Schriften der Pflegewissenschaft 15, https://doi.org/10.1007/978-3-658-43662-9_10

2. Paraphrasierung: Die Codiereinheiten werden inhaltlich knapp zusammengefasst.
3. Generalisierung auf ein zuvor festgelegtes Abstraktionsniveau: die Abstraktion wird hier so gestaltet, dass die zuvor gebildeten Paraphrasierungen, die inhaltlich gleich oder ähnlich sind, bereits gebündelt zusammengefasst bzw. verallgemeinert werden können. Das Abstraktionsniveau kann allerdings erst anhand des Materials festgelegt werden und richtet sich grundlegend nach der Forschungsfrage. Paraphrasen, die über dieser Ebene liegen, werden entsprechend übernommen.
4. Erste Reduktion: Generalisierte Paraphrasen werden erneut auf einem höheren Abstraktionsniveau zusammengefasst bzw. gestrichen, wenn sie entweder bedeutungsgleich sind oder keine inhaltliche Bedeutung gegeben ist. Paraphrasen, die weiterhin über dem Abstraktionsniveau liegen, werden übernommen.

   Zweite Reduktion: Es erfolgt eine Bündelung, Konstruktion/Integration der einzelnen Paraphrasen.

   Mayring gibt hier die Reduktionen in zwei Arbeitsschritten vor, welche von der Autorin in einem Arbeitsschritt vorgenommen werden wird.
5. Zusammenstellung: die Bildung des Kategoriensystems aus den Ergebnissen der Reduktionen auf der höchsten Abstraktionsebene. Die Kategorien werden dabei potenziell mit Subkategorien versehen, wenn dies zum Erkenntnisgewinn bzw. der Interpretation beiträgt. Dabei werden die Kategorien nach möglichst nah am Text formulierten Begrifflichkeiten benannt werden, ähnlich der In Vivo Codes der Grounded Theory (vgl. Strauss & Corbin, 1996, S. 17).
6. Rücküberprüfung: das Kategoriensystem muss darauf überprüft werden, ob die Inhalte der Paraphrasen repräsentiert werden. Ist dies nicht der Fall, muss eine entsprechende Überarbeitung erfolgen.

Die oben beschriebenen Arbeitsschritte werden bei zwei Transkripten durchgeführt und können im Anhang (AT1 und AT2) eingesehen werden. Bei großen Datenmengen können laut Mayring die Schritte 2. bis 5. als ein Arbeitsschritt erfolgen, d. h., dass die Textstellen in einem Schritt auf das schlussendliche Abstraktionsniveau angehoben werden (vgl. Mayring, 2015, S. 72), was für die weiteren Transkripte (AT3-AT20) dieser Studie entsprechend durchgeführt wird.

Hier erfolgt eine Rückversicherung, ob die Kategorisierung einer Logik folgt und der Abstraktionsgrad der jeweiligen Kategorie passend zur Forschungsfrage ist. Bei einer potentiellen Anpassung muss eine erneute Durchsicht des gesamten Datenmaterials erfolgen (vgl. Mayring, 2016, S. 117). Nach der Interpretation und

Auswertung erfolgt eine abschließende Überprüfung, ob die Forschungsfrage(n) beantwortet werden konnte(n).

Finden sich im Verlauf der Analyse induktive Kategorien, werden alle zuvor analysierten Transkripte erneut hinsichtlich des erweiterten Kategoriensystems überarbeitet. Hieraus ergibt sich, dass bis zur Erstellung des finalen Kategoriensystems mehrere Materialdurchgänge erforderlich werden.

# Gütekriterien qualitativer Forschung

Die klassischen Gütekriterien der quantitativen Forschung Validität und Reliabilität können für die qualitative Sozialforschung nicht übernommen werden, denn eine rigorose Standardisierung ist nicht das Ziel einer qualitativen Vorgehensweise. Ebenso wenig kann die Objektivität zum Maß der Güte gereichen, denn Forschende sind – so angestrengt der Versuch auch sein mag – nie gänzlich frei von der eigenen Lebenswirklichkeit, was wiederum Einfluss auf die Interpretation der Daten nehmen kann. Sich der eigenen „Einschränkungen" bewusst zu sein, ist für eine kritische Reflexion der Forschung demnach von großer Bedeutung (vgl. dazu Kap. 19). Nichtsdestotrotz muss die Güte qualitativer Forschung gewährleistet bzw. nachvollziehbar sein. Dabei kann bis dato allerdings nicht von *den* Gütekriterien qualitativer Forschung gesprochen werden, denn es gibt „keine einheitliche Diskussion über einen allgemein akzeptierten Kriteriensatz" (Flick, 2019, S. 473). Da in diesem Forschungsvorhaben zur Datenanalyse eine zusammenfassende qualitative Inhaltsanalyse nach Mayring erfolgt, wird sich die Autorin auf die von ihm befürworteten Kriterien der Güte beziehen und diese im Folgenden darlegen.

**Gütekriterien nach Mayring**

Mayring nennt sechs Gütekriterien, die die „Qualität der Forschung erweisen können, [wobei] der Prozess der Begründbarkeit und Verallgemeinbarkeit der Ergebnisse […] in den Vordergrund [rückt]" (Mayring, 2016, S. 140).

K. Kürsten, *Stonewall kommt in die Jahre*, Vallendarer Schriften der Pflegewissenschaft 15, https://doi.org/10.1007/978-3-658-43662-9_11

1. *Verfahrensdokumentation*

   Da es wie erwähnt bei qualitativer Forschung keine vorgegebenen Mess-
   instrumente gibt, muss die Auswahl der Erhebungsmethode, der Weg der
   Datengenerierung und die anschließende Analyse detailliert festgehalten werden. Dies gilt insbesondere deshalb, weil die passende Methode für den
   jeweiligen Forschungsgegenstand ausgewählt und wie im vorliegenden Fall
   beschrieben zusätzlich angepasst werden kann (vgl. Mayring, 2016, S. 144 f.)
   (themenzentriertes Interview mit hohem narrativem Anteil der Teilnehmenden,
   vgl. Kap. 9).

2. *Argumentative Interpretationsabsicherung*

   Zur Interpretation von Daten beschreibt Mayring verschiedene Kriterien, die
   zu erfüllen sind, um die Deutung „abzusichern":

   a) Stimmiges Vorverständnis (wird zu Beginn der Interpretation dargelegt)
   b) Stringenz der Interpretation (Abweichungen müssen reflektiert werden)
   c) Alternative Auslegungen (deren Falsifizierung „kann ein wichtiges Argu-
      ment der Geltungsbegründung von Interpretationen sein" (Mayring, 2016,
      S. 145))

3. *Regelgeleitetheit*

   Hiermit wird die systematische Datenbearbeitung hervorgehoben und ein
   freies Interpretieren ohne regulative Elemente abgelehnt. Dabei wird das Material in logische Einheiten differenziert und nacheinander analysiert. Hier legt
   Mayring allerdings Wert darauf, dass in diesem Punkt auch ein gewisses Maß
   an Flexibilität durchaus angebracht ist (vgl. Mayring, 2016, S. 145 f.).

4. *Nähe zum Gegenstand*

   Qualitative Forschung soll den Alltag der Beforschten betreffen und auf Laborbedingungen verzichten. Der Alltagsbezug bzw. der Grad der Umsetzung stellt
   lt. Mayring ein Gütekriterium dar, wobei grundlegend ist, dass sich die Forschung an den Interessen der Betreffenden orientiert (vgl. Mayring, 2016,
   S. 146).

5. *Kommunikative Validierung*

   Hiermit ist die Möglichkeit gemeint, dass die interpretierten Daten den
   Teilnehmenden vorgelegt und mit ihnen gemeinsam besprochen und evtl.
   bearbeitet werden. Somit wäre die Güte der Interpretation gestärkt, nämlich
   durch die Sichtung der „interpretierten" Person selbst. Bei diesem Vorgehen ist nach Ansicht der Verfasserin bei vulnerablen Teilnehmenden eine
   besonders gründliche ethische Reflexion erforderlich. Die erneute Auseinandersetzung mit schwierigen Themen kann zu starker psychischer Belastung
   führen. Daher kann eine Entscheidung zur kommunikativen Validierung mit

den Informant:innen erst nach dem Einsatz im Feld und dem Kontakt mit
dem jeweiligen Teilnehmenden gefällt werden (vgl. Mayring, 2016, S. 147).
Da durch die kommunikative Validierung dennoch die „subjektiven Bedeu-
tungsstrukturen der Betroffenen [be]stehen bleiben" (Mayring, 2016, S.
147), kann dieses Gütekriterium nicht als allgemeingültig angesehen werden. Mayring hebt jedoch hervor, dass die Beforschten nicht nur „Datenlieferanten"
sind, sondern der Dialog mit ihnen „wichtige Argumente zur Relevanz der
Ergebnisse" (Mayring, 2016, S. 147) hervorbringen kann.

6. *Triangulation*
   Hiermit meint Mayring die „Verbindung mehrerer Analysegänge" (Mayring,
   2016, S. 147) zur Erforschung eines Gegenstandes aus verschiedenen Richtungen und der anschließende Vergleich der Ergebnisse. Als Ebenen der
   Triangulation nennt Mayring:
   a) verschiedene Datenquellen
   b) verschiedene Interpreten
   c) verschiedene Theorien
   d) verschiedene Methoden

Abschließend beschreibt Mayring, dass eine Verknüpfung von qualitativen mit
quantitativen Analysen in einem Mixed Methods-Design durchaus eine Berechtigung haben und zu wertvollen Ergebnissen führen kann.

Da es, wie eingangs des Kapitels erwähnt, bisher an einem einheitlichen Vorgehen mangelt, stellen Haas-Unmüßig und Schmidt (2010) zusätzlich die Frage
„welchen Beitrag der Forscher bereits während des Forschungsprozesses leisten
kann, um einen hohen Grad an Güte zu erreichen" (S. 117). Einen Ansatz sehen
sie in der Form, wie Informationen im abschließenden Bericht aufbereitet werden,
nämlich so, „dass die Leser die identifizierten Muster erkennen und die Datenanalyse sowie -interpretation beurteilen können" (Haas-Unmüßig und Schmidt, 2010,
S. 116). Ein Gütekriterium wäre demnach das zu erzeugende Verständnis beim
Leser, welches Forschende durch einen angemessenen Beitrag generieren können. Die Nachvollziehbarkeit und Transparenz der Dateninterpretation wird auch
an anderer Stelle deutlich unterstrichen (vgl. Dallmann & Schiff, 2016, S. 133 f.).

# Teil IV
# Empirie und Datenanalyse

# Ethische Reflexion

**12**

Die Deutsche Gesellschaft für Pflegewissenschaft veröffentlichte den „Ethikkodex Pflegeforschung" (vgl. Deutsche Gesellschaft für Pflegewissenschaft, 2016), der hier grundlegend ist. Die DGP orientiert sich an den von Schnell und Heinritz entwickelten acht forschungsethischen Prinzipien (vgl. Schnell & Heinritz, 2006, S. 21 ff.). Mittels der dadurch entstehenden ethischen Reflexion erfährt die empirische Forschung eine Begrenzung, die dem Schutz der Informant:innen dient (vgl. Dallmann & Schiff, 2016, S. 129). Anhand dieser Grundsätze wird im Folgenden die Empirie der vorliegenden Arbeit reflektiert. Das Forschungsvorhaben erhielt das ethische Clearing vom Ethik-Institut an der Vinzenz Pallotti University.

1. *Notwendigkeit*

   Forschung erhält ihre Berechtigung durch den Nutzen für die Praxis (vgl. Dallmann & Schiff, 2016, S. 130). In den Abschnitten 3.1 und 3.11 wurde bereits ausführlich darauf hingewiesen, dass in absehbarer Zeit die Generation Stonewall zum Teil auf die Unterstützung in der Alltagsgestaltung bzw. schlussendlich auf professionell Pflegende angewiesen sein wird. Die damit potenziell verbundenen geänderten Anforderungen, machen eine eingehendere Betrachtung der Bedürfnisse und Erwartungen der betreffenden Personen erforderlich, um weiterhin eine angemessene Betreuung und pflegerische Versorgung zu gewährleisten.

2. *Ziele und Mitwirkung*

   Die an der Studie Teilnehmenden werden von der Forscherin über die Ziele der Forschung aufgeklärt. Darüber hinaus werden die Informant:innen über den Umfang ihrer Mitwirkung (Zeitdauer, Methode Interview) informiert. Den Befragten wird vermittelt, dass die Forschung ein tiefes Eingreifen in ihren

K. Kürsten, *Stonewall kommt in die Jahre*, Vallendarer Schriften der Pflegewissenschaft 15, https://doi.org/10.1007/978-3-658-43662-9_12

Lebensbereich erforderlich macht, denn das Thema ist sehr privat und intim
(s. dazu auch Absatz „Verhalten der Forschenden").

3. *Methodik*

Für die hier vorliegende qualitative Querschnittstudie werden die Daten mittels themenzentrierter Interviews generiert. Es liegen, wie mehrfach erwähnt
wurde, im deutschen Sprachraum nur wenige wissenschaftliche Untersuchungen für die in dieser Forschungsarbeit betrachtete Personengruppe vor. Daher
ist ein exploratives methodisches Vorgehen unerlässlich. Die Verfasserin entschied sich für Einzelinterviews, um den Teilnehmenden einen geschützten
Rahmen bieten zu können, also nicht mehreren Personen „ausgesetzt" zu sein,
wie es bei einer Gruppendiskussion der Fall gewesen wäre. Dieses Vorgehen
hätte potenziell zwar zu einem größeren Erkenntnisgewinn beitragen können,
da sich die Teilnehmenden in Gesprächsbeiträgen hätten ergänzen können,
wurde aber im Hinblick auf die mögliche Vulnerabilität der Interviewten
verworfen.

4. *Verhalten der Forschenden*

Vorrangig vor allen anderen Überlegungen ist, dass die Würde der Teilnehmenden Priorität hat, d. h. deren Wohlergehen ist stets der Forschung
übergeordnet. Letztere erhält zwar, wie oben erwähnt, ihre Legitimierung
durch den Nutzen für die Praxis, darf jedoch nicht die Interviewten belas-
ten. Es ist somit die Aufgabe der Forschenden die Mitwirkenden hinsichtlich
ihrer Einwilligung zur Teilnahme an der Studie allumfänglich über deren
Umfang und Nutzen, jedoch auch über die Grenzen zu informieren. Nur so
kann es zu einem ethisch korrekten „informed consent", also einer autono-
men und informierten Einwilligung kommen. Diese Einwilligung kann und
wird von der Forschenden während der Interviewdurchführung an passender
Stelle erneut eingeholt, indem bspw. die Nachfrage gestellt wird, ob die teilnehmende Person fortfahren möchte („ongoing consent"). Den potenziellen
Interviewpartner:innen muss genügend Zeit eingeräumt werden, um sich für
oder gegen eine Teilnahme an der Studie zu entscheiden. Die Einwilligung
ist jedoch nicht als statisch anzusehen, sondern als fortdauernder Prozess. Die
Zustimmung soll während des Forschungsprozesses nochmals eingeholt werden. Den Informant:innen ist es grundsätzlich jederzeit möglich die Teilnahme
an der Studie ohne Angabe von Gründen zurückzuziehen, ohne, dass ihnen
Nachteile daraus entstehen. Ihnen wird vor der Teilnahme an der Studie das
persönliche Kennenlernen der Forschenden ermöglicht bzw. angeboten. Das
ethisch korrekte Vorgehen schlägt sich im Informationsschreiben/Datenschutz
und in der Einwilligungserklärung der Teilnehmenden nieder (A03 und A04).

Die Forschende selbst ist dazu verpflichtet, alle Mitwirkenden gleich zu behandeln und jegliche Diskriminierung zu vermeiden. Die Ausschlusskriterien betreffen lediglich Aspekte, die sich auf die Begrenzung des Themas beziehen (so bspw. der Ausschluss von zu alten oder zu jungen Teilnehmenden) oder, die die Partizipierenden selbst schützen (z. B. emotionale Stabilität bei der Gefahr einer möglichen Retraumatisierung oder vermeiden von Überforderung bei kognitiv eingeschränkten Personen). Aspekte wie soziale Schicht, Religion, Nationalität etc. sind nicht von Belang.

Des Weiteren versichert die Forschende, dass alle erhobenen Daten und die Ergebnisse der Analyse komplett offengelegt werden, es nicht zu Datenmanipulation kommt und die Richtigkeit der Transkription gewährleistet ist.

5. *Ethische Prognose*

Da die Teilnehmenden insofern out leben, als dass sie sich eigeninitiativ auf die von der Forscherin veröffentliche Anfrage melden bzw. sich in Internetforen angemeldet haben[1] (s. Kap. 12.4), wird die Vulnerabilität als eher gering eingestuft im Vergleich zu Personen, die nicht geoutet sind. Die Informant:innen haben somit den Prozess des inneren und äußeren Coming-outs vollzogen und sollten mit ihrem Leben als nicht-heteronormative Person „im Reinen" sein.

Dennoch ist unerlässlich das gewählte Thema sensibel zu behandelt. Haben Teilnehmende bspw. massive Diskriminierungserfahrungen gemacht und berichten von diesen, könnte die Gefahr einer Retraumatisierung bestehen. In diesem Fall wird die Interviewerin das Gespräch pausieren und ggf. abbrechen. Bei Bedarf wird eine Verbindung mit einer Selbsthilfegruppe vorgeschlagen oder im Akutfall der Kontakt zu einer Krisenhotline hergestellt.

6. *Ethische Prävention*

Die Informant:innen werden wie bereits erwähnt vor den Interviews erneut befragt, ob sie weiterhin einer Teilnahme zustimmen und darauf hingewiesen, dass der Abbruch des Gesprächs jederzeit möglich ist. Eine Videoaufzeichnung der Interviewsituation wird als nicht erforderlich erachtet und wäre nach Ansicht der Verfasserin bei fehlender Sinnhaftigkeit bei gleichzeitig höherer Belastung der Teilnehmenden ethisch nicht vertretbar. Die Verfasserin lässt den Teilnehmenden offen, ob das Interview bei einem persönlichen Treffen geführt wird oder, ob ein Telefonat oder Online-Meeting bevorzugt wird. Ebenso wird der Zeitpunkt des Interviews durchweg den Wünschen der Interviewten angepasst. Gleiches gilt für den Ort der Durchführung. Die

---

[1] Ob zur Partner:innensuche oder zum allgemeinen Austausch ist dabei unerheblich.

Teilnehmenden erhalten bereits im Vorfeld die Kontaktdaten der Verfasserin, sodass es vor den Interviews auf Wunsch der möglichen Mitwirkenden zu Vorgesprächen „zum Kennenlernen" kommen kann. Damit für die Interviewerin kein Zeitdruck entsteht, der sich bei den Teilnehmenden bemerkbar machen könnte, werden für den Interviewtag genügend zeitliche Ressourcen eingeplant. Den Informant:innen steht es frei, ob eine weitere Person beim Interview anwesend ist.

7. *Wahrhaftigkeit*

Die Forschende legt den Teilnehmenden offen dar, welchen Nutzen die Studie hat. Somit wird gewährleistet, dass die Mitwirkenden nicht manipuliert werden, insofern, dass davon ausgegangen werden könnte, die Forschung habe unmittelbare und gravierende Auswirkungen in der Umsetzung in der alltäglichen Praxis, an dem sie Anteil haben; es werden keine falschen Tatsachen in den Raum gestellt. Die Interviewten wissen vorab, dass es sich bei der Studie um eine Forschungsarbeit handelt, die zur Erlangung eines akademischen Grades führt. Allerdings mit der Hoffnung verbunden, dass auf Basis der Erkenntnisse eine entsprechend positive Auswirkung auf Betreuung und Pflege hinsichtlich des gelingenden Alter(n)s von LSBT*I erzielt werden wird.

8. *Datenschutz*

Die generierten Daten handelt es sich um personenbezogene Daten besonderer Kategorien (vgl. DSVGO, 2016, Art. 9, Abs. 1) und werden gemäß BDSG, §3, VIa (vgl. Bundesministerium für Justiz und für Verbraucherschutz, 2018) zunächst pseudonymisiert. Der Klarname der teilnehmenden Person wird dementsprechend durch einen frei gewählten anderen Namen ersetzt. „Die Korrelation von Klarname und Pseudonym wird in einer Referenzliste festgehalten, die vom Datensatz gesondert [aufbewahrt wird]" (Schnell & Dunger, 2018, S. 39). Nach der Anonymisierung, d. h., dass für die geplante Forschung ein Code generiert wird, der den Teilnehmenden zugestellt wird, womit gewährleistet ist, dass eine Zuordnung der Daten zu den einzelnen Personen nur möglich ist, wenn diese den Code der Forscherin mitteilen. Da die o.g. Referenzliste nach der Anonymisierung vernichtet wird, ist eine Verbindung zwischen Daten und realen Personen selbst der Forscherin nur noch mittels des Codes möglich, der auf den Transkripten festgehalten wird. Angaben innerhalb der Transkripte, die einen Rückschluss auf die Person ermöglichen könnten (bspw. Namen, Orte etc.) werden mittels „XXX" ersetzt. Die Transkripte werden ausschließlich zur Analyse im Rahmen der Erstellung der geplanten Promotionsschrift und somit zur Beantwortung der Forschungsfrage verwendet. Eine mögliche Sekundäranalyse bedarf einer erneuten Einwilligung der Studienteilnehmenden.

Die Forschende ist verpflichtet, dass die Daten innerhalb der Transkripte personenbezogen sind, d. h. sie können von anderen Personen unterschieden werden. Dazu erfolgt eine eindeutige Kenntlichmachung von Aussagen unterschiedlicher Personen mittels B1 für die interviewte Person und I für die Interviewerin. Die anonymisierten verschriftlichten Interviews werden gemäß der Promotionsordnung der Fakultät für Pflegewissenschaft und den Datenschutzrichtlinien in der Vinzenz-Pallotti University entsprechend aufbewahrt; die Audioaufzeichnungen werden nach der Transkription umgehend und unwiederbringlich gelöscht. Das Gebot der Datensparsamkeit wird beachtet, es werden somit keine für die Beantwortung der Forschungsfragen irrelevanten Daten erhoben.

Die Teilnehmenden haben wie erwähnt die Wahl an welchem Ort das Interview stattfindet. Die Verfasserin macht allerdings die Mitwirkenden darauf aufmerksam, dass ein Gespräch im öffentlichen Raum durchaus von unbefugten Dritten mitgehört werden kann. Die Verfasserin ist sich bewusst, dass die Informant:innen sie bei einem Interview in den privaten Räumlichkeiten tief in die Privatsphäre eindringen lassen. Die Forschende zeigt ein dementsprechendes Verhalten.

# Interviewvorbereitungen 13

Im Folgenden wird der Ablauf der getroffenen Vorbereitungen für die schlussendlich zur Datengenerierung durchgeführten Interviews dargelegt. Als Hintergrund dafür wurden die in Kapitel 12 ausgeführten ethischen Grundsätze und methodischen Grundlagen berücksichtigt.

## 13.1 Leitfadenerstellung

Der Leitfaden (A10) für das vorrangig narrative, halbstrukturierte TZI wurde mittels des SPSS-Prinzips erstellt, welches im Folgenden kurz vorgestellt wird (vgl. Helfferich, 2011, S. 182 ff.).

1. S – Sammeln
   Es wurden zunächst ungerichtet Fragen gesammelt, die von Interesse schienen und im Zusammenhang mit der Beantwortung der Forschungsfrage stehen könnten. Aus der Vorkenntnis der Masterthesis heraus, war bereits bei der Leitfadenerstellung eine vage Vorstellung vorhanden, welche Fragen von Belang sein könnten. Dieses wurde reflektierend gehandhabt, um eine Einschränkung seiner selbst bei den Fragestellungen zu vermeiden. Die thematische Relevanz auf Basis der theoretischen Grundkenntnisse wurde stets bedacht.
2. P – Prüfen
   Die in der ersten Stufe gesammelten Fragen wurden nun im Hinblick auf die Frage: „Erfahren wir diese Information von allein, wenn erzählt wird?" (Helfferich, 2011, S. 182) und auf die Relevanz bzgl. der Forschungsfrage überprüft. Zusätzlich wurden Fragen ausgeschlossen, die einen offenen und

© Der/die Autor(en), exklusiv lizenziert an Springer Fachmedien Wiesbaden GmbH, ein Teil von Springer Nature 2024
K. Kürsten, *Stonewall kommt in die Jahre*, Vallendarer Schriften der Pflegewissenschaft 15, https://doi.org/10.1007/978-3-658-43662-9_13

freien Redefluss eingeschränkt hätten, ebenso „alle Fragen, die nur Vorwis-
sen abfragen" (Helfferich, 2011, S. 182). Die Prüffrage „Was würde mich
eigentlich überraschen" (Helfferich, 2011, S. 183) wurde angewendet und
entsprechend Fragen abgewandelt, um zu einer entsprechenden Erzählung
aufzufordern. Während dieses Prozesses entfallen lt. Helfferich meist mehr
als 50% Fragen (vgl. Helfferich, 2011, S. 184). Im Fall der vorliegenden
Forschungsarbeit vergrößerte sich die Anzahl der ausgeschlossenen Fragen.
Sie waren entweder geschlossen formuliert, sodass sie nicht als Erzähl-
aufforderung verstanden werden konnte oder aber die Antwort hätte nicht
zu einem Erkenntnisgewinn (neben den bereits bekannten Inhalten aus der
vorgeschalteten theoretischen Auseinandersetzung) geführt.

3. S – Sortieren
   Auf den theoretischen Rahmen der Anerkennungstheorie und des Minderheitenstress bezogen, lag es nahe, dass entsprechende Ereignisse im Lebens-
   verlauf der Teilnehmenden stattfanden und die Gegenwart und Zukunft nur
   unter Berücksichtigung der Vergangenheit der einzelnen nachvollziehbar sein
   können. Daher verblieben lediglich zwei Hauptfragen:
   a) Wie gestaltete sich Ihr Leben als LSBT*I bis heute?
   b) Wie stellen Sie sich ihr Leben im Ruhestand und Alter vor?
   Daraus ergaben sich die in Anhang A10 ersichtlichen Fragen, wobei die
   zweite Frage als themenzentrierende Frage, wie methodisch angedacht, visuell
   den Interviewten „vorgelegt werden sollte". Die durch die äußeren Umstände
   bedingten methodischen Anpassungen sowie eine Abwandlung der äußeren Form des Leitfadens während der Phase der Datenerhebung werden in
   Kapitel 14 dargelegt werden.

4. S – Subsumieren
   Dieser Schritt wurde zeitgleich mit dem Erstellen der verwendeten Tabelle
   vorgenommen (A10). Einige der im ersten Schritt gesammelten Fragen wurden als Stichpunkte in die zweite Spalte eingetragen bzw. explizite Fragen
   in Spalte drei formuliert, die zur Beantwortung der als wichtig erachteten
   Stichpunkte dienen, sollten diese nicht bereits in der Erzählung beantwortet
   werden.

## 13.2   Stichprobe – Die Generation Stonewall

Aus der Forschungsfrage ergibt sich, dass das Alter der Teilnehmenden als Ein-
bzw. Ausschlusskriterium gelten musste. Hierzu wurde sich an den Geschehnissen
rund um das Ereignis der Stonewall Riots orientiert (vgl. Abschn. 3.11):

Für die vorliegende Studie wurde angenommen, dass die Auswirkungen für Jugendliche und junge Erwachsene innerhalb Europas erst etwa Mitte der 1970er Jahre bemerkbar wurden.[1] Es sollten folglich jene Personen in die Stichprobe einbezogen werden, die mit einem Minimum von 50 Lebensjahren auf den Ruhestand zugehen, und sich somit bereits mit dem Gedanken an die Zeit nach dem Berufsleben auseinandersetzen, so die Annahme der Forscherin. Folglich wurde als Einschlusskriterium festgelegt, dass die potenziellen Mitwirkenden zwischen 1940 und 1970 geboren sein sollten.[2] Weitere Einschlusskriterien waren, dass sich die Teilnehmenden als LSBT*I identifizieren und über ausreichende deutsche Sprachkenntnisse verfügen. Ausgeschlossen wurden Personen mit kognitiven Einschränkungen wie bspw. einer entsprechend fortgeschrittenen dementiellen Erkrankung[3] oder Menschen, die aufgrund zu gravierender negativer Erfahrungen potenziell psychisch nicht in der Lage sind über das Erlebte zu sprechen. Bei Letzterem galt es während der Vorgespräche bzw. schriftlicher Kontakte und des Interviews selbst sehr wachsam zu bleiben.

## 13.3 Pretest

Der Pretest zur vorliegenden Forschungsarbeit wurde am 07.10.2020 zwischen 12 und 13 Uhr durchgeführt. Der Interviewpartner ist nach seinen Angaben ein Cis-Mann, der sich als schwul identifiziert. Er war zum Zeitpunkt des Interviews 51 Jahre alt. Das Gespräch fand face-to-face am gemeinsamen Arbeitsplatz statt und wurde per Diktiergerät aufgezeichnet, eine Transkription erfolgte nicht. Die erhobenen Daten flossen nicht in die Analyse ein.

Es stellte sich heraus, dass die Vorgabe des themenzentrierten Interviews die themenrelevante Frage offen auf den Tisch zu legen nicht ausreichend war. Die Lebensgeschichte als wichtiger Bestandteil der aktuellen Situation und Einfluss auf die Zukunftsgestaltung ließ sich nicht mit der offenen Frage: „Wie stellen

---

[1] Zu dieser Erkenntnis gelangte die Verfasserin im Laufe des Feldzuganges für die eigene Masterthesis (Kürsten, 2018). Hier wurde die Altersbegrenzung zunächst auf Geburtsjahre 1940–1960 festgelegt. Erst nachdem dieses auf 1965 expandiert wurde, konnten Teilnehmende akquiriert werden.

[2] Hierbei ist zu beachten, dass die Einschlusskriterien im Jahr 2020 festgelegt wurden. Deutlich wird an dieser Stelle, dass die statische Einteilung der Lebensalter, die in Kap. 3, Fußnote kurz Erwähnung fand, nicht zur Festlegung der Einschlusskriterien herangezogen werden konnte. Die Teilnehmenden befinden sich größtenteils noch nicht im Dritten Lebensalter.

[3] Eine Teilnahme dieser Personengruppe konnte aufgrund des Feldzuganges (vgl. Abschn. 13.4) von vornherein nahezu ausgeschlossen werden.

Sie sich ihr Leben im Ruhestand und Alter vor?" (A12) abdecken. Daher entschied die Forschende, dass eine methodische Anpassung erforderlich wurde, um
ein angemessenes Ergebnis erzielen zu können. Für die Interviews zur Datengenerierung mussten zwei solcher Dokumente angewendet werden, die die o.g.
Hauptfragen des Leitfadens visualisierten. Zunächst mit der offenen Frage: „Wie
gestaltete sich Ihr Leben als LSBT*I bis heute?"[4] (A12). Die Fragestellung bzgl.
des Alter(n)s sollte fortan im Verlauf des Gespräches – je nachdem wann der
Themenwechsel erfolgte – visuell in den Mittelpunkt gerückt werden, wobei die
erstere weiterhin auf dem Tisch verbleiben sollte, allerdings eher am Rand.

Beim anschließenden Hören der Audioaufzeichnung wurde deutlich, dass die
Interviewerin stellenweise kleinere Schwierigkeiten hatte, die Fragen zur Aufrechterhaltung des Gesprächsflusses präzise zu formulieren. Sich dies bewusst
zu werden, verhalf ihr zu der Erkenntnis, dass darauf während der Interviews
mit den weiteren Teilnehmenden zur schlussendlichen Datenerhebung wesent-
lich mehr Wert gelegt werden sollte. Ebenso konnte festgestellt werden, dass die
Qualität der Aufzeichnung stellenweise unzureichend war, der Interviewpartner
war nicht durchgängig zu verstehen. Die Platzierung des Diktiergerätes wurde
entsprechend für die folgenden Gespräche überdacht.

Die Autorin stellte zusätzlich fest, dass die Notizen während des Gespräches den Teilnehmenden irritierten, da sie vor Gesprächsbeginn nicht darauf
aufmerksam gemacht hatte. Als Folge daraus wurde dies in die Gesprächsvor-
bereitungen, die für das themenzentrierte Interview üblich sind (vgl. Kap. 9),
integriert. Hinzu kam, dass die Interviewerin erkannte, dass sie sich zur – wenn
auch möglichst geringen – Lenkung des Gespräches mehr thematische Notizen
machen musste, woraus eine Erweiterung der zweiten Spalte des Interviewleitfadens (A10) erfolgte. Somit konnte ermöglicht werden, dass wichtige Inhalte
thematisiert wurden. Ansonsten folgten zunächst keine weiteren Änderungen im
Vorgehen.

---

[4] Die Fragestellung wurde je nach Selbstidentifikation je nach teilnehmender Person angepasst (z. B. „Wie gestaltete sich Ihr Leben als lesbische Frau bis heute?"). Die Selbstidentifikation der Mitwirkenden ging stets aus dem vorherigen Kontakt hervor.

## 13.4    Feldzugang

Da sich der Feldzugang im Rahmen der Masterthesis bereits als schwierig erwies, wählte die Autorin ein erweitertes Repertoire an Zugängen aus und bezog zur Vergrößerung der Datenbasis die aus der vorherigen Qualifizierungsarbeit (Kürsten, 2018) resultierten Transkripte zur Sekundäranalyse mit ein.

Zur Teilnehmendenakquise schrieb die Verfasserin mehrere Interessenvertretungen[5] an, mit der Bitte, den Aufruf zur Interviewteilnahme über die jeweiligen E-Mailverteiler weiterzugeben (A01). Des Weiteren konnte Kontakt mit der Redaktion der blu media network GmbH aufgenommen werden. Hier erklärte man sich bereit einen kurzen Onlinebeitrag (A02) zu veröffentlichen, der das Promotionsprojekt vorstellte und um Teilnahme bat. Ein Teilnehmer konnte über eine Gatekeeperin in einer schwul-lesbischen Interessengruppe gewonnen werden.[6]

Allen Interessierten wurde zunächst das Informationsschreiben über die Forschung und die Datenschutzrechtlichen Informationen für die Teilnehmenden (A03) sowie die Einwilligungserklärung (A04) per Mail zugesandt und dabei darauf hingewiesen, dass keine umgehende Rückmeldung erforderlich ist, sondern eine Bedenkzeit durchaus angemessen sei. Diese wurde von keiner der interessierten Personen in Anspruch genommen. Von allen Informant:innen lag die Einwilligungserklärung vor den Interviews vor. Aufgrund der Coronapandemie konnten diese nicht persönlich übergeben werden, sondern wurden entweder als Scan oder Foto per Mail oder per Post an die Forscherin gesandt. Eine Einwilligung zur Sekundäranalyse (SAB7W) lag ausschließlich als Rückmeldung als E-Mail, also ohne Unterschrift, vor (A06). In Anbetracht der Tatsache, dass es sich um die älteste Teilnehmerin handelt (heute 79 Jahre alt), die Probleme mit ihrer EDV Hardware schilderte und keine weiteren Umstände machen wollte (sie lehnte das Angebot der postalischen Zusendung ab), wurde in Absprache mit dem Erst- und Zweitbetreuer die E-Mail als ausreichend zur Einwilligung gewertet.

Es ergab sich schlussendlich eine Stichprobe aus 20 Teilnehmenden.

---

[5] Dachverband Lesben und Alter, SAFIA – Lesben gestalten ihr Alter e. V., Bundesinteressenvertretung schwuler Senioren, BiNe – Bisexuelles Netzwerk e. V., Bundesverband Trans* e. V., Bundesverband intergeschlechtliche Menschen e. V.

[6] Ihm wurden von der Gatekeeperin Informationsschreiben und Einwilligungserklärung ausgehändigt, woraufhin er Kontakt mit der Verfasserin aufnahm.

## 13.5    Codevergabe und vorherige Kontakte mit den Mitwirkenden

Den Mitwirkenden wurden mit der Zusage zur Teilnahme und Unterzeichnung der Einwilligungserklärung ein Code (s. A05) zugestellt. Der Code entspricht den verwendeten anonymisierten Bezeichnungen für die einzelnen Mitwirkenden. Die Codevergabe ermöglicht, dass Transkripte eindeutig den Interviewten zugeordnet werden können. Sollten Teilnehmende nach der anonymisierten Transkription ihre Teilnahme zurückziehen wollen, können diese zweifelsfrei zugeordnet und entsprechend aus der weiteren Analyse ausgeschlossen werden.

Wie in der ethischen Reflexion (vgl. Kap. 12) bereits beschrieben, wurde den Teilnehmenden ein persönlicher Kontakt vor dem Interview ermöglicht. Diese Kontakte gestalteten sich recht unterschiedlich. Während SAB2W (Informantin zur Sekundäranalyse) ein ca. 20-minütiges Telefonat mit der Verfasserin darüber führte, was in den vergangenen Jahren nach dem Interview in den jeweiligen Leben geschehen ist, informierte sich PA_IN03 in einem nahezu 45-minütigen Telefonat mehr über das Forschungsvorhaben. Dieses Gespräch nutzte die Verfasserin, um abzuklären, welches Pronomen PA_IN03 als intergeschlechtliche Person bevorzugt („es") und legte offen dar, dass sie möglicherweise sprachlich nicht durchgängig korrekte Begriffe verwenden würde, dies jedoch nicht absichtlich geschähe und sie sich bereits im Vorfeld dafür entschuldigen möchte. Gleiches teilte sie auch PA_IN02 mit. Beide Teilnehmenden reagierten sehr positiv auf das offene Vorgehen; man sei sich bewusst, dass die Kommunikation für dyadische Menschen[7] problematisch sein kann. Zu PAI_IN03 muss erwähnt werden, dass es sehr prominent für die Belange von intergeschlechtlichen Menschen eintritt und sich die Verfasserin im Vorfeld bereits Statements von PA_IN03 online angesehen bzw. gelesen hatte. Mit PAI06W wurde ein ca. einstündiges vorgreifendes Telefonat geführt. Hier ging es allerdings nur indirekt um das Forschungsvorhaben, sondern u. a. primär um die (damals) aktuelle Lage der ehemaligen Philosophisch Theologischen Hochschule Vallendar, um die sie als politisch engagiert Pflegende wusste. Mit PAI01M und PAI04M erfolgte ein dem Interview vorgeschalteter ausgedehnter E-Mailverkehr. Zwei Teilnehmende kommunizierten im Vorfeld mittels Messenger, denn die Verfasserin hatte mittels Informationsschreibens (A03) eine Handynummer zur Kontaktaufnahme

---

[7] „Endo und dyadisch bezeichnet Menschen, die nicht inter* sind, deren körperliche Merkmale also den medizinischen Normvorstellungen von Männern oder Frauen entsprechen. [...] Die Wortherkunft der beiden Begriffe liegt im Altgriechischen. Endo ist eine Vorsilbe für innerhalb, also das Gegenteil zu inter*; dyadisch bedeutet in ein Zweiersystem passend" (Trans*Inter* Beratungsstelle, o.A.).

angegeben. Dies wurde allerdings vornehmlich nach dem Erstkontakt via E-Mail zur Terminvereinbarung genutzt. Mit einigen anderen Beteiligten wurde vor der Audioaufnahme ein längeres Vorgespräch geführt, um sich zunächst näher kennenzulernen. Diese Teilnehmenden hatten vom Angebot einen möglichen Zusatztermin dafür zu vereinbaren abgesehen. BAT01W und PAI02W äußerten eine ausgeprägte Nervosität, die im Laufe des Vorgespräches bereits abgebaut werden konnte. Diese beiden Gespräche nahmen jeweils ca. 15 Minuten in Anspruch.

# Datengenerierung

**14**

Eine Besonderheit der für diese Studie durchgeführten Datenerhebung ist sicherlich, dass es sich aufgrund der Coronapandemie ausschließlich um Interviews handelt, die online und einmal via Telefon (PAI02M) geführt wurden. Die Wahl des Kommunikationsweges wurde entsprechend der ethischen Vorüberlegungen den Teilnehmenden überlassen. Bei den Onlinemeeting-Tools standen Zoom™, Skype™ und Webex™ zur Wahl. Die Autorin machte alle Mitwirkenden darauf aufmerksam, dass Webex™ konform mit den deutschen Datenschutzrichtlinien ist und ausschließlich in Deutschland befindliche Server zum Datentransfer nutzt. Dennoch entschieden sich nahezu alle Interviewten für Zoom™. Ausschließlich PAI02W wählte Webex™. Die Form des Interviews bedingte, dass die Erkenntnisse aus dem face-to-face Pretest (vgl. Abschn. 13.4) nur begrenzt nutzbar waren. Die daraus resultierenden Konsequenzen werden in Kapitel 19 geschildert.

Die Daten zur Sekundäranalyse wurden größtenteils im persönlichen Kontakt erhoben. Hier wurden im April 2018 neben sechs persönlichen Interviews, zwei Telefoninterviews und ein online-Interview – zum damaligen Zeitpunkt noch mittels Facebook™ Videofunktion[1] – geführt.

---

[1] Aus heutiger Perspektive ist hier die Frage nach den Datenschutzvorgaben zu stellen. Allerdings wurde auch dieses Interview auf Wunsch der Teilnehmerin auf diesem Weg geführt. Hinzu kommt, dass sie selbst einen Facebook-Account hatte und hat und sich somit eines potenziellen Risikos bewusst war und ist.

K. Kürsten, *Stonewall kommt in die Jahre*, Vallendarer Schriften der Pflegewissenschaft 15, https://doi.org/10.1007/978-3-658-43662-9_14

## 14.1   Interviewdurchführung

Die Interviews wurden im ersten Halbjahr 2021 durchgeführt und fanden stets zum gewählten Zeitpunkt der Teilnehmenden statt. Dies war durchgehend am späten Nachmittag oder frühen Abend. Alle Einverständniserklärungen lagen vor den Gesprächen vor und werden seither gemäß der Datenschutzrichtlinien entsprechend aufbewahrt.

Anzumerken ist, dass nahezu alle Teilnehmenden (bis auf SAB9W, PAI01M, PAI04W und PAT01W) die Autorin bereits in ihrer Mail als Reaktion auf den Aufruf zur Teilnahme und somit Erstkontakt in der informellen 2. Person Singular ansprachen bzw. dies vor oder während des Interviews anboten. Dies liegt darin begründet, dass sich Personen innerhalb der LSBT*I-Community zumeist umgehend duzen und sich somit bereits verbal durch die gemeinsame Minderheitenposition eine gewisse „Nähe" andeutet, obwohl sich die Personen nicht persönlich kennen oder ansonsten gültige gesellschaftliche Konventionen nicht immer Gültigkeit besitzen. So äußerte PAI02M, dass er zwar sehr viel älter sei, er aber „unter uns" der Verfasserin gerne das „du" anbieten möchte. Die Autorin willigte bei einem solchem Angebot der Mitwirkenden stets ein bzw. reagierte auf die persönliche Ansprache in E-Mails entsprechend.

Gemäß den Vorgaben des themenzentrierten Interviews (vgl. Kap. 9) musste eine Anpassung an die gegebenen Verhältnisse erfolgen. Es war nicht möglich die zentrale(n) Fragestellung(en) sichtbar auf den Tisch zu legen, so wie es bei einem persönlichen Kontakt vorgesehen ist. Daher musste die Verfasserin die Fragestellung als digitales Dokument konzipieren (A12) und entsprechend während des Meetings als Präsentation freigeben. Dabei musste folglich im Verlauf des Interviews die Ansicht auf die zweite Fragestellung gewechselt werden. Dieser Umstand führte während einiger Interviews einerseits zu Problemen mit der technischen Umsetzung auf Seiten der Autorin (während der ersten drei Interviews, bis sich eine gewisse Routine einstellte), andererseits kam es in nahezu allen Interviews zu Irritationen der Teilnehmenden, wenn das Bild wechselte, obwohl die Interviewerin anfangs in den Erläuterungen zum Interviewablauf darauf aufmerksam machte. Hinzu kam, dass ein Verweis auf die zentrale(n) Fragestellung(en) mit einem nonverbalen Signal, und sei es lediglich durch einen Blick auf das reale Blatt auf dem Tisch, entfallen musste. Die Verfasserin musste bei Bedarf grundsätzlich verbal darauf aufmerksam machen, was zwischenzeitlich zur Unterbrechung des Gesprächsflusses führte. Die Nutzung des Cursors erwies sich als wenig ergiebig. Dies kann zum einen dadurch begründet sein, dass die Teilnehmenden dies nicht als entsprechenden Hinweis wahrnahmen oder zum anderen, dass die Interviewten nicht eine entsprechend große Ansicht der

Folie eingestellt hatten. Dies zu beeinflussen bzw. abzuschätzen lag nicht im Einflussbereich der Interviewerin.

Des Weiteren passte die Autorin ihr Vorgehen bzgl. der Verwendung des Leitfadens nach dem dritten Interview an. Es zeigte sich, dass der Leitfaden dazu verführte zu nahe an diesem zu verhaften und dabei eine gewisse Flexibilität während der Gespräche verloren ging. Dementsprechend fertigte die Verfasserin eine Mind-Map an (A11), die die Kernpunkte des Leitfadens beinhaltete und die entsprechenden Unterpunkte aus den jeweiligen Spalten (A10) als Stichworte entsprechend abbildete. Auf die explizite Nutzung der vorgefertigten Fragen wurde darauffolgend verzichtet, sondern im Gesprächsfluss zunehmend frei formuliert.

## 14.2 Transkription

Im Sinne einer zusammenfassenden qualitativen Inhaltsanalyse mit einer entsprechenden Materialreduktion kann auf eine allzu detailreiche Transkription verzichtet werden. Daher entfiel im Rahmen der Transkription (angelehnt an die inhaltlich-semantische Transkription nach Dresing & Pehl, 2011, S. 21 f.) die Verschriftlichung von Füllworten sowie paraverbale Rückmeldungen des aktiven Zuhörens der Interviewerin und der Interviewten, es sei denn, sie hatten eine bedeutungstragende Funktion für den weiteren Gesprächsverlauf oder unterbrachen den Redefluss des Gegenübers. Pausen, Betonungen (Versalien) sowie para- und nonverbale Äußerungen der Teilnehmenden wurden nur transkribiert bzw. vermerkt, wenn auch sie eine bedeutungstragende Funktion einnahmen. Dialekte wurden nicht übernommen und der Text grammatikalisch geglättet. Textstellen, die sich trotz wiederholtem Abhören nicht verständlich waren, wurden mit (unv.) markiert. Passagen, die unverständlich waren, sich jedoch im Kontext erschließen ließen, wurden mit „(unv.) vermuteter Text?)" kenntlich gemacht (vgl. hierzu auch Kuckartz, Dresing, Rädiker & Stefer, 2008, S. 27). Thematische Abbrüche wurden mit / markiert, Pausen ab ca. 3 Sekunden wurden mit (...) kenntlich gemacht.

Interviews zur Sekundäranalyse wurden im Jahr 2018 in leicht abgeänderter Form transkribiert. Im Sinne einer unverfälschten Datenübernahme wurden die Transkripte hinsichtlich der äußeren Form nicht erneut überarbeitet[2] bzw. war eine erweiterte Bearbeitung grundsätzlich nicht möglich, da die Audiodateien

---

[2] So wurde damals die Interviewerin in kursiver Schrift hervorgehoben und wurde bei Einwürfen in Redeanteilen der Interviewten dort in eckige Klammern gesetzt, allerdings nur, wenn diese Einlassungen eine gesprächsrelevante Rolle einnahmen (vgl. Anhänge AT5-AT11).

gemäß den Datenschutzrichtlinien nicht mehr zur Verfügung standen. An Stellen, die unzureichend anonymisiert waren (z. B., wenn Rückschlüsse auf den Wohnort möglich waren), wurden entsprechende Anpassungen im Sinne des Datenschutzes vorgenommen und die Passagen entsprechend bearbeitet.

Da keiner der Teilnehmenden nach den Interviews die Einwilligung zurückgezogen hatte, wurden alle Audioaufzeichnungen entsprechend transkribiert. Von den 20 analysierten Interviews hat die Verfasserin elf selbst transkribiert. Die restlichen neun wurden von einem externen Unternehmen übernommen, das sich vertraglich den erforderlichen datenschutzrechtlichen Vorgaben verpflichtet hat. Diese Transkripte wurden von der Autorin kontrolliert und nachbearbeitet, falls bedeutungstragende Inhalte nicht als solche wie oben beschrieben markiert waren. Im Bedarfsfall wurden Korrekturen vorgenommen. Zu jedem Transkript findet sich ein Transkriptionskopf, der kurze Angaben hinsichtlich des Zeitpunktes und der Dauer des Interviews macht. Hinzukommen – wenn vorhanden – weitere Angaben zur teilnehmenden Person, auf welchem Weg sie akquiriert wurde und bei Bedarf ein Vermerk, wenn Besonderheiten auftraten (s. z. B. Transkriptionskopf/Postskript zu PAI02M). Das Postskriptum (verschriftlicht als Bestandteil von A14) beinhaltet wie oben bereits erwähnt weitere Informationen, die während des Interviews zusätzlich des gesprochenen Wortes wahrgenommen wurden oder Inhalte, die vor oder nach der Audioaufzeichnung besprochen wurden, aber thematisch bedeutsam erschienen.

# Datenanalyse

Wie in Kapitel 10 beschrieben, ist die qualitative Inhaltsanalyse ein induktives Verfahren. Die Autorin war sich wie bereits erwähnt bewusst, dass durch die vorherige thematische Auseinandersetzung im Rahmen der Literaturanalyse gleichsam eine „innere" deduktive Kategorienbildung – wenngleich nicht theoriegeleitet – stattgefunden haben kann (A-priori). Hinzu kommt, dass Kategorien aus der vorherigen Forschung der Autorin einen möglichen Einfluss auf die aktuelle Analyse nehmen könnten. Hier war besondere Aufmerksamkeit geboten. Die Analyse von AT1 und AT2 wurde mit Microsoft Excel™ durchgeführt; alle weiteren Transkripte wurden unter Zuhilfenahme der Software MAXQDA 2020™ analysiert (AT3-AT20).

## Kategorienbildung

Aus der vorherigen thematischen Auseinandersetzung und den eigenen Forschungsergebnissen flossen unweigerlich Inhalte bereits in die Erstellung des Leitfadens ein. So war bspw. anzunehmen, dass das Thema „Diskriminierung/ Anerkennungsentzug" zur Sprache kommen würde und wurde somit auch in den Leitfaden aufgenommen bzw. als deduktive Kategorie festgelegt, die zur Beantwortung der Forschungsfrage relevant sein könnte (vgl. Mayring, 2015, S. 83). Die mit der Erstellung des Interviewleitfadens (A10) deduktiv erstellten Kategorien und deren (vorläufigen) Definitionen lauten wie folgt:

© Der/die Autor(en), exklusiv lizenziert an Springer Fachmedien Wiesbaden GmbH, ein Teil von Springer Nature 2024
K. Kürsten, *Stonewall kommt in die Jahre*, Vallendarer Schriften der Pflegewissenschaft 15, https://doi.org/10.1007/978-3-658-43662-9_15

K1 Diskriminierung/Anerkennungsentzug

Alle Aussagen, die Diskriminierungserfahrungen/Anerkennungsentzug beschreiben.

K2 Politik

Alle Aussagen, die die Teilnehmenden über ihr eigenes politisches Handeln machen oder Politik im Allgemeinen thematisieren.

K3 Wohnen

Alle Aussagen über die Wohnform in denen die Teilnehmenden gelebt haben, aktuell leben oder sich für die Zukunft wünschen bzw. wovon sie ausgehen, wie diese in Zukunft sein wird.

K4 Gesundheit/Pflege

Alle Aussagen, die die eigene Gesundheit betreffen und eine potenzielle zukünftige Pflegebedürftigkeit oder anderweitigen Unterstützungsbedarf sowie die daraus resultierenden Konsequenzen.

K5 Lebensgestaltung

Alle Aussagen, die die Teilnehmenden machen, die beschreiben, wie das Leben nach Eintritt in den Ruhestand gestaltet werden soll und nicht unter „K14 Community" (induktiv gebildet, vgl. Tab. 15.1) fallen. Hier sind u.a. Freizeitbeschäftigungen, ehrenamtliche Tätigkeiten etc. gemeint.[1]

K6 Ängste/Bedenken

Alle Aussagen der Teilnehmenden, die Ängste und Bedenken hinsichtlich der Zukunft äußern.

K7 Coming-out

Alle Aussagen, die das Outing betreffen und welche Auswirkungen dieses auf das Leben der Teilnehmenden hatte. Mit den Subkategorien:

SK 7/1 inneres Coming-out

SK 7/2 äußeres Coming-out

K8 Weitere einschneidende Lebensereignisse

Alle Aussagen, die maßgeblichen Einfluss auf das Leben der Teilnehmenden hatten, die mit den Kategorien „K1 Diskriminierung/ Anerkennungsentzug" oder „K7 Coming-out" nicht abgebildet werden können.

K9 Beruflicher Werdegang

Alle Aussagen, die Schulbildung, Praktika, Ausbildung, Studium, Umschulung und Berufsleben betreffen.

---

[1] Die Codedefinition musste nach der induktiv erstellten K14 angepasst werden, um folgend eine präzise Abgrenzung zu ermöglichen

K10 Soziales Netzwerk

Alle Aussagen, die Herkunftsfamilie, Freunde, Bekannte, Partner:innen (Wahlfamilie), Kinder etc. beinhalten.

SK 10/1 biologische Familie

SK 10/2 Wahlfamilie

Bereits zu Beginn der Analyse des ersten Transkriptes kristallisierte sich zwar die Kategorie „Diskriminierung/Anerkennungsentzug" wie erwartet heraus, allerdings auch, dass die verschiedenen Sphären, in denen der Anerkennungsentzug stattfindet, von Bedeutung ist, sodass die induktiv gebildeten entsprechenden Subkategorien die Hauptkategorie differenziert abbilden können (vgl. Tab. 15.1).

*Erster und zweiter Materialdurchgang*

Bereits bei der Bearbeitung der ersten vier Transkripte fanden sich die o.g. zehn deduktiven Hauptkategorien im Material wieder. Hinzu kamen allerdings weitere induktiv gebildete Haupt- und Subkategorien:

K11 Konflikte

*Temporärer* Anerkennungsentzug von Personen aus dem näheren Umfeld aufgrund der Nicht-Heteronormativität.

K12 Rollenbild

Aussagen über das eigene Rollenbild, meist mit den entsprechenden Konsequenzen.

SK12/1 Äußere Rollennonkonformität

SK12/2 Nicht-rollenkonforme Interessen

K13 Rollback

Aussagen, die die Wahrnehmung beschreiben, dass positive gesellschaftliche Veränderungen wieder rückläufig sind/ rückgängig gemacht werden.

K14 Community[2]

Alle Aussagen, die die Community im Sinne der in Abschnitt 3.10 dargelegten Funktionen einnimmt.

SK 14/1 Stammtisch

SK 14/2 Ansprechstellen in der Community

K15 Verbesserungspotential

Aussagen, die Wünsche und Anregungen liefern, was geändert werden kann und sollte, um die Situation für LSBT*I altersunabhängig zu verbessern.

---

[2] Hier muss in der Analyse eine Differenzierung zwischen „ehemalig" und „aktuell" erfolgen. Die Aktivitäten innerhalb der Community ändern sich mit zunehmendem Alter (vgl. Kap. 10).

SK 15/1 Medizinische Betreuung durch non-heteronormative Ärzt:innen
SK 15/2 Anpassung Ausbildungs-/Fortbildungsinhalte
SK 15/3 mehr Ansprechstellen in der Community
K16 Wünsche an Einrichtungen der Langzeitpflege
SK 17/1 Räumliche Gegebenheiten
SK 17/2 zwischenmenschliche Kontakte
SK 17/3 individuelle Bedürfnisse & Autonomie

Des Weiteren wurden induktiv zur deduktiv gebildeten „K6 Ängste und Bedenken" die Subkategorie „SK 6/1 Ökonomische Ressourcen", „SK 6/2 Einsamkeit",
„SK 6/3 Krankheit" und zur „K5 Lebensgestaltung" die Subkategorien „SK 5/1
frühere", „SK 5/2 heutige" und „SK 5/3 gewünschte zukünftige" gebildet. Zusätzlich wurden zur deduktiven „K10 Soziale Netzwerke" die induktive Subkategorie
„SK 10/3 mangelnde Integration" entwickelt. K11 bis K16 inklusive Subkategorien wurden bei der Analyse des dritten und vierten Transkriptes generiert, was
zur Folge hatte, dass die zuvor analysierten Transkripte erneut überarbeitet wurden und dort ebenfalls die entsprechenden Kategorien codiert werden konnten.
Allerdings waren die induktiven Kategorien noch nicht unumstößlich festgelegt,
die Reihenfolge der Kategorien, sowie deren Bezeichnungen wurden flexibel
gehandhabt. Es ergab sich nach dem ersten und zweiten Materialdurchgang
zunächst folgendes vorläufiges Kategoriensystem:

**Tabelle 15.1** Vorläufiges Kategoriensystem nach dem 1. und 2. Materialdurchgang

| Deduktive Kategorien | Induktive Kategorien |
|---|---|
| K1 Diskriminierung/<br>Anerkennungsentzug | SK 1/1 Anerkennungsentzug 1. Sphäre<br>SK 1/2 Anerkennungsentzug 2. Sphäre<br>SK 1/3 Anerkennungsentzug 3. Sphäre |
| K2 Politik | SK 2/1 Frauenpolitik/Frauenbewegung<br>SK 2/2 Feminismus<br>SK 2/3 gesamtgesellschaftliche Situation |
| K3 Wohnen | SK 3/1 aktuelle Wohnform<br>SK 3/2 präferierte Wohnform im Alter<br>SK 3/3 optionale Wohnform im Alter<br>SK 3/4 abgelehnte Wohnform im Alter |
| K4 Gesundheit/Pflege | SK 4/1 Pflegerische Maßnahmen nach<br>Geschlechtsangleichung |

(Fortsetzung)

**Tabelle 15.1** (Fortsetzung)

| Deduktive Kategorien | Induktive Kategorien |
|---|---|
| K5 Lebensgestaltung | SK 5/1 frühere<br>SK 5/2 heutige<br>SK 5/3 gewünschte zukünftige |
| K6 Ängste/Bedenken | SK 6/1 Ökonomische Ressourcen<br>SK 6/2 Einsamkeit<br>SK 6/3 Krankheit |
| K7 Coming-out<br>SK 7/1 inneres Coming-out<br>SK 7/2 äußeres Coming-out | |
| K8 Weitere einschneidende Lebensereignisse | |
| K9 Beruflicher Werdegang | |
| K10 Soziales Netzwerk<br>SK 10/1 biologische Familie<br>SK 10/2 Wahlfamilie | SK 10/3 mangelnde Integration |
| | K11 Konflikte |
| | K12 Rollenbild/Identität<br>SK 12/1 Äußere Rollennonkonformität<br>SK 12/2 Nicht-rollenkonforme Interessen |
| | K13 Rollback |
| | K14 Community<br>SK 14/1 Stammtisch<br>SK 14/2 Interessengemeinschaften |
| | K15 Verbesserungspotential<br>SK 15/1 Medizinische Betreuung durch non-heteronormative Ärzt:innen<br>SK 15/2 Anpassung Ausbildungs-/Fortbildungsinhalte<br>SK 15/3 mehr Ansprechstellen in der Community |
| | K16 Wünsche an Einrichtungen der Langzeitpflege<br>SK 17/1 Räumliche Gegebenheiten<br>SK 17/2 zwischenmenschliche Kontakte<br>SK 17/3 individuelle Bedürfnisse & Autonomie |

Zu erwähnen ist, dass das Transkript der einzig transidenten Teilnehmerin (PAT01W) bewusst mit in die ersten analysierten Daten einfloss. Es konnte bereits zu diesem Zeitpunkt davon ausgegangen werden, dass SK 4/1 nicht mehr codiert werden würde. Daher entschloss sich die Verfasserin die Daten der beiden intergeschlechtlichen Teilnehmenden zum Abschluss zu analysieren, da auch hier von Kategorien ausgegangen werden konnte, die sich in Transkripten mit dyadischen Personen nicht wiederfinden. Zu den Besonderheiten der Inhalte zu Trans* und Intergeschlechtlichkeit wird in Kapitel 12 Stellung bezogen werden.

*Dritter und vierter Materialdurchgang*
Im Verlauf der Analyse stellte sich heraus, dass die Kategorien, wie sie in Tab. 15.1 dargestellt sind, nicht gänzlich Bestand haben können. So kam es nach der Analyse des sechsten Transkriptes zu einer Anpassung von „K2 Politik". Dies war deutlich zu einschränkend für die Vielzahl an dazugehörigen Themen, sodass die Kategorie in „K2 Gesellschaft" umbenannt wurde und auch die Subkategorien teilweise eine andere Bezeichnung erhielten sowie eine weitere entstand (vgl. Abb. 15.1), um eine angemessene Zuordnung[3] schaffen zu können.

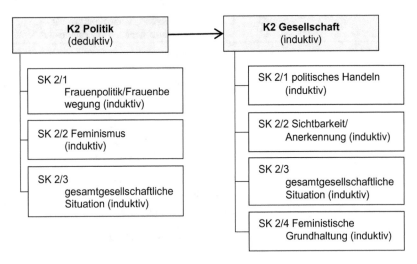

**Abbildung 15.1** Umstrukturierung der Hauptkategorie K2 (eigene Darstellung)

---

[3] Hier ergab sich bspw. das Problem, dass SK 2/1 „Frauenpolitik/Frauenbewegung" zu detailliert war und sich keine weiteren politischen Aktivitäten hierin abbilden ließen. Eine Umbenennung wurde somit erforderlich.

Es wurden folglich die zuvor analysierten Transkripte erneut überarbeitet. Nach dem siebten Transkript ergaben sich weitere Änderungen, z.b. wurde „K4 Gesundheit/Pflege" in „K4 Körper" umbenannt und durch die Subkategorien präzisiert, was einen weiteren Materialdurchgang erforderlich machte. Eine weitere Besonderheit bestand darin, dass „K11 Konflikte" zur Subkategorie von „K1 Diskriminierung/Anerkennungsentzug" umdefiniert wurde. Bereits bei der induktiven Bildung im zweiten Materialdurchgang hätte dies anhand des Codierleitfadens (s. A13) logisch sein müssen, wurde allerdings erst im Prozess der weiteren Codierung erkannt und somit zu diesem Zeitpunkt entsprechend umgesetzt.[4] Es entstand somit nach dem vierten Materialdurchgang ein weiteres vorläufiges Kategoriensystem für die Analyse der weiteren Transkripte (Tabelle 15.2):

**Tabelle 15.2** Vorläufiges Kategoriensystem nach dem 3. und 4. Materialdurchgang

| Nach dem 2. Materialdurchgang | Anpassung nach dem 4. Materialdurchgang (induktiv) |
|---|---|
| K1 Diskriminierung/ Anerkennungsentzug<br>SK 1/1 Anerkennungsentzug 1. Sphäre<br>SK 1/2 Anerkennungsentzug 2. Sphäre<br>SK 1/3 Anerkennungsentzug 3. Sphäre | SK 1/4 Konflikte |
| ~~K2 Politik~~<br>~~SK 2/1 Frauenpolitik/Frauenbewegung~~<br>~~SK 2/2 Feminismus~~<br>~~SK 2/3 gesamtgesellschaftliche Situation~~ | K2 Gesellschaft<br>SK 2/1 politisches Handeln<br>SK 2/2 Sichtbarkeit/Anerkennung<br>SK 2/3 gesamtgesellschaftliche Situation<br>SK 2/4 feministische Grundhaltung |
| K3 Wohnen<br>SK 3/1 aktuelle Wohnform<br>SK 3/2 präferierte Wohnform im Alter<br>SK 3/3 optionale Wohnform im Alter<br>SK 3/4 abgelehnte Wohnform im Alter | |
| K4 ~~Gesundheit/Pflege~~<br>~~SK 4/1 Pflegerische Maßnahmen nach Geschlechtsangleichung~~ | K4 Körper<br>SK 4/1 Gesundheit<br>SK 4/2 Einschränkungen<br>SK 4/3 Pflegerische Maßnahmen nach Geschlechtsangleichung |

(Fortsetzung)

---

[4] Konflikte definiert als *temporärer* Anerkennungsentzug im nahen Umfeld.

**Tabelle 15.2**  (Fortsetzung)

| Nach dem 2. Materialdurchgang | Anpassung nach dem 4. Materialdurchgang (induktiv) |
|---|---|
| K5 Lebensgestaltung<br>SK 5/1 frühere<br>SK 5/2 heutige<br>SK 5/3 gewünschte zukünftige | |
| K6 Ängste/Bedenken<br>SK 6/1 Ökonomische Ressourcen<br>SK 6/2 Einsamkeit<br>SK 6/3 Krankheit | SK 6/4 Autonomieverlust<br>SK 6/5 Sterbehilfe |
| K7 Coming-out<br>SK 7/1 inneres Coming-out<br>SK 7/2 äußeres Coming-out | SK 7/3 Living in the closet |
| K8 Weitere einschneidende Lebensereignisse | |
| K9 Beruflicher Werdegang | |
| K10 Soziales Netzwerk<br>SK 10/1 Biologische Familie<br>SK 10/2 Wahlfamilie<br>SK 10/3 mangelnde Integration | |
| ~~K11 Konflikte~~ | |
| K11 Rollenbild/Identität<br>SK 11/1 Rollennonkonformität<br>SK 11/2 Geschlechtsangleichung | SK 11/3 Leidensdruck |
| K12 Rollback | |
| K13 Community<br>SK 13/1 Interessenvertretungen/Vereine<br>SK 13/2 Partyszene | SK 13/3 Stammtisch |
| K14 Verbesserungspotential<br>SK 14/1 Medizinische Betreuung durch non-heteronormative Ärzt:innen<br>SK 14/2 Anpassung Ausbildungs-/Fortbildungsinhalte<br>SK 14/3 mehr Ansprechstellen in der Community | |

(Fortsetzung)

**Tabelle 15.2** (Fortsetzung)

| Nach dem 2. Materialdurchgang | Anpassung nach dem 4. Materialdurchgang (induktiv) |
|---|---|
| K15 Wünsche an Einrichtungen der Langzeitpflege<br>SK 15/1 Räumliche Gegebenheiten<br>SK 15/2 zwischenmenschliche Kontakte<br>SK 15/3 individuelle Bedürfnisse & Autonomie | SK 15/4 Beschäftigungsangebote<br>SK 15/5 Quartiersöffnung<br>SK 15/6 Pro Diversity contra Diskriminierung<br>SK 15/7 spezifische Einrichtungen<br>SK 15/8 Akzeptanz & Respekt<br>SK 15/9 Geschultes Personal |
| | K16 Coping<br>SK 16/1 Vermeidung |

*Fünfter und sechster (finaler) Materialdurchgang*

Im weiteren Verlauf der Analyse musste das Kategoriensystem erneut angepasst werden (bis dato waren 10 Transkripte analysiert worden). Kategorie 2 wurde eine weitere Unterkategorie hinzugefügt: „Ungleichbehandlung zw. Geschlechtern". Diese Subkategorie wurde erst sehr spät codiert, was allerdings damit zusammenhängt, dass die Autorin zunächst die Transkripte der schwulen Männer und der einzig teilnehmenden Transfrau analysiert hatte und hier die Frage der Ungleichbehandlung zwischen den Geschlechtern nicht thematisiert wurde. Kategorie 4 wurde erneut umbenannt und mit weiteren Subkategorien erweitert. Diese kamen hinzu, als die Analyse der Transkripte der Interpersonen vorgenommen worden war. Ebenso verhielt es sich mit der neu gebildeten Subkategorie „Fremdbestimmt" der Kategorie 10 „Rollenbild/Identität". Dahingegen entfiel die ehemalige „SK 10/3 mangelnde Integration", sie wurde in allen Transkripten lediglich einmal codiert. Die ehemalige Kategorie 8 „Weitere einschneidende Lebenserfahrungen" konnte ebenso entfallen, es wurden lediglich drei Textpassagen im kompletten Datenmaterial entsprechend codiert. Nach erneuter Durchsicht ließen sich die beschriebenen Einheiten der Kategorie 4 zuordnen (z.B. fortdauernde psychische Probleme aufgrund einer Gewalterfahrung in der Vergangenheit). „SK1/4 Konflikte" wurde schlussendlich nur einmal codiert. Nach Kontrolle der Textpassage konnte diese in „SK1/1 Anerkennungsentzug 1. Sphäre" subsumiert werden.

Die gravierendste Veränderung war der Ausschluss der ehemaligen K 14 und K15. „K15 Wünsche an Einrichtungen der Langzeitpflege" wurde im Verlauf des Prozesses so ausdifferenziert, dass die Kategorie in dieser Form keinen Mehrwert mehr für die Beantwortung der Forschungsfrage erbrachte. Grundlegend sollte der Fokus nicht auf den Einrichtungen der Langzeitpflege liegen, die Inhalte allerdings auch nicht gänzlich verloren gehen. Daher entschied sich die Verfasserin

die Kategorie „Pflege und Betreuung" zu benennen und hier die entsprechenden
Subkategorien zu bilden (die jeweiligen Definitionen und Codierregeln können
dem Codierleitfaden dem Anhangdokument A13 entnommen werden), wobei in
SK 13/3 die ehemalige K14 und K15 einflossen. Des Weiteren wurden zur „K14
Coping" die Subkategorien „SK 14/2 Offensive" und „SK 14/3 Safe space" (ein
In Vivo Code) codiert (Tabelle 15.3).

**Tabelle 15.3**  Kategoriensystem nach dem 5. Materialdurchgang

| Nach dem 4. Materialdurchgang | Anpassung nach dem 5. Materialdurchgang (induktiv) |
|---|---|
| K1 Diskriminierung/ Anerkennungsentzug<br>SK 1/1 Anerkennungsentzug 1. Sphäre<br>SK 1/2 Anerkennungsentzug 2. Sphäre<br>SK 1/3 Anerkennungsentzug 3. Sphäre<br>~~SK 1/4 Konflikte~~ | |
| K2 Gesellschaft<br>SK 2/1 politisches Handeln<br>SK 2/2 Sichtbarkeit/Anerkennung<br>SK 2/3 gesamtgesellschaftliche Situation<br>SK 2/4 feministische Grundhaltung | SK 2/5 Ungleichbehandlung zw. Geschlechtern |
| K3 Wohnen<br>SK 3/1 aktuelle Wohnform<br>SK 3/2 präferierte Wohnform im Alter<br>SK 3/3 optionale Wohnform im Alter<br>SK 3/4 abgelehnte Wohnform im Alter | |
| ~~K4 Körper~~<br>SK 4/1 Gesundheit<br>SK 4/2 Einschränkungen<br>SK 4/3 Pflegerische Maßnahmen nach Geschlechtsangleichung | K4 Körper/Psyche<br>SK 4/4 non-binäre Körpermerkmale<br>SK 4/5 „Therapieversuche"<br>SK 4/6 Therapie |
| ~~K5 Lebensgestaltung~~<br>SK 5/1 frühere<br>SK 5/2 heutige<br>SK 5/3 gewünschte zukünftige | K5 allgemeine Interessen/Freizeitgestaltung |
| K6 Ängste/Bedenken<br>SK 6/1 Ökonomische Ressourcen<br>SK 6/2 Einsamkeit<br>SK 6/3 Krankheit<br>SK 6/4 Autonomieverlust<br>SK 6/5 Sterbehilfe | SK 6/6 Hilfsbedarf/Vulnerabilität<br>SK 6/7 Würdeverlust/ Scham<br>SK 6/8 Problematische medizinisch/ pflegerische Versorgung<br>SK 6/9 Fehlende(r) Akzeptanz/Respekt |

(Fortsetzung)

**Tabelle 15.3** (Fortsetzung)

| Nach dem 4. Materialdurchgang | Anpassung nach dem 5. Materialdurchgang (induktiv) |
|---|---|
| K7 Coming-out<br>  SK 7/1 inneres Coming-out<br>  SK 7/2 äußeres Coming-out<br>  SK 7/3 Living in the closet | |
| ~~K8 Weitere einschneidende Lebensereignisse~~<br>K8 Beruflicher Werdegang | |
| K9 Soziales Netzwerk<br>  SK 9/1 biologische Familie<br>  SK 9/2 Wahlfamilie<br>  ~~SK 10/3 mangelnde Integration~~ | |
| K10 Rollenbild/Identität<br>  SK 10/1 Rollennonkonformität<br>  SK 10/2 Geschlechtsangleichung<br>  SK 10/3 Leidensdruck | SK 10/4 Fremdbestimmt |
| K11 Rollback | |
| K12 Community<br>  SK 12/1 Interessenvertretungen/Vereine<br>  SK 12/2 Partyszene | SK 12/3 weitere gemeinsame Aktivitäten |
| ~~K14 Verbesserungspotential~~<br>Entfällt komplett | Fließt ein in SK 13/3 |
| ~~K15 Wünsche an Einrichtungen der Langzeitpflege~~<br>Entfällt komplett | K13 Pflege/Betreuung<br>  SK 13/1 stat. Langzeitpflege<br>  SK 13/2 ambulant<br>  SK 13/3 Anregungen zur Optimierung |
| K14 Coping<br>  SK 14/1 Vermeidung | SK 14/2 Offensive<br>SK 14/3 Safe space |

Nachdem alle 20 Transkripte der Analyse unterzogen worden waren, wurde ein sechster und finaler Materialdurchgang vorgenommen. Hieraus ergaben sich keine weiteren Subsumptionen oder Kategorien, die der Beantwortung der Forschungsfrage nach Ansicht der Verfasserin dienlich erschienen. Zur Verdeutlichung die schlussendlich gebildeten Kategorien in tabellarischer Form (Tabelle 15.4):

**Tabelle 15.4** Finales Kategoriensystem

| K1 Diskriminierung/ Anerkennungsentzug | K2 Gesellschaft |
|---|---|
| SK 1/1 Anerkennungsentzug 1. Sphäre<br>SK 1/2 Anerkennungsentzug 2. Sphäre<br>SK 1/3 Anerkennungsentzug 3. Sphäre | SK 2/1 politisches Handeln<br>SK 2/2 Sichtbarkeit/Anerkennung<br>SK 2/3 gesamtgesellschaftliche Situation<br>SK 2/4 feministische Grundhaltung<br>SK 2/5 Ungleichbehandlung zw. Geschlechtern |
| **K3 Wohnen** | **K4 Körper/Psyche** |
| SK 3/1 aktuelle Wohnform<br>SK 3/2 präferierte Wohnform im Alter<br>SK 3/3 optionale Wohnform im Alter<br>SK 3/4 abgelehnte Wohnform im Alter | SK 4/1 Gesundheit<br>SK 4/2 Einschränkungen<br>SK 4/3 Pflegerische Maßnahmen nach Geschlechtsangleichung<br>SK 4/4 non-binäre Körpermerkmale<br>SK 4/5 „Therapieversuche"<br>SK 4/6 Therapie |
| **K5 allgemeine Interessen/ Freizeitgestaltung** | **K6 Ängste/Bedenken** |
| SK 5/1 frühere<br>SK 5/2 heutige<br>SK 5/3 gewünschte zukünftige | SK 6/1 Ökonomische Ressourcen<br>SK 6/2 Einsamkeit<br>SK 6/3 Krankheit<br>SK 6/4 Autonomieverlust<br>SK 6/5 Sterbehilfe<br>SK 6/6 Hilfsbedarf/Vulnerabilität<br>SK 6/7 Würdeverlust/ Scham<br>SK 6/8 Problematische medizinisch/ pflegerische Versorgung<br>SK 6/9 Fehlende(r) Akzeptanz/Respekt |
| **K7 Coming-out** | **K8 Beruflicher Werdegang** |
| SK 7/1 inneres Coming-out<br>SK 7/2 äußeres Coming-out<br>SK 7/3 Living in the closet | |
| **K9 Soziales Netzwerk** | **K10 Rollenbild/Identität** |
| SK 9/1 biologische Familie<br>SK 9/2 Wahlfamilie | SK 10/1 Rollennonkonformität<br>SK 10/2 Geschlechtsangleichung<br>SK 10/3 Leidensdruck<br>SK 10/4 Fremdbestimmt |

(Fortsetzung)

**Tabelle 15.4**   (Fortsetzung)

| K11 Rollback | K12 Community |
|---|---|
| | SK 12/1 Interessenvertretungen/Vereine |
| | SK 12/2 Partyszene |
| | SK 12/3 weitere gemeinsame Aktivitäten |
| **K13 Pflege/Betreuung** | **K14 Coping** |
| SK 13/1 stat. Langzeitpflege | SK 14/1 Vermeidung |
| SK 13/2 ambulant | SK 14/2 Offensive |
| SK 13/3 Anregungen zur Optimierung | SK 14/3 Safe space |

# Ergebnispräsentation

# 16

Bevor die vertiefende Präsentation der Ergebnisse der Empirie erfolgen kann, muss festgestellt werden, dass sich die bereits angekündigte Heterogenität in der Personengruppe der LSBT*I auch in der eigenen Forschung bestätigt hat. So wurden, wie in Kapitel 15 ersichtlich, mit der Analyse der Transkripte PAT01W, PA_IN02 und PA_IN03 Kategorien codiert, die in den vorherigen Interviews – nach entsprechendem finalen Materialdurchgang – nicht festgestellt werden konnten. Was eine logische Konsequenz ist, denn die Inhalte trafen auf Personen zu, deren Abweichung von der Heteronormativität nicht in der sexuellen, sondern in der geschlechtlichen Identität zu finden ist. Bei den schwulen, lesbischen sowie bisexuellen Teilnehmenden handelte es sich hingegen jeweils um Cis-Identitäten bzw. Menschen mit dyadischem Geschlecht. Alle Teilnehmenden leben out, zwei schwule Teilnehmer waren verheiratet (einer lebte zum Zeitpunkt der Datenerhebung nicht mit dem Partner in einer Wohnung), sechs Teilnehmer:innen lebten in einer Partner:innenschaft, wobei drei Teilnehmende mit der Partner:in[1] in einem Haushalt lebten (eine Interviewpartnerin hatte drei Partnerinnen zugleich, lebte allerdings mit keiner in einem Haushalt). Alle Singles bis auf eine Person, die in einer Wohngemeinschaft lebt, lebten allein im eigenen Haushalt.

Die bereits deduktiv gebildete Kategorie „K1 Diskriminierung/Anerkennungsentzug" stellte sich tatsächlich als dominierend heraus. Alle weiteren Kategorien werden entweder gänzlich durch K1 beeinflusst oder zumindest teilweise. So ist offensichtlich, dass negative Reaktionen von Mitgliedern der biologischen Familie beim äußeren Coming-out (SK 7/2) zugleich einen Anerkennungsentzug in der 1. Anerkennungssphäre darstellt, die teilweise bis

---

[1] Hier ist die Genderbezeichnung schwerlich zu finden, die Teilnehmenden waren die intergeschlechtlichen Personen, die keine entsprechenden Angaben zum:r Partner:in machten.

© Der/die Autor(en), exklusiv lizenziert an Springer Fachmedien Wiesbaden GmbH, ein Teil von Springer Nature 2024
K. Kürsten, *Stonewall kommt in die Jahre*, Vallendarer Schriften der Pflegewissenschaft 15, https://doi.org/10.1007/978-3-658-43662-9_16

in die Gegenwart (Jahrzehnte später) mehr oder weniger intensiv andauert. Dies lässt sich prägnant an der Aussage einer Teilnehmerin veranschaulichen:

*Meine Mutter, die hat heute noch Mühe und so weiter und so fort. (AT8, SAB5W, Z. 54–55)*

Allerdings können Reaktionen von Personen aus Primärbeziehungen deutlich ablehnender ausfallen und die Konsequenzen daraus können dann entsprechend drastischer sein:

*Und die letzten Worte meines Vaters oder Erzeugers, ich nenne den halt manchmal Erzeuger, waren dann tatsächlich: „Hau ab du schwule Sau." So, und das war dann wirklich das Allerletzte [...], aber das ist jetzt noch mal so eine Grenze. Der hat viele Grenzen überschritten. [...] und ab da habe ich dann tatsächlich auch keinen Kontakt mehr zu ihm. (AT16, PAI09M, Z. 134–140)*

Dieses Verhalten des Vaters wurde vom Informanten als Anerkennungsentzug gewertet, der nach Honneth einen Verlust oder zumindest eine Bedrohung des Selbstvertrauens bedeuten kann. Der Teilnehmende beschreibt an anderer Stelle, dass er im fortgeschritteneren Erwachsenenalter eine psychotherapeutische Behandlung beanspruchte (s. u.). Ob die Ursachen hierfür in den geschilderten Erlebnissen oder in weiteren Ereignissen bereits vor dem Coming-out[2] oder im weiteren Lebenslauf zu suchen sind, kann objektiv nicht beurteilt werden. Als weiteres Beispiel für einen Anerkennungsentzug im Zusammenhang mit seiner nicht-heteronormativen sexuellen Identität schildert er seine berufliche Situation in den 1980er Jahren:

*Ich habe dann zeitgleich 1981 im öffentlichen Dienst eine Stelle gefunden bei der Stadt XXX [Wohnort B], wo ich heute noch beschäftigt bin, habe da aber die ersten Jahre extrem Mobbing erfahren aufgrund meines Schwulseins. [...] (AT16, PAI09M, Z. 35–39)*

An diesem Ankerbeispiel wird deutlich, dass aufgrund des Anerkennungsentzuges – der hier in der 3. Anerkennungssphäre erfolgt, wie dem Interviewpartner die soziale Wertschätzung aufgrund seines Schwulseins mittels der Missachtungsform Beleidigung oder Entwürdigung abgesprochen und somit seine Würde verletzt wurde – eine weitere Konsequenz folgte. Eine Einschränkung in der Gesundheit,

---

[2] Der Vater wurde zusätzlich als gewalttätig und alkoholabhängig beschrieben.

die sich in einem somatischen Symptom manifestierte und somit mit „K4 Körper/
Psyche", genauer „SK4/2 Einschränkungen" codiert wurde:

> *Es war eine harte Zeit, habe mich da durchgekämpft. (…) Mir ging es gesundheitlich
> dann auch eine Zeit lang gar nicht gut, weil ich morgens schon Magenschmerzen hatte
> und wollte nicht zur Arbeit gehen, war dann auch länger krankgeschrieben und, und,
> und. (AT16, PAI09M, Z. 39–42)*

Der Teilnehmer schließt kurz darauf in seinen Schilderungen seine psychotherapeutische Behandlung an.

> *Das kommt da drin auch zur Sprache, habe das mehr oder weniger (unv.), ja, für mich
> auch aufgearbeitet, ne, so halt, nicht nur eine dreimonatige Therapie gemacht, die mir
> geholfen hat, das alles besser zu verstehen. (AT16, PAI09M, Z. 65–68)*

Es darf nicht vergessen werden, dass sich der Anerkennungsentzug im beruflichen Umfeld für PAI09M ereignete, als Homosexualität unter Männern nach
§175 StGB noch strafbar war und später die Aidskrise in Deutschland ihren
Höhepunkt erreichte. Mit allen damit in Abschnitt 3.5.8 (AIDS-Krise) verbundenen gesellschaftlichen Konsequenzen, die nach Ansicht der Verfasserin sehr
wahrscheinlich mit dazu beitrugen, dass die Kolleg:innen in der geschilderten
Art auf die Nicht-Heteronormativität reagierten.

Ähnliche Erfahrungen des Anerkennungsentzuges in der 3. Anerkennungssphäre allerdings mittels Gewalterfahrung physischer Art mit entsprechenden
psychischen Folgen in K4, werden von mehreren Interviewparter:innen, wie bspw.
von einer lesbischen Teilnehmerin beschrieben:

> *[…] wenn ich da eben mal anmerken darf, ich habe auch viel Gewalt von Männern
> erfahren. […] Also, als ich mich nach Therapeutinnen umgeguckt habe, da gab es kaum
> lesbische Therapeutinnen oder gar nicht. Ich kannte keine. Und da gab es nur… das
> fing erst an, auch dass die Therapeuten, die Therapie sich mit Gewalt gegen Frauen
> auseinandersetzte und dafür Therapieformen kreieren, schaffen wollten. (AT7, SAB4W,
> Z. 348–356)*

Anerkennungsentzug in der 2. Sphäre kann ebenfalls vielfältig Gestalt annehmen.
Allerdings ist dies vornehmlich eine Erfahrung, die sich in der Vergangenheit
abspielte:

> *Das / als ich neunundsechzig (…) ist der erste Teil des 175ers gefallen, da war ich
> einundzwanzig, […] Das ist des / ich bin in einer Zeit groß geworden, wo die Leute
> (…) verurteilt worden sind und ins Zuchthaus gingen. (AT13, PAI02M, Z. 36–40)*

Eine Gleichbehandlung findet jedoch auch heute noch nicht durchweg statt. So berichtete die transidente Teilnehmerin, dass sie ihr Referendariat als Lehrerin noch als biologischer Mann durchlebte, da sonst zu befürchten gewesen sei, nicht in das Lehramt zu gelangen.[3]

> *Und bin dann ins Lehramt gegangen und mir war klar, du wirst nicht ins Lehramt kommen, wenn du als transidente Frauen ins Lehramt gehst. Ich bin dann noch mal zurück und habe das Referendariat sozusagen als Mann durchlebt, und habe mich dann erst anschließend noch einmal geoutet und das war jetzt insgesamt/ Also ich habe jetzt ein bisschen doch gerafft, das war 2015. (AT18, PAT01W, Z. 114–119)*

Wie in Abschnitt 3.5.7 beschrieben, gilt weiterhin das TSG, dessen Procedere sich auch die Teilnehmerin entsprechend „unterziehen" musste, was aber ihren Angaben nach in ihrem Fall recht problemlos vonstattenging. PA_IN03 beschreibt eine entsprechende Diskriminierung hinsichtlich einer Ausschließung der eigenen Person im Rahmen der Rechtsverhältnisse, indem es bis vor nicht allzu langer Zeit in Deutschland nicht möglich war das Geschlecht divers auf öffentlichen Formularen zu nutzen (vgl. AT20, Z. 345–375).

In der Gesamtschau des Datenmaterials fällt ins Auge, dass für die K1 die SK1/3 dominiert, der Anerkennungsentzug in der 3. Anerkennungssphäre, was nicht verwundert, denn die „Kontakte" mit der 1. und 2. Anerkennungssphäre sind seltener als das alltägliche Miteinander in der Wertgemeinschaft. Umso weniger drastisch mögen die Diskriminierungen erscheinen. Verbale Entgleisungen wie

> *Wo es dann ein Problem wird. Wo (...) schwul oder Tunte oder sowas halt als Schimpfwort dann auch persönlich wahrgenommen wird. (AT14, PAI04M, Z. 32–33),*

> *Bis auf irgendwie mal ja: „Ab ins Arbeitslager" (\*unverständlich\*) oder: „Du wärst ins KZ gekommen". (AT5, SAB2W, Z. 36–37)*

oder

> *In der Halle, wo man rumläuft, da wurden wir dumm angemacht. Also, „Scheiß Lesben!" Meistens geht das ja so verbal, ist ja keine Diskussion. (AT7, SAB4W, Z. 101–103)*

könnten auf den ersten Blick möglicherweise als negative zwischenmenschliche Kontakte, wie sie im Alltag durchaus vorkommen können, gewertet werden. Es

---

[3] Es sei daran erinnert, dass Transgeschlechtlichkeit bis 2022 als Krankheit galt. Dies konnte dazu führen, dass die amtsärztliche Untersuchung, die zur Einstellung in den Staatsdienst die entsprechende Gesundheit des:r Kandidat:in bestätigen muss, nicht zum erforderlichen Ergebnis kam.

sind allerdings die Häufigkeit und der Grund, aus dem die Diskriminierung statt-findet, die belastenden Faktoren, denen Personen einer Minderheitengruppe neben den weiteren in Kapitel 6 ausführlich dargelegten Stressoren ausgesetzt sind. Wie bereits die Literaturanalyse zeigte, finden sich auch in den für die vor-liegende Forschungsarbeit erhobenen Daten weitere Konsequenzen, die mit einer nicht-heteronormativen sexuellen und/oder geschlechtlichen Identität verbunden sind und Einfluss auf verschiedenste Lebensbereiche der Teilnehmenden hatten und haben. Auch Diskriminierungserfahrungen im Bereich des Gesundheitswe-sens wurden geschildert.

*Diskriminierung im medizinischen Bereich habe ich aufgrund meiner HIV-Erkrankung tatsächlich zweimal im Krankenhaus und bei Ärzten erlebt und das eine Mal war sogar/ Das war erst letztes Jahr im Sommer. Und das war eine junge Anästhesistin, die auf ihren Bildschirm starrte und sagte dann so: „Ah HIV. Ja, wo haben Sie es denn bekommen?" Da dachte ich mir: „Wie? Wieso müssen Sie wissen, wie ich HIV bekommen habe?" (AT16, PAI09M, Z. 265–270)*

Um diesen Erfahrungen zu entgehen, schaffen sich manche Teilnehmenden selbst einen diskriminierungsfreien Safe space (SK 14/3) als Möglichkeit des Coping (K14). Diese Schutzräume finden sich bei einigen der Interviews, auch expli-zit. Allerdings sind die Ursachen sehr unterschiedlicher Natur. SAB9W berichtet zwar nicht aus eigener Erfahrung, sondern von Bekannten und liefert umge-hend die Erklärung für den Bedarf solcher Räume, die sich auch hinter einem Begriff wie „Lesbenraum" (AT7, Z. 240), „Frauenferienhäuser" (AT7, Z. 360) oder „Frauenbildungshäuser" (AT7, Z. 361) verbergen.

*Es gibt aber bei SAFIA total viele traumatisierte Lesben[4] [...] total viele, die sich schützen müssen. (AT11, SAB9W, Z. 142–148)*

Solch traumatisierende Erfahrungen, wie oben bereits am Beispiel von SAB4W geschildert, wurden aber auch von SAB5W berichtet. Von physischer Gewalt gegen ihre Person, weil sie ihrer Partnerin in der Öffentlichkeit Zuneigung zeigte (vgl. AT8, Z. 300–302). Als Folge daraus ist auch sie sehr bedacht auf einen Schutzraum für sich und lehnt Kontakt zu Männern, soweit es möglich ist, ab (AT8, Postskript, Z. 366–369). Dieses Bedürfnis nach einem zukünftigen Schutz-raum spiegelt sich dann wiederum in ihrem Wunsch wider, dass – wenn sich ein Einzug in eine Einrichtung der stationären Langzeitpflege nicht vermeiden

---

[4] Die Mitfrauen dieser Gruppe, die SAB9W hier anspricht, gehören bereits einer höheren Altersgruppe an und entsprechen somit nicht mehr der Stichprobe des Forschungsvorhabens.

lässt – dort bestenfalls ausschließlich lesbische Cis-Frauen leben und arbeiten sollten. Allerdings waren sich beide Informantinnen bewusst, dass dies utopisch ist. Als Kontrapunkt zu diesen Aussagen kann SAB9W gelten. Sie gab im Vorge-spräch an in der (damals noch) Altenpflegeausbildung zu dozieren und zeichnete ein realistisches Bild von der stationären Langzeitpflege. Dennoch sind sich alle 20 interviewten Personen einig: es ist die letzte Option des Wohnens (K3 Woh-nen; SK 3/4 abgelehnte Wohnform im Alter), wenn alle anderen Wohnformen aufgrund von Erkrankung bzw. intensivem Pflegebedarf und/oder Selbstversor-gungsdefiziten auch mit Unterstützung ambulanter Dienste nicht mehr in Frage kommen. Mit den Einrichtungen wurden Assoziationen wie bspw. „Schreckge-spenst" (AT9, Z. 286), „Horror" (AT6, Z. 298; AT14, Z. 376) und „weggesperrt sein" (AT3, Z. 216) genannt. Dabei wird allerdings deutlich, dass größtenteils eine überholte Vorstellung von Langzeitpflegeeinrichtungen als Verwahranstalten vorherrscht und die Angst erneut diskriminiert zu werden, sich verteidigen zu müssen oder sich und seine Nicht-Heteronormativität wieder zu verstecken (wie auch in der Literatur beschrieben) geäußert wurde.

> *Sich in (...) in einem, ich sag mal normalen Altersheim (...) dann wieder (...) tja verste-cken muss / sich irgendwie (...) ja sich da Diskriminierung ausgesetzt / sieht (...) Das wäre zum Lebensende hin wirklich (...) nicht die Krone, sondern eher die große Bürde dann noch. (AT14, PAI04M, Z. 389–394)*

> *Ich glaube nicht, dass ich das machen würde, dass ich in ein also so in ein stinknor-males Heim gehen würde. Wo ich dann wieder meine Lebensform, wie auch immer man das / nicht erklären müsste oder mich in irgendeiner Form rechtfertigen müsste. Mir irgendwelche komischen Kommentare anhören müsste. Nein. Nein, definitiv nicht. (AT15, PAI07M, Z. 238–242)*

> *[...] wenn ich schon in so einer Situation leben müsste, die super einschränkend ist und mir vom ganzen Profil her nicht gefällt / wenn ich dann auch irgend / mit irgendwelchen weiß ich nicht was. Heteronormativen Nazis zusammenleben müsste (lachend), dann ist es echt vorbei. (AT15, PAI07M, Z. 392–395)*

> *I: Gäbe es überhaupt ein Problem in ein ganz normales Altenheim einzuziehen?*
>
> *B5: Ja, denn ich habe nicht vor mich in dem Moment zu outen. Ich bin zwar geoutet bis zum Gehtnichtmehr, aber in dem Moment würde ich tatsächlich meine Klappe halten. [I: Warum?] Das wäre mir zu konservativ. (AT8, SAB5W, Z. 135–139)*

Es kann festgehalten werden, dass alle Teilnehmenden angaben – wie es bei heteronormativen Menschen auch der Fall ist – so lange wie möglich zu Hause zu bleiben und bei Bedarf einen ambulanten Pflegedienst hinzuzuziehen.

*Weil, jedes Mal, wenn wir draußen sitzen, so wie gestern bei schönem Wetter, dann*
*sagen wir: „Wir gehen hier nicht weg." Wie alle Alten. […] Ja also der Lebensentwurf*
*ist eher so lange wie möglich da bleiben, Hilfskräfte engagieren und wenn es gar nicht*
*mehr geht natürlich in eine stationäre Einrichtung, ganz klar. Ist so. (AT11, SAB9W,*
*Z. 175–195)*

Als am häufigsten gewünschte Wohnform im Alter wurden Formen von Mehr-
generationenprojekten genannt, womit verbunden wird, dass gegenseitige Unterstützung bis zu einem gewissen Maß gewährleistet werden kann. Wobei die
sexuelle und/oder geschlechtliche Identität der Mitbewohner:innen meist nicht
von Belang war, es sollte allerdings allen Beteiligten vor Einzug bewusst sein,
dass es Bewohner:innen gibt, die nicht der Heteronormativität entsprechen und
somit eine gewisse Sicherheit vor Diskriminierungen für die betroffene Personengruppe gewährleistet wird. Ähnliche Wünsche und Bedürfnisse wurden auch in
der berücksichtigten Literatur geäußert. Diese Form des Wohnens würde wiederum auch Befürchtungen vor Einsamkeit im Alter vorbeugen, was in der
gesichteten Literatur als ein durchaus prominentes Thema in Erscheinung getre-
ten war. Im Datenmaterial der vorliegenden Forschungsarbeit lässt sich dies nicht
in diesem Maße abbilden. Zwar bestätigt sich, dass die weitaus größte Mehrheit
der Teilnehmenden kinderlos ist (16 von 20 Personen), potenzielle Einsamkeit
im Alter wurde jedoch nur im Rahmen des Themas der Altershomogenität der
Wahlfamilie indirekt angesprochen:

*Aber ich frage mich heute auch schon, wo sollen alle die jungen Menschen herkommen,*
*die mich dann besuchen, weil ich jetzt gar keinen Umgang mit jungen Menschen habe.*
*Denn ich bin immer mehr mit alten und gleichaltrigen und noch älteren zusammen.*
*(AT10, SAB8W, Z. 395–398)*

Wobei die Wahlfamilie selbst durchaus einen sehr hohen Stellenwert einnimmt:

*„Ich bin eine alleinstehende Frau, ich habe mich frauenpolitisch immer engagiert*
*und ich habe keine Verwandtschaft, sondern eine Wahlfamilie und die sollen genauso*
*wichtig genommen werden." Das wäre das Wichtigste. (AT10, SAB8W, Z. 348–351)*

Selbst dann, wenn es um existentielle Fragen bzgl. Pflegebedürftigkeit und
Entscheidungen am Lebensende geht:

*So, also habe ich da meine beste Freundin und den besten Freund eingesetzt und denen*
*ich auch vertraue und die sind auch bei der Patientenverfügung. (AT16, PAI09M, Z.*
*577–579)*

Wendet man sich nun der Bedeutung der Community für die Befragten zu, fällt zunächst auf, dass diese auf den ersten Blick nicht allzu groß zu sein scheint. Es zeichnet sich jedoch ein sehr heterogenes Meinungsbild ab. In der Vergangenheit hatte der Kontakt zu Personen, die gesellschaftlich mit dem gleichen Stigma versehen waren, offensichtlich eine größere Bedeutung. Wie in Abschn. 3.10 beschrieben, diente das Miteinander teilweise zur Selbstfindung bzw. zur Ausbildung der eigenen Identität.

> *Da habe ich ziemlich, ziemlich viel dann (...) versucht Kontakte zu bekommen. Das war in einer Schwulengruppe, die sich gegründet hat. (...) Das hatte dann alles ein bisschen was von, nicht nur sich selber klar zu werden über das Schwulsein, sondern (...) auch daran oder damit zu arbeiten. [...] Ich sage mal so, das Lernen als Schwuler / diesen aufrechten Gang zu lernen. (AT14, PAI04M, Z. 33–39)*

Es machen sich nur wenige Teilnehmende Gedanken darum, wie sie den Kontakt zur Community aufrechterhalten wollen, wenn sie zukünftig auf Hilfe angewiesen sein sollten. Jedoch gaben insbesondere die lesbischen Teilnehmerinnen das Bedürfnis dazu an, SAB8W wird dabei besonders deutlich:

> *[...] aber (...) tatsächlich ist es so, dass wir uns am Wochenende treffen. Entweder in Frauenferien- oder –bildungshäusern. Da auch hinreisen müssen und dort dann unsere Gemeinsamkeit pflegen können. Und das ist schon zunehmend etwas, was vielen nach und nach schwerer fällt, aufgrund ihres Alters. (AT10, SAB8W, Z. 549–553)*

Dazu ist zu erwähnen, dass in den Interviewdaten auffällt, dass sich die lesbischen Frauen in der Vergangenheit häufiger politisch engagierten (SK 2/1) als alle anderen beteiligten Personengruppen. Die Zugehörigkeit zu einer Gruppe politisch Handelnder scheint eine weitere Form der Community dargestellt zu haben. Denn die Personen verband zwar nicht durchgängig die Nicht-Heteronormativität, sondern Frauenpolitik allgemein, der §218 StGB[5], Atomkraft, Antikriegsdemonstrationen etc. Diese politische Aktivität haben einige bis heute beibehalten, wollen dies auch zukünftig weiterhin tun, denn Interesse und Handeln werden als äußerst wichtig erachtet. Diese Äußerungen finden sich häufig im thematischen Zusammenhang mit K11 Rollback:

> *Oder ich habe rauf und runter Bascha Mika gelesen, die zur Frauenpolitik ja auch etliches geschrieben hat. [...] Aber im Moment alles sehr im Stocken. Wir waren schon weiter. Wir waren schon viel weiter. [...] Ja, wir sind da im Moment bei, wenn wir nicht aufpassen, rollen wir ein ganzes Stück zurück. (AT3, PAI02W, Z. 679–688)*

---

[5] Schwangerschaftsabbruch.

*[...] aber so die Stimmung mit dem zunehmenden rechten Gedankengut in unserem Lande hier. Die ist ja jetzt nicht gerade angetan oder führt ja jetzt unbedingt zu der Hoffnung, dass sich da jetzt irgendwie alles in die richtige Richtung weiter entwickelt, sondern, dass es ja vielleicht auch wieder genau umgedreht sein könnte oder in die gegen / entgegengesetzte Richtung geht. (AT14, PAI04M, Z. 582–587)*

*Aber es ist nicht zu übersehen, dass der Geist in der Bevölkerung umschwenkt. Und da hat die AfD Schuld dran. (AT3, PAI02W, Z. 546–548)*

Hinsichtlich Ängste und Bedenken (K6) in Bezug auf das Alter(n) liegt der ganz klare Schwerpunkt auf einen potenziellen Verlust der Autonomie gepaart mit einem Mangel an Respekt und Akzeptanz, wobei letztere insbesondere für PA_IN03 eine hohe Bedeutung hatte.

*Also ich denke wirklich, die, aus der Grundakzeptanz wird alles abgeleitet. Und wenn die fehlt, haben wir verloren. (AT20, PA_IN03, Z. 742–743)*

Besonders für diejenigen, die sich politisch sehr engagierten sowie jede, die ausgeprägten Anerkennungsentzug erleben mussten betonten die Wichtigkeit, dass die einst erkämpften Rechte und die Unabhängigkeit wieder verloren gehen können. So äußert PAI02W, dass für sie „Gebrechlichkeit und Abhängigkeit im Alter [...] was total Demütigendes [sind]" (AT3, Z. 214–215) und führt an anderer Stelle aus, dass sie ein „Leben lang unabhängig von irgendwelchen Personen [war]" und dies im Alter auch fortführen möchte (AT3, Z. 157–150). Die Befürchtungen hängen stets sehr eng zusammen mit der Wohnform. Das autarke Wohnen und die Tagesstruktur selbstständig gestalten zu können ist von hohem Wert, was durch den Einzug in eine Einrichtung der stationären Langzeitpflege in Gefahr geraten kann. SAB2W geht sogar so weit eher den Freitod zu wählen, als in eine entsprechende Einrichtung zu ziehen.

*I: Aber was wäre denn, wenn da eine Pflegebedürftigkeit dazu käme?*

*B2: Puh, da würde ich versuchen so lange wie möglich zu Hause zu bleiben. Und wenn irgendwie was Gravierendes eintreten sollte, dann bin ich der Typ, der fährt in die Schweiz. Also ich mache das nicht mit. Also ich... also ich mach das nicht mit. Es ist menschenunwürdig. [...] Es ist also es ist erschreckend, wirklich erschreckend, was ich so mitbekommen habe. Glauben Sie mir, also glaub mir. Es ist wirklich... und darum. Das kommt für mich überhaupt nicht in die Tüte. Man kann nur jedem wünschen, dass er einen Schlag kriegt und fällt zu Hause um oder so. (AT5, SAB2W, Z. 145–167)*

Die Kategorie SK13/3 „Anregungen zur Optimierung" bietet eine große Vielfalt an Optionen, die für die Pflege und Betreuung von LSBT*I von Gewicht sind. Auffallend ist, dass Wünsche wie „ein respektvoller Umgang, wohlfüh-len im Sinne von größtmöglicher Freiheit meiner Persönlichkeit haben dürfen" (AT4, PAI06W, Z. 413–414) im Sinne einer ganzheitlichen Betreuung und Pflege grundsätzliche Werte sind, die nicht in Frage stehen. Dass sie allerdings von Teil-nehmenden mehrfach betont werden, deutet darauf hin, dass angenommen wird, dass dies für nicht-heteronormative Menschen in Gefahr gerät. Ein interessanter Ansatz wurde von SAB9W eingebracht. Sie schlug vor, dass man einen Wohn-bereich in einer konventionellen Einrichtung für LSBT*I gestalten könnte und nannte diesen „Abteilung Vielfalt". So sei mit dem Signalwort Vielfalt bereits offensichtlich, dass dort nicht-heteronormative Menschen leben. Wer dort wohne, müsse sich nicht mehr outen und auch alle die dort arbeiten haben entsprechend Kenntnis davon. Würde nun der Begriff auch im Leitbild der Einrichtung veran-kert sein („Wir pflegen vielfältig"), würde dies bereits die Offenheit auch nach außen signalisieren (vgl. AT11, Z. 425–444).

Da sich die Teilnehmenden wie oben bereits erwähnt wenig Sorge darum zu machen scheinen, wie im fortschreitenden Alter und möglichen Einschränkungen das Leben gestaltet werden könnte, ist es aus dem vorliegenden Datenmate-rial – entgegen der analysierten Literatur – nicht möglich abzuleiten, wie ein zielgruppengerechtes Angebot für alternde LSBT*I in ihrem häuslichen Umfeld konzipiert sein müsste. Allerdings werden Angaben gemacht, wie die zukünftige Freizeit gestaltet werden könnte, woraus wiederum ein Eindruck der Bedürfnisse entsteht. Häufig werden reisen, Ehrenamt, sportliche Betätigung/Bewegung und Stammtische genannt. Hier sticht ins Auge, dass die Angebote zwar spezifisch für LSBT*I sein können und das auch zwischenzeitlich in Anspruch genommen wer-den würde, aber es nicht zwingend durchgehend der Fall sein muss. Immer mit der Einschränkung der individuellen Ausprägungen, so würden PAI02W, SAB4W und SAB5W lesbenorientierte Angebote eher wahrnehmen als die entsprechenden gängigen Äquivalente. So auch PAI07M:

*Und dann werden wir zum XXX [schwul-lesbischer Sportverein in der Heimatstadt] für Ältere gehen. (AT15, PAI07M, Z. 448–449)*

Auf die Frage, warum ihm das wichtig sei, berichtete er von einem Erleb-nis aus dem Reha-Sport. Dort lehnte ein Mann einen rosafarbenen Ball mit entsprechendem homonegativem Argument ab.

*Dieses ewige "Oh Gott nein. Ha ha, ha ha. Kein rosa." Ich trage auch kein rosa. Weil mir die Farbe nicht gefällt. Aber, weißt du, und das sind halt / deswegen finde ich, ist es sehr, sehr wichtig. Weil ich habe einfach keine Geduld mehr dafür. Ich habe wirklich keine Geduld mehr. Und ich möchte mich wohlfühlen. (AT15, Z. 484–487)*

Ähnlich indifferent verhält es sich mit den Angaben zu möglichen spezifischen Angeboten in konventionellen Langzeitpflegeeinrichtungen. Eigeninitiativ sprachen die Teilnehmenden die Möglichkeit grundsätzlich nicht an. Darauf aufmerksam gemacht, wurde auch in diesem Zusammenhang häufig die Notwendigkeit von Bewegung im Alter angesprochen und andere Angebote, die nicht gesondert ausgerichtet sind (z. B. kochen). SAB9W nennt die Möglichkeit eines Queer-Stammtisches (Z. 301), andere regen das Vorhandensein von entsprechender Literatur oder die Möglichkeit von Kinoabenden mit passenden Filmen an. Betont wird allerdings mehrfach, so wie auch in der wissenschaftlichen Literatur, die Fort- und Weiterbildung des Personals, unabhängig vom Setting. Denn um eine Betreuung und Pflege von LSBT*I angemessen gewährleisten zu können, so ist sich SAB8W sicher, „müssen die Leute schon eine gewisse Kenntnis davon haben, was es so alles gibt im Leben" (AT10, Z. 433–434). SAB7W, die älteste Teilnehmerin, stellt jedoch die Frage nach der Relevanz von spezifischen Freizeitangeboten. Ihrer Meinung nach kommt es im Alter zu einer Prioritätenverschiebung und somit zu einem Bedeutungsverlust.

*Und ich merke immer dann, wenn die, für mich jungen Frauen, um die 50 rum, irgendwas machen, was sie lesbenspezifisch finden, dann kann ich nur sagen: ja, als ich 50 war habe ich das auch noch so gesehen. Aber ich habe heute andere Bedürfnisse. Und insofern ist das so eine Sache, weißt du, mit den lesbenspezifischen Angeboten. (AT9, SAB7W, Z. 400–404)*

Es ist erforderlich die Interviews der Personen, die eine nicht-heteronormative geschlechtliche Identität haben, nochmals zusätzlich zu betrachten. Sie bilden einen sehr kleinen Teil der Gesamtzahl und beinhalten zusätzliche Informationen, die von dyadischen Menschen nicht gegeben werden, allerdings fehlen auch manche Dinge. Z. B. machten PA_IN02 und PA_IN03 keine Angaben zum Coming-out, da dieses sich bei intergeschlechtlichen Personen völlig anders darstellt. Für die beiden Teilnehmenden lag der Schwerpunkt vielmehr in der Fremdbestimmtheit (SK 10/4) ihrer Identität. Eine Identität, die bei der Geburt zugewiesen wurde und dann teilweise über Jahre beibehalten werden musste. Hinzu kamen dann Versuche einer Therapie (SK 4/5), um in ein normatives Geschlechtssystem zu passen.

*Also es ist ja schon wie in einer Konversionstherapie gewesen, man hat mir massiv eingeredet, ich wäre ein Junge und man hat mir eben massiv ausgeredet, dass ich*

*ein Mädchenanteil habe. Man hat mir aber gleichzeitig gesagt, dass ich meine Weib-*
*lichkeiten verstecken muss. Also gerade in der Pubertät dann, nachdem dann also*
*auch obenrum so ein bisschen was passierte, habe ich halt gelernt es irgendwie zu*
*überdecken und zu verstecken. (AT19, PA_IN02, Z. 92–97)*

Im Gegensatz zu den Cis- bzw. dyadischen Teilnehmenden berichten PAT01W
und PA_IN03 von Leidensdruck (SK 10/3), den sie als Menschen mit nicht-
heteronormativer geschlechtlicher Identität verspürten. Die transidente Teilnehmerin berichtet von ihrem Leidensdruck als sie noch als Mann leben musste
(AT18, Z. 99–100). PA_IN03 hingegen verspürte Druck in der Hinsicht, dass das
eigene Geschlecht in der öffentlichen Wahrnehmung im Grunde nicht existiert:

*Und selbst, wenn ich Klamotten kaufen gehe und ich wäre weiblich und mir gefallen*
*Männerklamotten, dann gehe ich in die Männerabteilung, weil ich das halt so mache.*
*Und weiß aber trotzdem, ja, ich bin aber weiblich und da ist eine Frauenabteilung,*
*das gefällt mir aber nicht. Und bei mir war es aber eine Unsicherheit, ich komme hier*
*überhaupt nicht vor. Das ist nochmal eine Spur heftiger. (AT20, PA_IN03, Z. 116–121)*

Auch die Ängste der drei Teilnehmenden was die pflegerisch/medizinische
Betreuung im Alter anbelangt sind anders gelagert. Im Vordergrund stehen hier
besondere Bedürfnisse auf die Pflegende in der stationären Langzeitpflege nicht
vorbereitet sind. So berichtet PAT01W von der Notwendigkeit ihre Neovagina in
regelmäßigen Abständen zu dehnen und hat die Befürchtung, dass dies, wenn sie
selbst nicht mehr dazu in der Lage ist, nicht fachgerecht durchgeführt wird (vgl.
AT18, Z. 199–215). PA_IN02 berichtet von befürchtetem Würdeverlust, wenn es
zur Notwendigkeit der Übernahme der Pflege durch andere kommt.

*Aber ich will halt auch nicht so, ja guck doch mal oder so, das nicht einfach so an*
*(unv.), alle glotzen dich an und nach dem Motto, darf ich mal anfassen. Das geht*
*einfach nicht. Das ist etwas, wovor ich in der Zukunft Angst habe. (AT19, PA_IN02,*
*Z. 550–553)*

Bei PA_IN02 sitzt die Angst vor dem Verlust der Würde so tief, dass sie[6] es
bei einer Covid-Erkrankung mit schwerem Verlauf vorziehen würde zu Hause
zu versterben, als auf einer Intensivstation behandelt zu werden (vgl. AT19, Z.
520–523).

Zusammenfassend lässt sich sagen, dass alle Informant:innen eine deutliche
Priorität auf den weitestmöglichen Erhalt der erkämpften Autonomie, Würde,

---

[6] PA_IN02 befürwortet für sich das feminine Personalpronomen.

Respekt und Akzeptanz legen, was gleichbedeutend mit einem diskriminierungs-freien und anerkanntem Leben ist. Dies zu erreichen ist das Ziel für Mitarbeitende in Betreuung und Pflege von LSBT*I. Dabei ist es für die Generation Stonewall tatsächlich nicht problematisch oder sogar als positiv bewertet, wenn Mitarbei-tende ehrliches Interesse zeigen und nachfragen. All die genannten Attribute für eine gute Betreuung und Pflege sind im Sinne einer menschenwürdigen und ganz-heitlichen Versorgung eine Grundvoraussetzung, welche aber augenscheinlich von den Interviewten nicht als praktisch umgesetzt wahrgenommen wird.

# Vorschlag der vertiefenden Analyse: Paradigmatisches Modell 17

Die qualitative Inhaltsanalyse nach Mayring (2015, 2016) ist eine vielfach genutzte Methode der Datenanalyse im Paradigma der qualitativen Sozialforschung. Eine vertiefende Analyse der interpretativen Art ist jedoch nicht ihr Ziel. Die Autorin möchte allerdings anhand eines Beispiels aufzeigen, wie eine solche Analyse zukünftig erfolgen könnte. Dazu bedient sie sich des Paradigmatischen Modells der Grounded Theory (Strauss & Corbin, 1996). Hiermit kann aktuelles Handeln der (Inter-)Agierenden methodisch stringent und im Sinne der Gütekriterien qualitativer Forschung nachvollziehbar gemacht werden.

Während Pretest und Interviews wurde bestätigt, was sich bereits während der theoretischen Auseinandersetzung vor der Empirie der vorliegenden Forschung andeutete: die Erfahrungen der Vergangenheit führten bei allen Beteiligten zu aktuellen Handlungsstrategien. Um dies methodisch korrekt und entsprechend nachvollziehbar sowie stringent abbilden zu können, bietet sich das Paradigmatische Modell an. An dieser Stelle soll das Modell zunächst allgemein dargestellt werden, die Umsetzung wird anschließend anhand eines Beispiels ausformuliert.

Das Paradigmatische Modell besteht aus mehreren Ebenen, die eng nach dem Prinzip Ursache und Wirkung miteinander verwoben sind. Zentral ist das Phänomen zu nennen (vgl. zur Veranschaulichung Abb. 17.1). Hierbei handelt es sich bspw. um ein Ereignis, welches anschließend verschiedenste Handlungen und Interaktionen zur Folge hat; mit dem Ziel das Ereignis bewältigen/kontrollieren zu können. Die ursächlichen Bedingungen, die dazu führen, dass ein Phänomen auftritt, sind diesem chronologisch dementsprechend voraus. Der Kontext beschreibt die Situation, in der das Phänomen auftritt. In ihm finden dementsprechend auch die Handlungen und Interaktionen statt. „Intervenierende Bedingungen [hingegen] sind die breiten und allgemeinen Bedingungen, die auf Handlung- [sic!] und interaktionale Strategien einwirkten" (Strauss & Corbin, 1996, S. 82). Die

K. Kürsten, *Stonewall kommt in die Jahre*, Vallendarer Schriften der Pflegewissenschaft 15, https://doi.org/10.1007/978-3-658-43662-9_17

intervenierenden Bedingungen können mit der Situation unmittelbar verbunden, aber auch z. B. in der Biografie eines Menschen zu finden sein.

Schlussendlich beschreibt die Konsequenz das Resultat aus Handlung und Interaktion. Dabei muss die Konsequenz nicht zwingend das eigentliche Ziel der Handlung und Interaktion sein. Schlägt der Versuch das Phänomen zu bewältigen/kontrollieren fehl, ergibt sich daraus dennoch eine, wenn auch in diesem Fall nicht angestrebte, Konsequenz.

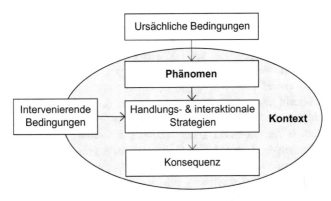

**Abbildung 17.1**  Paradigmatisches Modell (eigene Darstellung nach Strauss & Corbin, 1996)

Verdeutlichen lässt sich dies anhand eines Beispiels, welches aus dem für die Dissertation erhobenen Datenmaterial bezogen wird.

Hierbei suchte der Informant PAI07 einen ihm fremden Arzt auf; der Grund dafür ist unbekannt und für das weitere Geschehen unerheblich. Der Interviewte schilderte die Situation wie folgt:

> *Da war ich halt bei irgendeinem Arzt und bla bla bla. Und ging es halt um Blut abnehmen [...] ich hatte ihm vorher erzählt (unv.) und ich weiß auch nicht warum, ich hatte ihm erzählt, dass ich einen Freund habe, dass ich schwul bin bla bla bla. Und dann meinte der so: „Ja jetzt machen wir mal einen Bluttest, da müssen wir auf jeden Fall auf HIV untersuchen." Ich so: Bitte? [...] „Ja ja, ist medizinisch / „ Mein ich: „Ja danke! Ciao." Also ich habe das damals nicht gesagt. Ich habe das / also heute würde ich sagen „Ja danke! Ciao." Also solche Sachen. [...] Das sind diese Mikroaggressionen. (PAI07M, Z. 740–752)*

PAI07M berichtet hier vom Phänomen des Anerkennungsentzuges in der 3. Anerkennungssphäre und damit einer Verletzung der „Ehre"/Würde (vgl. Tab. 4.1). Das Phänomen findet im Kontext des Arztbesuches statt, was die Situation potentiell zusätzlich belastender macht, geht man grundsätzlich zunächst davon aus, bei Mediziner:innen auf entsprechend ausgebildete und aufgeklärte Menschen zu treffen. Dass es sich bei diesem diskriminierenden Ereignis in diesem Kontext nicht um einen Einzelfall handelt, belegt das o.g. Beispiel von PAI09M. Als Intervenierende Bedingung kann zum einen das Gesundheitssystem gedacht werden, in dem der Kontext sich befindet, aber nach Ansicht der Verfasserin auch die gemachten Diskriminierungserfahrungen des Informanten Intervenierende Bedingung gewertet werden. Diese wiederum beeinflussen, ebenso wie der Kontext, wie das aktuelle Phänomen wahrgenommen wird und haben somit Einfluss auf die Handlungsstrategie.

Zum Zeitpunkt als PAI07M der Diskriminierung ausgesetzt war, hatte er keine unmittelbare Interaktionsstrategie anwenden können, allerdings ergab sich aus der Situation eine Handlungsstrategie, die er entsprechend umsetzte und bis heute weiterhin verfolgt. Denn er berichtet, dass er diese oder ähnliche Situationen vermeidet, indem er sich einen schwulen Hausarzt suchte und diesen auch weiterhin hat (K14 Coping → SK 14/1 Vermeidung).

*Ich möchte nicht mit, weiß ich nicht, Karl-Anton über [...] PrEP[1] oder über Aids oder weiß der Henker was [...]. Oder über weiß ich nicht was, Potenzprodukte oder bla bla bla sprechen. Will ich einfach nicht. Und ich habe die Möglichkeit das zu vermeiden, also suche ich mir halt gezielt die Leute aus (PAI07M, Z. 719-723)*

Somit gelingt es PAI07M mit der gezielten Wahl des Hausarztes sich einen diskriminierungsfreien Safe space (SK 14/3) zu schaffen, den er für die Zukunft aufrechterhalten will. Die Angst vor Diskriminierung im Gesundheitswesen, wie sie auch in einigen der oben vorgestellten Studien geschildet wurde, wird folglich auch im Rahmen dieser Forschung bestätigt.

Am vorgestellten Beispiel wird deutlich, dass eine vertiefende Analyse der erhobenen Daten durchaus sinnführend sein kann, wenn das Ziel die regelgeleitete Analyse von tieferen Sinnstrukturen lautet. Die Verfasserin wählte allerdings einen inhaltsanalytischen Zugang, um zunächst grundlegend die Inhalte, die die Teilnehmenden berichten, offenzulegen. Eine zukünftige Weiterverarbeitung der Daten ist sicherlich in Betracht zu ziehen.

Es soll an dieser Stelle nicht unerwähnt bleiben, dass sich ein inhaltliches Problem auftut, welches potenzielle Auswirkungen auf professionelle Pflege und

---

[1] Medikament: Vorsorge vor potenziellem HIV-Kontakt, Möglichkeit für Safer-Sex.

Soziale Arbeit haben kann. Wie kann in einer stationären Langzeitpflegeeinrichtung gewährleistet werden, dass der Bewohner einen schwulen Hausarzt bekommt? Dieser Wunsch wurde von Teilnehmenden der Studie von Cummings et al. (2021) ebenfalls geäußert. In ruralen Räumen ist dieses Bedürfnis mit allzu hoher Wahrscheinlichkeit nicht zu befriedigen, selbst in Großstädten kann darauf nicht problemlos reagiert werden. Eine:n nicht-heteronormative:n Mediziner:in zu finden, der:die zum Hausbesuch kommt, wird wohl in den allerseltensten Fällen gelingen. Dann ist die freie Ärzt:inwahl in Gefahr und kann nur gewährleistet werden, wenn dem:r Bewohner:in ein Besuch in der Praxis ermöglicht wird. Hier wiederum wäre eine Möglichkeit anzusetzen, um mit der Community oder mit Ehrenamtlichen zusammenzuarbeiten, die diese Aufgaben erfüllen könnten. Dazu wiederum ist es erforderlich, dass sich die Einrichtungen für die entsprechenden Belange öffnen und Kontakte zu entsprechenden Gruppen der Community aufnehmen. Denn solche Bedürfnisse können nur in kooperativen Verfahren befriedigt werden.

# Teil V
# Conclusio

# Kritische Reflexion der Forschung

**18**

Wie einleitend bereits erwähnt, stand das komplette Forschungsvorhaben unter dem Eindruck der Coronapandemie. Dies hatte multiple Einflüsse; neben den beschriebenen persönlichen, kamen insbesondere für die Datenerhebung bedeutende Faktoren wie social/physical distancing und Isolation hinzu, die beachtliche Einschränkungen zur Folge hatten.

Dadurch, dass die Gespräche ausschließlich online stattfinden konnten, muss angenommen werden, dass es zu einem erheblichen Informationsverlust kam. Dies ist zum einen bedingt durch eine qualitativ verbesserungswürdige Leitung auf Seiten der Teilnehmenden[1], so brach das Videosignal im Interview mit PAI04M ab, was besondere Schwierigkeiten bei der Transkription bedeutete, denn er nahm gemeinsam mit seinem Ehemann am Interview teil. Die beiden Männer ließen sich in der Audioaufzeichnung bei sehr ähnlicher Stimmlage nur schwer unterscheiden, was allerdings für den ethischen Anspruch der eindeutigen Zuordnung der Daten sehr bedeutsam ist. Schlussendlich gelang die Unterscheidung der Sprechenden jeweils trotz der widrigen Umstände. Für den Teilnehmer PAB01M gilt das Problem der schlechten Verbindung in verschärfter Form. Er hielt sich zur Zeit des Interviews auf einer Kanarischen Insel auf und sowohl das Audio- als auch das Videosignal brachen sehr häufig ab. Dass es hier zu einem Informationsverlust kam, lässt sich bereits daran ablesen, dass sich in seinem Interview im Vergleich zu allen anderen, erheblich weniger Segmente inhaltsanalytisch eindeutig kategorisieren lassen konnten und somit bereits die reine Anzahl deutlich geringer ist.

---

[1] Die Verfasserin hatte sich entschieden die Kapazität ihrer Onlineverbindung bestmöglich ausbauen zu lassen und führte die Gespräche ausschließlich mit einer LAN statt WLAN-Verbindung, um eine möglichst große Stabilität der Verbindung zu erreichen.

© Der/die Autor(en), exklusiv lizenziert an Springer Fachmedien Wiesbaden GmbH, ein Teil von Springer Nature 2024
K. Kürsten, *Stonewall kommt in die Jahre*, Vallendarer Schriften der Pflegewissenschaft 15, https://doi.org/10.1007/978-3-658-43662-9_18

Zum anderen kam es zu einem Informationsverlust, weil kein persönlicher Kontakt möglich war. Eben jener liefert jedoch neben dem gesprochenen Wort und einer eingeschränkten Wahrnehmung der Mimik und Gestik (im kleinen Ausschnitt der Videoübertragung) des Gegenübers weitere wichtige Informationen, die im Transkriptionskopf oder im Postskriptum festgehalten wurden. Im Vergleich zu den zur Masterthesis geführten face-to-face Interviews kann festgehalten werden, dass die Vor- und Nachgespräche damals deutlich länger waren und wesentliche weitere Informationen für die Datenanalyse erbrachten. Ein Symptom für eine engere „Verbundenheit" zwischen Interviewerin und interviewter Person kann darin ausgemacht werden, dass die Teilnehmerinnen der Masterthesis der Verfasserin nach fünf Jahren besser als Personen im Gedächtnis geblieben sind, als die neu gewonnenen Mitwirkenden.

Hinzu kam, dass die Teilnehmenden teilweise stark auf die damals aktuelle Pandemielage fokussiert waren und bezogen Inhalte häufig auf die zu dem Zeitpunkt aktuelle Situation und zwischenzeitlich nicht darauf, wie sie sich ihr Leben/ Alter(n) wünschen, wenn eine Rückkehr zur Normalität stattgefunden hat. Somit wurden oftmals Gedanken bzgl. der Zukunft mit Corona und einem potenziellen Pandemieverlauf assoziiert.

Methodisch kann an den Online-Interviews kritisiert werden, dass die Interviewerin zunächst unsicher in der Durchführung war, denn die Erfahrung darin war unzureichend, sie hatte bis dato lediglich ein Online-Interview geführt und dieses war als Problemzentriertes statt Themenzentriertes Interview konzipiert. Auch die Nutzung der Onlinepräsentation der zentralen Fragestellung und der Wechsel der Folien (vgl. Abschn. 14.1) war durch die Forscherin zunächst ungewohnt und verunsicherte anfänglich, was allerdings mit einer gewissen Routine deutlich nachließ. Kritisch anzumerken ist jedoch, dass das notwendige beschriebene Vorgehen dazu führte, dass die Verfasserin die Interviewpartner:innen nie im Vollbild sehen konnte, sondern stets die Folie mit eingeblendet wurde. Zwar verkleinert, aber dennoch verbunden mit einer weiteren Einschränkung. Wie die Teilnehmenden ihre Einstellungen vornahmen, kann nicht beurteilt werden, allerdings ist es möglich, dass eine gewisse Verwirrung den Gesprächsfluss und die Inhalte beeinflusst haben könnte.

Einen weiteren ethischen Aspekt im Zusammenhang mit Online-Interviews gilt es zu reflektieren. Im Akutfall einer psychischen Belastung z. B. durch Retraumatisierung entfiel die persönliche Anwesenheit der Forscherin, sodass auch keine Unterstützung in einer entsprechenden Situation möglich gewesen wäre bspw. mittels Kontaktaufnahme mit einer Krisenhotline. Somit war ein weitaus sensibleres Vorgehen geboten, was wiederum durch eingeschränkte kommunikative Signale erschwert wurde. Insbesondere das Interview mit PAI09M hätte dahingehend eine Herausforderung werden können, er berichtete im Vorgespräch bereits von den im Interview erwähnten psychischen Belastungen in der Vergangenheit, was die Forscherin dazu veranlasste, schon während des Vorgespräches mehrfach auf die Option das Gespräch zu pausieren oder zu beenden hinzuweisen. Schlussendlich konnte das Interview jedoch ohne Zwischenfälle geführt werden. Eine weitere Vorgabe des forschungsethisch korrekten Vorgehens ist, dass den Teilenehmenden die Wahl des Ortes, an dem das Interview stattfindet, überlassen wird. Es ist offensichtlich, dass dies während der Datenerhebung aufgrund der Coronasituation nicht möglich war. Die Mitwirkenden konnten lediglich entscheiden, wo sie sich zum Zeitpunkt des Interviews aufhielten bzw. welches Medium bzw. welche Software genutzt wurde.

Jedoch muss auch der Vorteil von Online-Interviews erwähnt werden. So konnten Personen aus weiterer Entfernung in die Stichprobe einbezogen werden, so befand sich, PAB01M zum Zeitpunkt des Interviews wie erwähnt auf einer Kanarischen Insel, da er aufgrund der Reisebeschränkungen nicht zurück nach Deutschland kommen konnte. PAI07M lebte während des Gesprächs in einem osteuropäischen Land (beruflich), wird aber für den Ruhestand nach Deutschland zurückkehren.

Erwähnt werden muss, dass der Feldzugang wie erwartet und aus Erfahrung der Masterthesis heraus schwer war. Insbesondere bisexuelle, Trans*- und Interpersonen zu akquirieren gelang kaum. Ursächlich hierfür ist zum einen, dass im Fall von bisexuellen Menschen eine Vernetzung nicht in dem ausgeprägten Maß vorhanden ist, wie es bei Schwulen und Lesben der Fall ist. Insgesamt ist die Personengruppe – auch in der öffentlichen Wahrnehmung – eher „unsichtbar". Bei Trans*- und Interpersonen kann angenommen werden, dass eine gewisse Zurückhaltung gegenüber der Wissenschaft herrscht. Intergeschlechtliche Menschen haben oftmals sehr schlechte Erfahrungen (mit der Medizin) machen müssen und zeigen sich entsprechend zurückhaltend. Ein weiterer Grund kann sein, dass die „Vermischung" der Zielgruppe der Forschung von sexuellen und geschlechtlichen Identitäten zu Ablehnung führte. So erhielt die Verfasserin im Vorlauf eine erboste E-Mail, dass es empörend sei Lesben, Schwule und Bisexuelle mit Trans*- und Interpersonen zugleich zu befragen, es benötige getrennte Forschung. Rückblickend unterstützt die Autorin diese Auffassung und kann dieses Argument als möglichen Grund nicht an der Studie teilnehmen zu wollen nachvollziehen. Es hätten zusätzlich weitere lesbische Frauen zur Teilnahme gewonnen werden können, wenn zusätzlich ein ähnlicher Feldzugang wie bei männer* gewählt worden wäre. Ein online-Artikel in einer entsprechenden Zeitschrift hätte die Anzahl der Interviewpartnerinnen sicherlich erhöht.

Für die vorliegende Forschung muss ein Selektionsbias bedacht werden. Die Teilnehmenden wohnen alle im urbanen Raum, was eine mangelnde Abbildung von Menschen zur Folge hat, die im ländlichen Raum leben, womit im Rahmen dieser Studie zu möglichen Unterschieden keine Aussage gemacht werden kann. Die Mitwirkenden waren größtenteils akademisch ausgebildet oder im Ausbildungsberuf entsprechend weitergebildet, was ein Bewusstsein für die Notwendigkeit der Forschung nahelegt. Alle Interviepartner:innen zeigten sich als technikaffin und aktiv im Szeneleben in dem Sinne, dass sie zumindest in entsprechenden online-Portalen angemeldet sind, sich im E-Mailverteiler von verschiedenen Interessenvertretungen befinden und regelmäßig zielgruppenspezifische Zeitschriften lesen.

Schorn (2000, S. 2) merkt zum Themenzentrierten Interview an, dass eine emotionale Verwicklung mit dem erforschten Themengebiet nur dann problematisch wird, wenn jene Involviertheit nicht erkannt, reflektiert und im Hinblick auf das Thema verstanden wird. Eine persönliche „Betroffenheit" der Autorin als Teil der LSBT*I-Community ist in der Rückschau nicht festzustellen. Vielmehr war sie von den vielfältigen negativen Erfahrungen, aber auch von der teilweise sehr bewegten Vergangenheit mancher Teilnehmenden überrascht.

Retrospektiv ist festzustellen, dass die persönliche Transkription der Interviews vorzuziehen ist, falls es die Datenmenge erlaubt. Während der eigenen Transkription machte sich die Forscherin mit den Inhalten bereits intensiv vertraut und hatte bereits während der Verschriftlichung entsprechende Strukturen für ein mögliches Kategoriensystem gedanklich erarbeitet. Wichtige Hinweise konnten umgehend mittels Memos an gegebenen Textpassagen festgehalten werden. Dies kann das mehrfache Lesen von externen Transkripten nur schwerlich aufwiegen.

Rückblickend erwies sich die Nutzung einer individuell angepassten Form der Visulisierung des Interviewleitfadens als Mind-Map als gewinnbringend, wenn auch aus methodischer Perspektive möglicherweise ungewöhnlich. Im Sinne der flexiblen Handhabung qualitativer Forschung zum größtmöglichen Erkenntnisgewinn ist dies nach Ansicht der Verfasserin allerdings durchaus zu rechtfertigen. Das beschriebene Vorgehen erwies sich als anwendungsfreundlicher, was möglicherweise auf die Tatsache zurückzuführen ist, dass die Gespräche ausschließlich ohne persönlichen Kontakt stattfanden und somit eine Fokussierung auf den Leitfaden die Gesprächsführung zusätzlich erschwerte. Die Erweiterung des Stichpunktkataloges und die Umgestaltung des tabellarischen Leitfadens in eine grafische Darstellung während Datenerhebungsphase ist im Sinne der qualitativen Forschung unproblematisch und grundsätzlich ein Zeichen von reflektiertem Vorgehen im Verlauf des Forschungsprozesses.

Rückblickend ist es nicht nachzuvollziehen, warum deduktiv keine Kategorie gebildet wurde, die das Leben und die Betreuung in stationären Langzeitpflegeeinrichtungen betrifft. Es ist vollkommen logisch, dass diese induktiv bereits nach Analyse des ersten Transkriptes in einer ersten Fassung gebildet werden konnte, womit die Inhalte nicht verloren gingen. Allerdings wäre es sinnführender gewesen die Interviewpartner:innen zu durchmischen, statt stringent nach L, S, B, T* und I zu trennen und vorzugehen. Eine zufälligere Verteilung des zu analysierenden Datenmaterials hätte sicherlich dazu geführt, dass einzelne Kategorien frühzeitiger induktiv hätten gebildet werden können. Und somit in den wiederholten Materialdurchgängen hätten berücksichtigt werden können.

Eine Beeinflussung der Forscherin durch die vorherige Forschung durch die mitunter daraus entstandenen deduktiven Kategorien ist nicht gänzlich auszuschließen. Bei einer Datenauswertung mit mehreren Forschenden (im Sinne des Gütekriteriums der Triangulation) wäre dieses Risiko zu minimieren gewesen, was allerdings im Rahmen einer selbstständig zu verfassenden Dissertation nicht immer im angemessenen Maß umsetzbar ist, insbesondere, wenn aufgrund der eingangs beschriebenen äußeren Umstände die Zeit ein Faktor ist. Allerdings kann man die Teilnahme an der Doktorand:innenkonferenz an der Vinzenz-Pallotti University und dem sogenannten Tag der Lehre an der Hochschule an der die Verfasserin tätig ist (September 2022) als einen minimalen Ansatz zur Triangulation der Dateninterpretierenden werten. Bei beiden Gelegenheiten stellte die Autorin ihre Forschung vor und erhielt sowohl von den Doktorand:innen als auch von den professoralen Kolleg:innen wertvolle Hinweise für die qualitative Inhaltsanalyse bzw. das finale Kategoriensystem. Letzteres wäre ohne die Unterstützung zu abstrakt geworden, sodass Inhalte hätten verloren gehen können.

Der Theorietriangulation mittels Honneths Anerkennungsbegriff, Butlers Beitrag zum Queer-Feminismus und Meyers Minderheitenstressmodell ist nach Ansicht der Verfasserin genüge getan worden. Eine beispielhafte Vertiefung der Analyse mittels des Paradigmatischen Modells der Grounded Theory ist ein Ansatz für eine Methodentriangulation. An diesem Punkt muss eingestanden werden, dass sich erst im Verlauf der Datenanalyse herauskristallisierte, dass es mittels der codierten Kategorien hätte zu einer Theorieentwicklung kommen können (s. u.). Allerdings ist die qualitative Inhaltsanalyse vom Ansatz her nicht zur Theorienbildung gedacht. Dennoch erschienen die Daten als zu grundlegend, um darauf gänzlich zu verzichten. Da sich das o.g. Paradigmatische Modell bereits als gewinnbringend erweist, sollte für die Zukunft und weitere Ansätze der Theorieentwicklung die Grounded Theory als methodischer Zugang gewählt werden.

Hinsichtlich der weiteren Gütekriterien qualitativer Forschung, so wie Mayring sie befürwortet, ist mittels der Kapitel 13, 14 und 15 die Transparenz der
Verfahrensdokumentation Genüge getan. Durch die stringente Durchführung der
Inhaltsanalyse wie Mayring sie „fordert" und die durchgängige Verwendung
des Codierleitfadens zur Kategorienbildung ist eine streng regel- und kriteri-
engeleitete Datenbearbeitung gelungen. Eine kommunikative Validierung konnte
lediglich im Rahmen der Interviews selbst stattfinden, indem die Interviewerin
bei Unklarheiten umgehend explizit nachfragte. Die Ergebnisse der Interpretation wurden nicht mit den Teilnehmenden erörtert. Die Nähe zum Gegenstand
konnte nur bedingt erreicht werden. Zwar sind keine Laborbedingungen gegeben
gewesen, jedoch kann eine gewisse Distanz aufgrund der notwendigen online-
Interviews nicht abgestritten werden. Die Folgen daraus sind oben hinlänglich
beschrieben worden.

# Diskussion

**19**

Im Folgenden wird die Autorin zunächst die Ergebnisse der eigenen Forschung zunächst bewerten, anschließend reflektieren, um sie dann unter Bezugnahme des theoretischen Hintergrundes zu interpretieren, um zu möglichen Implikationen für die Praxis zu gelangen.

Die zu beantwortende Forschungsfrage – so wurde eingangs beschrieben – bedurfte der Berücksichtigung einiger Unterpunkte, die es zunächst zu betrachten gilt. Aus der Analyse der Daten geht hervor, dass sich gelingendes Alter(n) für queere Menschen nicht grundlegend vom gelingenden Alter(n) einem Großteil heteronormativer Menschen unterscheidet. Das Mehr an Zeit durch den Wegfall von Beruf soll mit Inhalten gefüllt werden, mit denen sich die Teilnehmenden schon heute beschäftigen, besonders häufig wird hier das Reisen erwähnt. Im Falle des zunehmenden Hilfebedarfs möchten alle Interviewpartner:innen so lange wie möglich in den eigenen vier Wänden bleiben und dies bei Bedarf mit externen ambulanten Diensten gewährleisten. Die Frage nach der Wohnform im Alter beschäftigte durchweg alle Teilnehmenden. Den langen Verbleib in der eigenen Wohnung erhoffen sich viele in Form von Mehrgenerationenwohnprojekten zu ermöglichen; in der Annahme, dass im Fall des Unterstützungsbedarfs diese von anderen Bewohner:innen geleistet wird. Die Angaben dazu, ob die Mitbewoher:innen auch queer sein sollten, variieren von einem Extrem: „unerheblich" bis zum anderen: „zwingend". Allerdings sind sich die Teilnehmenden bewusst, dass Wohnprojekte für ausschließlich queere Menschen sehr selten sind. Bei allen Mitwirkenden wird deutlich, dass ein Einzug in eine Einrichtung der stationären Langzeitpflege die letzte Option ist, die manche sogar gänzlich für sich selbst ausschließen oder im Rahmen der geistigen Auseinandersetzung mit den eigenen Altern(n) ignorieren. Dabei wird deutlich, dass sich die Teilnehmenden, die in

K. Kürsten, *Stonewall kommt in die Jahre*, Vallendarer Schriften der Pflegewissenschaft 15, https://doi.org/10.1007/978-3-658-43662-9_19

einer Partner:innenschaft leben, weniger Sorgen um den Einzug in eine Pflegeeinrichtung machen; die Option der Wohnform betreutes Wohnen oder im Rahmen der o.g. Mehrgenerationenprojekte im gemeinsamen Haushalt wird genannt. Bis eine:r der Partner:innen verstirbt. Erst dann wird ein Einzug in eine entsprechende Einrichtung in Betracht gezogen. Die Möglichkeit als Paar dort einzuziehen, wird in keinem Interview erwähnt. Es stellt sich hier die Frage, ob Bedenken bzgl. möglicher Ressentiments heteronormativer Mitbewohner:innen ausschlaggebend sind; Andeutungen dazu findet sich in der Ergebnispräsentation wieder, allerdings geäußert von Singles. Als Paar dort einzuziehen und zu leben, macht die Abweichung von der Heteronorm noch offensichtlicher. Dennoch sind sich mehrere Teilnehmende darüber im Klaren, dass ein Einzug z. B. bei fortschreitenden gesundheitlichen Einschränkungen unumgänglich werden kann. Allerdings treten in der vorliegenden Forschung Fragen der Gesundheit – im Gegensatz zur recherchierten Literatur, in der sie sehr präsent waren – nur im geringen Umfang auf. Nicht darauf angesprochen, wurden keine Bedenken vor Einschränkungen genannt oder befürchtet. Es kann davon ausgegangen werden, dass bei einer quantitativen Datenerhebung mit einem entsprechenden Item das Ergebnis entsprechend auch hier anders ausgefallen wäre. Grundlegend scheint die Gesundheit zunächst aber nicht prioritär zu sein bzw. nicht geäußert zu werden. Eine weitere Erklärung für den Unterschied kann im Gesundheitssystem der einzelnen Staaten liegen. Die meisten Quellen stammen aus den USA, deren Gesundheitssystem sich deutlich vom deutschen unterscheidet und für die Bürger:innen mit erheblichen Kosten verbunden ist. Zu erkranken kann somit in den USA nicht nur eine Einschränkung der Lebensqualität bzgl. des Körpers und der Psyche zur Folge haben, sondern häufig zusätzlich gravierende Auswirkungen auf die ökonomische Situation haben. Finanzielle Sorgen werden in den geführten Interviews ebenso recht selten genannt, was wiederum im Kontrast zur Literatur steht. Allerdings kann festgestellt werden, dass Cis-Frauen diese Bedenken häufiger erwähnten. Die Ursachen wie bspw. der gender pay gap, wurden bereits an anderer Stelle erwähnt. Auch hier kann vermutet werden, dass die ausgeprägten finanziellen Sorgen, die die Befragten der Quellen aus den USA äußerten, wiederum eine systemische Ursache haben: ein unterschiedliches Rentensystem. Hier können allerdings nur Vermutungen angestellt werden; diese systemischen Unterschiede detaillierter zu erfassen und deren Auswirkungen zu hinterfragen würde weiterer Forschung bedürfen.

Allerdings ergibt sich ein gravierender Unterschied zur heteronormativen Mehrheit, nämlich dieser nicht anzugehören und entsprechende negative Erfahrungen gemacht zu haben, weiterhin zu machen und befürchten diese auch in Zukunft machen zu müssen. Darin besteht die bedeutsame Übereinstimmung der Forschung der Verfasserin und der aktuellen Literatur. Die Ursachen hierfür wurden hinlänglich in Kapitel 3 beschrieben und sollen hier nicht mehr im großen Umfang aufgerollt werden. Das Stigma der Normabweichung, sei sie nun bezogen auf die sexuelle oder geschlechtliche Identität, führt nicht selten zu Diskriminierungen bzw. zum Entzug von Anerkennung in den verschiedensten Lebensbereichen bzw. Anerkennungssphären. Menschen, die dieses Stigma nicht haben, müssen diese Auswirkungen nicht erleben. Hinzu kommen die in Kapitel 6 ausformulierten internen wie externen Stressoren, denen Angehörige einer Minderheitengruppe ausgesetzt sind. Eine verringerte Lebensqualität kann die Folge sein. Sicherlich reagieren Menschen jeweils individuell auf Anerkennungsentzug oder Minderheitenstress, allerdings sind sie allgegenwärtig. Es darf jedoch nicht unerwähnt bleiben, dass die Toleranz seit den 70er Jahren des 20. Jahrhunderts zwar zugenommen hat, die befragte Personengruppe allerdings ihre nicht-heteronormative Sozialisation in dieser Zeit (und in den nicht minderschweren 80er und 90er Jahren) durchlebte. Dass einige der Befragten einen Rollback befürchten, also, dass sich die erkämpfte Toleranz bzw. alle Fortschritte wieder rückentwickeln. So stimmt im Zusammenhang mit der Forschungsfrage besonders nachdenklich, dass einige Teilnehmende Ängste und Bedenken äußerten im medizinischen und/oder pflegerischen Bereich auch im Alter diskriminiert zu werden. Diese Erfahrung wurde bereits gemacht, jedoch kommt nun die Sorge hinzu, dass man sich im Alter nicht mehr dagegen verteidigen kann.

Nun stellt sich die Frage, wie Anerkennungsentzug vermieden werden kann bzw. in welcher Form jeder einzelne dazu beitragen kann. Auch in den Ergebnissen der vorliegenden Studie wird deutlich, dass der Schwerpunkt des erfahrenen Anerkennungsentzuges in der dritten Sphäre, der Wertgemeinschaft, gemacht wird. Entwürdigung und Beleidigung sind hier die Formen der Missachtung, es droht dementsprechend der Entzug der Würde und Ehre[1]. In dieser Sphäre sind alle Individuen einer Gesellschaft vereint; einzelne Subjekte können keinen Einfluss nehmen auf die Erfahrungen in den Primärbeziehungen der ersten Anerkennungssphäre und nur indirekt und auf lange Sicht in der zweiten, der Anerkennungssphäre der Rechtsverhältnisse.

Butler geht nun so weit, dass sie ausführt, dass Menschen, die nicht-heteronormativ sind und für die oftmals die sprachlichen Symbole fehlen, nicht „nur" Anerkennung entzogen wird, sondern, dass sie aufgrund ihres Lebens außerhalb der heterosexuellen Zwangsmatrix zumindest sprachlich und somit in ihrem Verständnis von Wirklichkeit als Resultat von Sprechhandlungen,

---

[1] Der Verlust der Würde wurde tatsächlich wörtlich in zwei Interviews als Ängste vor dem Alter genannt.

nicht existieren. Sie fragt nun, wie Menschen, die außerhalb der heterosexuellen Zwangsmatrix leben, zunächst einmal entsprechend sicht- und somit
(an)erkennbar gemacht werden können (vgl. rückschauend Kapitel 4). Diese
Frage und deren Beantwortung ist grundlegend und ganz besonders trifft dies
weiterhin auf Trans*- und Interpersonen[2] zu. Für ihre Abweichung von der
Heteronormativität bezogen auf die geschlechtliche Identität fehlen vielen Mitmenschen weiterhin buchstäblich die Worte. Sie sind aber auch „unsichtbar" z. B.,
wenn es um die Nicht-Berücksichtigung der Geschlechtsbezeichnung divers geht.
Sei es nun in Form von geschlechtsneutralen Toiletten oder auszufüllenden Formularen.[3] Zwei teilnehmende Personen sprachen dies im Interview unumwunden
an. Butler benennt als mögliche Lösung die stetige Veränderung der performativen Akte, so u. a. auch dem Sprechhandeln – der phallogozentristischen Sprache
(die Mead als gemeinsames System von Symbolen versteht) – was durch die
dauerhafte Wiederholung zu einer subversiven Normveränderung führe. Dieser
Versuch wird momentan durch das Gendern unternommen. Gendern mag für
viele problematisch sein, Argumente wie bspw., dass eine gewachsene Sprache nicht dermaßen aggressiv verändert werden solle, werden geäußert. Zum
Teil kommt es auch zu weniger neutralen Äußerungen. Auch die Verfasserin
tat sich zunächst schwer das Gendern zu berücksichtigen, allerdings hatte die
vertiefende inhaltliche Auseinandersetzung – insbesondere mit Butler – im Rahmen der eigenen Forschung den Effekt, den Sinn und die Notwendigkeit besser
nachvollziehen zu können. Allerdings stellte sich auch ihr die Frage, ob eine
ständige Medienpräsenz des Themas nicht dazu führen könnte, dass das Gegenteil, nämlich eine Intensivierung der ablehnenden Haltung eintreten könnte. Dem
entgegnet Honneth, dass die Chance besteht, dass das Ansehen einer Minderheitengruppe, die in der Gesellschaft vernachlässigt wird, gesteigert werden kann,
indem die Öffentlichkeit stetig auf ihren sozialen Wert aufmerksam gemacht wird
(vgl. ders., 2018b, S. 206). Problematisch ist dabei den Mittelweg zu finden, hat
doch Sichtbarkeit nicht zwingend Anerkennung zur Folge. Denn alle Bemühungen nicht-heteronormative, also queere Identitäten sichtbarer zu machen, können
zu ausgeprägten Irritationen führen. Queer dient zwar grundsätzlich dazu Heteronormativität zu irritieren, denn ein irritiertes System neigt zu Veränderungen

---

[2] Homo- und Bisexualität als Abweichung von der Heteronormativität ist im allgemeinen
Sprachgebrauch bzw. -verständnis weitestgehend vorhanden und somit zumindest sichtbarer.

[3] Dies wurde von einer Interperson genannt, allerdings ebenso von einem schwulen Mann,
dessen Ehemann nicht als solcher in staatlichen Dokumenten (in einer deutschen Botschaft
im Ausland) aufgeführt werden konnte. Lediglich die Option „Ehefrau" war gegeben. Somit
wurde der Partner und sein Status nicht wahrnehmbar.

bzw. Anpassungen, muss dabei aber in einen konstruktiven und somit fruchtbaren, statt destruktiven Diskurs führen. Es droht die Gefahr von ideologischen „Grabenkämpfen", die die grundlegenden feministischen Anliegen überlagern. Selbst innerhalb des Queer-Feminismus werden die verschiedensten Meinungen und Positionen in einer zunehmend radikalen Art und Weise vertreten. Dazu wird bisweilen mit Butler argumentiert, um zu versuchen die eigenen Ziele und das zu deren Erreichung vermeintlich erforderliche Handeln zu legitimieren. Dabei geht es nicht mehr nur um das Ziel eine Gleichberechtigung aller – unabhängig von sozialer Schicht, Ethnizität, Religion, gender, sex usw. – in einem möglichst diskriminierungsfreien gesellschaftlichen Miteinander zu erreichen. Vielmehr ist es so, dass es zunehmend um eigene Macht und Deutungshoheit zu gehen scheint. Dieses Phänomen kann sowohl „nach außen" als auch „nach innen" beobachtet werden.

Eine nach außen radikal vertretene Haltung kann beispielhaft an der Diskussion zwischen Queer-Feminismus und TERF (Trans Exclusionary Radical Feminism), SWERF (Sex Work Exclusionary Radical Feminism) und Pomo (postmodern) festgemacht werden. TERF und SWERF sind radikalfeministische Strömungen, die einen fundamentalen feministischen Grundgedanken ablehnen: die Gleichberechtigung aller Personengruppen. Bei beiden Strömungen handelt es sich somit um einen Widerspruch in sich, denn ein Feminismus, der Trans*-Personen oder Prostituierte explizit ausschließt, kann kein Feminismus sein. Dem stimmt die Autorin zu und distanziert sich explizit von TERF und SWERF. Allerdings wird eine Debatte mit Vertretenden der entgegengesetzten Meinung durch mitunter unerbittlich verhärtete Fronten, auch auf radikal queer-feministischer Seite, unmöglich gemacht. Es ist auch im wissenschaftlichen Kontext durchaus legitim bzw. angebracht die o.g. Ansichten anzuzweifeln oder abzulehnen; durch Sprechverbote gerät jedoch die Freiheit der Wissenschaft und eine entsprechende – wenn auch sicherlich kontroverse – gesellschaftliche und wissenschaftliche Diskussion in Gefahr.[4]

Als Beispiel für Konfliktpotentiale kann ein weiterer bisher der Allgemeinheit wenig geläufiger Begriff in den sozialen Netzwerken des Internets (insbesondere

---

[4] So geschehen im Juli 2022 als eine Doktorandin der Biologie im Rahmen eines Vortrages an der Humboldt-Universität zu Berlin ihre Ansicht vertreten wollte, dass die Biologie nur zwei Geschlechter kennt. Dies rief große Empörung hervor und der AKJ („Arbeitskreis kritischer Jurist*innen an der Humboldt Uni Berlin") warf ihr Queerfeindlichkeit vor. Dies veranlasste die Universität den Vortrag aus Sicherheitsgründen zunächst abzusagen. Er konnte jedoch später ohne Zwischenfälle nachgeholt werden, wobei die Vortragende allerdings Fragen oder eine anschließende kritische Diskussion ablehnte (vgl. Der Spiegel, 2022; Geiler & Warnecke, 2022; Thorwarth, 2022).

Twitter) dienen: Pomo. „Die Gruppe[5] ist dem linken Spektrum zuzuordnen und gilt als überaus wachsam, was Ungerechtigkeiten und Diskriminierung betrifft. […] Wer „Pomo" ist, sieht sich selbst als Minderheit und als Opfer von Diskriminierungen der Mehrheitsgesellschaft. […] Dabei agieren die sogenannten „Pomos" mitunter ziemlich radikal – und begründen das auch: Schließlich würden ihre Themen von der Gesellschaft konsequent marginalisiert" (Schwarzer, 2019). Wird von einer Person, meist mit großer Reichweite, gegen die Ansichten von Pomo verstoßen, droht wütender Protest mit teilweise massiven Beschimpfungen (neudeutsch: Shitstorm), bis hin zu realer Gefährdung der Person.

Gleiches gilt bzgl. Pomo allerdings auch „nach innen", denn selbst bei „Fehlverhalten"[6] eines Mitgliedes innerhalb der radikal queer-feministischen Bubble droht eine ähnliche Reaktion. Hinzu kommt: wer eine Position einer Minderheit vertritt, muss dieser angehören, ansonsten ist der Beitrag nicht legitim. Dies wiederum bedeutet, dass ein „Outing-Zwang" besteht. Man muss sich also als Mitglied einer marginalisierten Gruppe outen[7], damit eine themenbezogene Aussage auf Akzeptanz stößt (vgl. Nabert, 2017, S. 260). Insgesamt sind die Mechanismen von analoger und digitaler Empörungskultur identisch, wobei die Hemmschwelle für einen Shitstorm im realen Leben (bisher) höher ist. Online-Empörung hat allerdings neben der geringeren Hemmschwelle eine weitere bedeutsame Komponente: man kann sich global zeitgleich gemeinsam echauffieren, was für diejenigen, die sich „regelwidrig" geäußert haben, ungeahnte Ausmaße annehmen kann.

Zusammenfassend ist festzustellen, dass Kritik – sei es von außer- oder innerhalb der Bubble – zumeist unerwünscht ist und selten als konstruktiv verstanden wird. Oder sie wird von vornherein unterlassen, da den Kritiker:innen mitunter vorgeworfen wird, sich im rechten politischen Spektrum zu befinden (vgl.

---

[5] Im Sinne von Bubble/Filterblase, in der die Mitglieder zu einem Themengebiet grundsätzlich die gleiche Meinung vertreten (sollen/müssen), was wiederum selbstverstärkende Auswirkungen hat.

[6] Hierzu könnte in einer radikal queer-feministischen Bubble bereits eine allzu liberale Haltung bzgl. kultureller Aneignung genügen. Es stellt sich die Frage, ob heterosexuelle Cis-Menschen oder Unternehmen z. B. die Regenbogenflagge hissen „dürfen". Kann es als Solidaritätsbekundung toleriert oder muss es als potenzielles sog. pinkwashing rigoros abgelehnt werden?

[7] Etwa mittels Twitter User-Profil mit der Angabe „woman of coulor, cis, lesbisch". Hiermit wird der Person zugestanden sich zu Themen von POC und lesbischen Cis-Frauen, allerdings nicht, sich bspw. zu Themen von lesbischen Transfrauen oder Menschen mit Behinderungen betreffen adäquat äußern zu können. Denn dazu würde ihr die selbsterlebte Erfahrung z. B. mit Ungleichheiten im Sinne der Intersektionalität fehlen und folglich eine zutreffende Einschätzung nicht möglich sein.

l'Amour laLove, 2017, S. 21). Amelung (2017) und Anonyma (2017)[8] schildern anhand von Beispielen, dass dieser Prozess in teilweise erschreckender Form stattfindet. Die Auswüchse dürften bei Lesenden zwischenzeitlich zu ungläubigem Kopfschütteln führen, da die o.g. eigentlichen Ziele von Queer innerhalb der eigenen vermeintlichen Interessengemeinschaft teilweise dermaßen ad absurdum geführt werden, dass man sich dessen nicht erwehren kann. Es besteht die Gefahr, dass der Queer-Feminismus seine eigenen Kinder frisst.

Abschließend ist zu sagen, dass sich die Autorin darüber im Klaren ist, dass die getroffenen Aussagen zum Problem innerhalb des Queer-Feminismus, zu Angriffen von Vertreter:innen des radikalen Queer-Feminismus führen könnten. Dennoch möchte die Verfasserin betonen, dass sie eine Rückbesinnung auf die gemeinsamen Ziele als sehr bedeutsam erachtet werden muss und es ihrer Ansicht nach fraglich ist, ob eine zu dogmatische Auslegung sinnführend ist oder lediglich zu einer Zerfaserung führt und damit der zur Voranbringung des gesellschaftlichen Veränderungsprozesses benötigte Fokus und Antrieb verloren geht.

Zusammenführend wird die Autorin nun einen Vorschlag unterbreiten, wie gelingendes Alter(n) queerer Menschen gestaltet werden kann bzw. sollte, womit die Forschungsfrage beantwortet wird.

**Proposition einer Theorie des gelingenden queeren Alter(n)s**
Wie bereits mehrfach dargelegt berichtet Honneth von den drei Selbstbeziehungen Selbstvertrauen, Selbstachtung und Selbstschätzung, die in den drei Anerkennungssphären gebildet werden (vgl. Abschn. 5.1). Es wurde gezeigt, dass ein Leben gelingt, wenn sich diese Selbstbeziehungen im Gleichgewicht befinden (vgl. Honneth, 2018b, S. 279). Nun liegt es nahe, dass dies ebenfalls für das gelingende Alter(n) gilt, denn das Bedürfnis nach Anerkennung bleibt mit dem Alter(n) unverändert.

Es ist neben der recherchierten Literatur auch mittels der eigenen Datenerhebung offensichtlich geworden, dass bei queeren Menschen in ihrer Minderheitenposition zusätzlich zu den allgemeinen Alterungsphänomenen Stressoren hinzukommen, die das Leben und Alter(n) massiv beeinflussen oder beeinflussen können. Um diese zusätzlichen Belastungen zu minimieren werden Bewältigungsstrategien und Resilienz bedeutsam (vgl. Kap. 6).

---

[8] Dass die verfassende Person des Beitrages (mit kritischem Blick auf das radikale Vorgehen innerhalb der eigenen Bubble) anonym bleiben möchte, spricht für sich.

Minderheitenstress und Anerkennungsentzug sind – so wurde deutlich – stete Begleiter in der Lebenswirklichkeit von queeren Menschen.[9] Jedoch immer in individuell ausgeprägtem Maß. Eine Person mag sich ihres Minderheitenstatus bewusst sein, auch der eigenen Minderheitenidentität, was jedoch nur belastend ist, wenn daraus auch negative Konsequenzen folgen. Ist dem nicht so, muss keine Bewältigung erfolgen. Möglicherweise besteht bei diesen Personen auch weniger der Wunsch danach aktiv Teil der Community zu sein, was auch die eigene Empirie vermuten lässt. Ebenso muss der Anerkennungsentzug z. B. in der Anerkennungssphäre des Rechts (bspw., dass die Gleichstellung der gleich-geschlechtlichen Ehe erst im Jahr 2017 erfolgte) nicht immer eine negative Aus-wirkung haben. Oder Menschen haben das Glück keinerlei Anerkennungsentzug erlebt bzw. verspürt zu haben. Auch in diesem Fall sind Bewältigungsstrategien nicht erforderlich. Zu bedenken ist jedoch, dass der Großteil queerer Menschen zunächst subjektiv Stress verspürt, wenn sie sich ihrer Minderheitenidentität als nicht-heteronormativer Mensch bewusstwerden und das innere Coming-out voll-ziehen. Der Prozess bis zum äußeren Coming-out und Ängste vor Zurückweisung sind durchaus Stressoren, die das Wohlbefinden beeinflussen. Allerdings dürften die Konsequenzen bei einem gelingenden äußeren Coming-out keinen bleibenden Einfluss auf die fünf Dimensionen in Abbildung 18 haben oder sehr gering sein.

Wie Abbildung 19.1 des Weiteren zeigt, ist davon auszugehen, dass Aner-kennungsentzug, Minderheitenstress und gegebene Differenzkategorien einerseits schematisch vor den fünf Dimensionen gelingenden Alterns mittels Coping, Resi-lienz und externen Akteur:innen (s. u.) abgemildert werden können (Pfeil a). Somit ist von einem weiteren „positiven" Fortgang auszugehen, wobei die Mög-lichkeit besteht weiterhin Anerkennungsentzug, Minderheitenstress und/oder Dif-ferenzkategorien ausgesetzt zu sein oder sich Lebenssituationen ändern können, sodass sich ein Handlungsbedarf zu einem späteren Zeitpunkt erneut ergibt.[10] Die entsprechenden Mechanismen greifen gleichsam präventiv ein. Gelingt dies nicht, kann es zu schädigenden Einflüssen auf eine oder mehrere der Dimensionen, was bereits in Kapitel 8 anhand der vorhandenen wissenschaftlichen Literatur heraus-gearbeitet wurde, kommen (z. B. Depressionen, Substanzenmissbrauch etc.). Ist

---

[9] Daher werden neben Differenzkategorien „Anerkennung, Minderheitenstress" in Abb. 19.1 überlappend mit „Queeres Leben" dargestellt.

[10] Dies kann durchaus auch nach einer bis dato erfolgreichen Bewältigung und Resilienz erforderlich werden. Beispielhaft sei hier ein Arbeitsplatzwechsel von einem wertschätzen-den Umgang im Team hin zu einem queer-negativen Arbeitskontext. Hier könnte sich ein entsprechender Bedarf einer Bewältigungsstrategie erneut auftun, um das Wohlbefinden auf-rechtzuerhalten.

dies der Fall, sind Coping, Resilienz und externe Akteur:innen als kurativ anzusehen (Pfeil b). Sie dienen an dieser Stelle dazu, die vorhandenen Auswirkungen auf die fünf Dimensionen abzufedern oder bestenfalls gänzlich zu eliminieren. Somit kann dann ein gelingendes queeres Leben und Alter(n) ermöglicht werden.

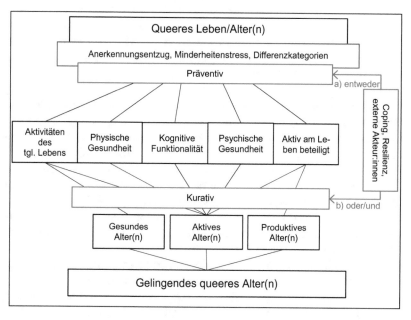

**Abbildung 19.1** Gelingendes queeres Alter(n) (eigene Darstellung in Anlehnung an Urtamo et al., 2019)

Neben Anerkennungsentzug und Minderheitenstress spielen die in Abschnitt 7.4 angesprochenen Differenzkategorien, die der feministisch-intersektionale Ansatz in den Fokus nimmt eine bedeutsame Rolle mit entsprechenden Auswirkungen auf das queere Leben und Alter(n). Neben den drei klassischen Differenzkategorien (1) Geschlecht (gender sowie sex), (2) Ethnizität und (3) Klasse kommen für alte(rnde) LSBT*I die Kategorien (4) Alter und (5) nicht hetero-normative sexuelle und/oder geschlechtliche Identität hinzu. Diese Intersektionen können je nach Individuum alle zutreffen, im Rahmen des Forschungsinteresses sind die Differenzkategorien 1, 4 und 5 grundsätzlich vorhanden. Aufgrund des gender pay gap oder des beruflichen

Werdegangs von Frauen[11] (häufig in geringer vergüteten Berufen tätig, Übernahme der Care-Arbeit etc.) besteht insbesondere bei der weiblich gelesenen Personengruppe der LSBT*I zudem das Risiko der Altersarmut und somit die Intersektion (3) in Form einer geringeren ökomischen Ausstattung. Der Fokus der feministisch-intersektionalen Gerontologie liegt somit auf der Untersuchung dieser Phänomene und kann hier nur kurz dargestellt werden. Die Autorin möchte allerdings betonen, dass eine intersektionale Herangehensweise an die weitere Erforschung von Bedürfnissen von queeren Menschen anzustreben ist, denn wie erwähnt, sind drei von fünf Differenzkategorien stets vorhanden und haben somit einen großen Einfluss auf alle Lebensthemen der betreffenden Personen.

Zusammenfassend wurde aus den Kapiteln 5, 6 und 6.4 deutlich, dass Grundkenntnisse über die Mechanismen von Anerkennungsentzug, Minderheitenstress und Intersektionalität für professionell Pflegende bzw. Anbieter von Alltagsbegleitungen oder sozialen Institutionen, aber auch für Politik von großer Bedeutung sind. Allerdings ist ebenso das Wissen über die zur Verfügung stehenden Optionen, um die Folgen zu bewältigen, bedeutsam. Denn nur so können den Betroffenen ein adäquates Angebot für die Alltagsgestaltung gemacht bzw. konzipiert werden. Ganz besonders trifft dies zu, wenn queere Menschen auf entsprechende Unterstützung von außen angewiesen sind. Sei es nun aufgrund von Alter, Krankheit oder anderen Gründen.

Wie in Kapitel 6. ausgeführt, sind Copingstrategien zwar eine Möglichkeit sich der Stressoren zu entziehen, allerdings sei daran erinnert, dass diese nicht erfolgreich sein müssen. Die eigene Nicht-Heteronormativität zu verstecken mindert zwar den gesellschaftlichen Druck als non-konform wahrgenommen zu werden, schadet jedoch dem eigenen Wohlbefinden. Daher sind Resilienz und insbesondere Gruppenresilienz sowie externe Akteur:innen der Schlüssel zum Erfolg, wenn es darum geht queere Menschen im Alter(n) – im Leben allgemein – zu unterstützen. Hierbei kann sich die heteronormative Mehrheit nicht zurückziehen und die entsprechenden Maßnahmen der Minderheitengruppe selbst überlassen. Es bedarf einer Mehrheit, um der Minderheit die entsprechende Hilfestellung und Anerkennung zukommen zu lassen. Von staatlicher Seite wäre die Unterstützung beim Aufbau von Netzwerken, der Bereitstellung von Begegnungsstätten oder Mitfinanzierung von entsprechenden Wohnangeboten denkbar. Aber auch im Hinblick auf die Justiz wäre eine offensivere Strafverfolgung von Hasskriminalität wünschenswert, wobei bereits die Erfassung von Delikten mit Grund

---

[11] Binär verstanden.

„Nicht-Heteronormativität" noch nicht gängig ist und somit erneut die Personengruppe unsichtbar wird. Auch im Rahmen der Schulbildung könnte das Thema, wenn auch nur beiläufig, behandelt werden. Rückblickend auf die Abschnitt 3.7.2, 8 und 15 sei an die Diskriminierung queerer Menschen im Gesundheitswesen erinnert. Die Rahmenpläne der generalistischen Ausbildung zur Pflegefachfrau oder zum Pflegefachmann (Stand: März 2023)[12] berücksichtigen mittlerweile explizit „LSBTI-Identitäten" und deren „Diskriminierungserfahrungen, Minderheitenstress und Stigma-Management" und thematisieren „unbegründete Ängste vor Selbstinfektion (HIV-positive Menschen)" sowie die Wahlfamilie (Fachkommission nach § 53 Pflegeberufegesetz, 2020, S. 149 ff.). Ein Bewusstsein für die Problematik könnte also für die kommenden Pflegefachpersonen geschaffen werden. Inwiefern dies der Fall sein wird, hängt von den Lehrenden ab, die womöglich selbst eingeschränkte Kenntnisse diesbezüglich haben und somit der Themenbereich nur selten Unterrichtsgegenstand sein könnte. Von Seiten der Arbeitgebenden wäre als Minimum eine entsprechende Ausformulierung der Leitbilder hinsichtlich Diversitätsfreundlichkeit bzw. Sichtbarkeit bedeutsam. Die gewünschte Außenwahrnehmung gelingt beispielsweise über einen entsprechenden Internetauftritt. Hinzu kommt, dass in Flyern, im Leitbild und Qualitätsmanagement auf das Gendern oder die Verwendung von genderneutralen Formulierungen Wert gelegt wird; ebenso auf die Nutzung von Signalwörtern. Diese Unternehmenskultur sollte grundlegend auch im Qualitätsmanagement verankert sowie eine Ansprechperson (sowohl für Bewohner:innen als auch für Mitarbeitende) benannt werden. Als erforderlich kann auch die absolute Transparenz in Bewerbungsgesprächen angesehen werden. Hier ergibt sich zusätzlich ein weiterer Faktor. Queerfreundlichkeit dient auch zur Akquise von neuen Mitarbeitenden, wenn diese auf der Suche nach einem Arbeitgebenden sind, der diese Werte vertritt. Grundlegend ist eine Schulung für Mitarbeitende anzuraten denn nur, wo Unterschiede und Bedarfe wahrgenommen werden und ein Problembewusstsein geschaffen wurde, kann eine adäquate Pflege und Betreuung gewährleistet werden. Hierzu müssen auf Führungsebene die entsprechenden Voraussetzungen geschaffen werden, was auch eine Öffnung der Einrichtungen oder Dienstleistungsanbieter gegenüber der Community bedeutet und ein proaktives Handeln erfordert, um gemeinsame Strategien für ein bedarfsgereichtes Angebot zu entwickeln.

---

[12] Hier stellt sich die Frage, warum bei der Neubezeichnung des Berufes keine genderneutrale Begrifflichkeit gefunden und erneut ausschließlich das binäre System gedacht wurde? Man kann dahinter eine Manifestierung der Unsichtbarkeit vermuten, obwohl das Gendern mittlerweile allgegenwärtig ist, so auch in den Rahmenlehrplänen selbst. Es ist bedauerlicherweise eine verpasste Chance.

Zusammenfassend kann also gesagt werden, dass queeres Alter(n) dann gelingt, wenn zuvor autonom vollzogene Ausgleich des Anerkennungsdefizites von Dritten (externen Akteur:innen) gewährleistet werden kann. Von großer Bedeutung hier ist, dass es sich niemals um einen Zugewinn oder ein Plus von Rechten von queeren Menschen gegenüber der heteronormativen Mehrheit handelt, sondern lediglich um einen Ausgleich des Anerkennungsdefizites.[13]

Zusätzlich ist zu berücksichtigen, dass Maßnahmen und Angebote grundsätzlich zielgruppengerecht zu gestalten sind. Bei einer Schulung der Mitarbeitenden ginge beispielsweise eine Thematisierung von Butlers Dekonstruktion der Geschlechter zu weit. Jedoch zeigt Butlers Konzept der Heterosexuellen Zwangsmatrix auf, welch maßgebliche Bedeutung die Sichtbarkeit von Minderheitengruppen hat (vgl. Kap. 4). Ebenso hat Honneth die Signifikanz von Sichtbarkeit für eine Personengruppe, die unter einem Anerkennungsdefizit leidet, hervorgehoben (s. o.). Ganz praktisch bedeutet dies für queere Menschen, die der Pflege oder anderweitiger Unterstützung bedürfen und dabei befürchten ihre sexuelle und/oder geschlechtliche Identität erneut verbergen zu müssen, dass sie wieder in die Heterosexuelle Zwangsmatrix zurückkehren müssen, um der vermeintlichen Norm zu entsprechen. Diese Ängste, die in den geführten Interviews ebenfalls z. T. sehr deutlich geäußert wurden,[14] zu nehmen oder zumindest zu minimieren, ist nach Ansicht der Verfasserin im großen gesamtgesellschaftlichen Rahmen die Aufgabe der Politik. Dabei einen allzu konfrontativen Kurs zu verfolgen, erscheint jedoch kontraproduktiv, da dies zusätzliche Widerstände hervorrufen könnte. Beispielhaft lässt sich dies aktuell an der Diskussion um die Notwendigkeit des Genderns im öffentlichen Sprachgebrauch nachvollziehen. Allerdings verunsichert die Abweichung von der Norm bzw. der Versuch das Anerkennungsdefizit auszugleichen die heteronormative Mehrheit offenbar in einem weitaus größeren Ausmaß, was sich anhand der bereits erwähnten wachsenden Zahl von Hasskriminalität gegenüber nicht-heteronormativen Menschen und einer zunehmenden (rechts-)radikalen politischen Lage in Deutschland ablesen lässt. Einige Teilnehmende an der vorliegenden Studie sprachen die AfD als entsprechende Partei im deutschen Bundestag unumwunden an; ebenso wie den Begriff des Rollbacks. Dem im gesamtgesellschaftlichen Kontext entgegenzuwirken wäre nach Auffassung der Autorin eine subversive Herangehensweise – wie Butler sie anmerkt – sinnführender. Heruntergebrochen auf die Ebene von

---

[13] Die Tatsache, dass schwule Männer bis zur Mitte des Jahres 2023 kein Blut spenden durften, zeigt das erlebte Anerkennungsdefizit besonders eindrücklich.

[14] Besonders deutlich wird dies von einer Interviewpartnerin beschrieben, die einen assistierten Suizid dem Einzug in eine konventionelle Einrichtung der stationären Langzeitpflege vorziehen würde (SAB2W, Z. 145–167).

einzelnen Einrichtungen oder ambulanten Dienstleistungen der Pflege bzw. Unterstützung könnte ein konfrontatives Vorgehen durchaus gelingen. Dazu muss auf Managementebene allerdings präzise abgewogen werden, wie offen die Mitarbeitenden Heterogenität gegenüberstehen. Es handelt sich hierbei also um einen individuell auszuformulierenden Entscheidungsprozess.

Erstaunlicherweise ergibt sich aus der Diskussion rund um die Ergebnisse der Promotionsschrift eine Parallele zur aktuellen Situation der Pflege und deren Wissenschaft. In beiden Fällen scheint es aktuell so, als sei es – bildlich gesprochen – ein Fass ohne Boden, in welches die Gesellschaft stets Maßnahmen und Unterstützung versucht nachzugießen. Sinnführender wäre es allerdings dem Fass zunächst einen Boden zu verleihen, womit in Zukunft der Ressourcenaufwand zunehmend geringer würde und schlussendlich ein Zugewinn erzielt werden würde. Woraus dieser Boden gemacht werden kann und wie er befestigt wird – also welcher Veränderungen es bedarf – muss auf politischer Ebene entschieden werden. Hierbei ist allerdings bedeutsam, dass die Entscheidungsträger:innen Mitglieder der jeweiligen Gruppen als Berater:innen einbeziehen, um die korrekten Maßnahmen gezielt platzieren zu können. Beide – nicht-heteronormative Menschen und die Pflege(wissenschaft) – benötigen die Unterstützung von außerhalb der Gruppe (in Abb. 19.1 als externe Akteur:innen benannt), um den Herausforderungen begegnen zu können. Aus eigener Kraft ist eine Verbesserung der Gesamtsituation nach Einschätzung der Verfasserin nicht im benötigten Umfang zu verwirklichen. Bei queeren Menschen erhielten diese externen Akteur:innen bereits einen Namen: „straight allies", womit sich die Pflege(wissenschaft) „care allies" durchaus anbieten würde.

# Fazit

Durch die inhaltsanalytische Auswertung der Daten ist deutlich geworden, dass sich gelingendes Alter(n) queerer Menschen von heteronormativen Menschen unterscheidet. Die Hauptkomponenten, um eine Gleichheit zu erreichen sind Akzeptanz und Respekt. Die vorgeschlagene Theorie eines gelingenden Alter(n)s queerer Menschen sollte allerdings nur als Vehikel betrachtet werden, bis, so bleibt zu hoffen, eine völlige Gleichberechtigung der nicht-heteronormativen Lebens- und Liebensweisen erlangt ist. Es steht allerdings zu befürchten, dass dieses Ziel noch Jahrzehnte entfernt liegt, womit der Vorschlag der Verfasserin eine Möglichkeit der Kompensation der entsprechenden Benachteiligungen darstellt.

Es gilt zu berücksichtigen, dass es sich bei der vorliegenden Studie um Grundlagenforschung – bezogen auf die nationale Ebene – handelt, die explorativ auf den Erkenntnisgewinn bzgl. des gelingenden Altern(s) queerer Menschen abzielte. Die Ergebnisse sollen zusätzlich für weitere Forschung genutzt werden, insbesondere, wenn sie als Basis für ein quantitatives Forschungs- oder Mixed-Method Design dienen.

Denn es besteht explizit weiterer Forschungsbedarf, denn die vielfältigen Unterschiede innerhalb der Gruppe der LSBT*I müssen ein Mehr an Relevanz erfahren, denn die Intersektionen und Differenzkategorien dürften, wie bereits angedeutet, Unterschiede aufweisen, die eine Vermischung nicht legitimieren. Zusätzlich findet eine Auseinandersetzung mit weiteren intersektionalen „Subgruppen" nicht statt z. B. trans* POC. LSBT*I ist nicht ausschließlich Weiß und nicht alle Mitglieder der Gruppe wurden identisch sozialisiert. Somit entstehen weitere Differenzkategorien, Intersektionen und weitere Stressoren im Rahmen von Minderheitenstress, die Berücksichtigung finden müssen. Ansonsten besteht die Gefahr der Generalisierung. Auch, was bisexuelle Personen anbelangt besteht

K. Kürsten, *Stonewall kommt in die Jahre*, Vallendarer Schriften der Pflegewissenschaft 15, https://doi.org/10.1007/978-3-658-43662-9_20

Verbesserungsbedarf, denn, deren Bedürfnisse sind in der Forschung nahezu unsichtbar. Bestätigt auch in dieser Studie, mit nur einem bisexuellen Teilnehmer. Hinzu kommt, dass bisexuelle Menschen bisweilen von Menschen beider Pole der sexuellen Identität (Homo- und Heterosexualität) stigmatisiert werden und sind somit weiteren bzw. anderen Stressoren ausgesetzt. Trans*- und Interpersonen bedürfen einer jeweils separaten Beforschung. Die Diskriminierungserfahrungen sind gänzlich anders gelagert und die Stigmatisierung kann sowohl von Menschen mit nicht-heteronormativer sexueller Identität als auch von gender-konformen heterosexuellen Personen ausgehen. Es scheint ein Phänomen zu sein, dass in Minderheitengruppen eine jeweilige weitere Minderheit von der entsprechenden Mehrheit potenziell Diskriminierung erfährt.

Die Ergebnisse dieser Forschung bzgl. des Zusammenhangs zwischen Diskriminierung und Minderheitenstress, den daraus resultierenden möglichen gesundheitlichen Konsequenzen und den damit verbundenen Kosten, dürften von politischem Interesse sein. Primär können und sollen die Erkenntnisse aber der Praxis der professionellen Pflege und Sozialen Arbeit dienen. Denkbar wären sie als Fundament einer Konzeptentwicklung, um sich auf zukünftige potenzielle Bedarfe vorzubereiten.

Rückblickend, aber auch als Erkenntnis des Forschungsprozesses als solchem, tut sich abschließend allerdings eine neue weitaus grundlegendere und zukunftsweisende Frage auf: ist eine Theorie des gelingenden queeren Alter(n)s – oder grundsätzlich jeweils für das gelingende Alter(n) von einzelnen Minderheitengruppen – erforderlich oder findet die Bedeutung von Heterogenität und der Umgang mit ihr in der Gesellschaft zu wenig Beachtung? Diese politische Frage zu beantworten ist eine perspektivische Aufgabe für die (Pflege-)Wissenschaft.

# Literaturverzeichnis

AARP. (2020). *Maintaining Dignity. Understanding and Responding to the Challenges Facing Older LBGT Americans*. The American Association of Retired Persons. Verfügbar unter: https://www.aarp.org/content/dam/aarp/research/surveys_statistics/life-leisure/2020/maintaining-dignity-lgbt-reformatted.doi.10.26419-2Fres.00217.006.pdf https://doi.org/10.26419/res.00217.006

Adamietz, L. & Bager, K. (2016). *Gutachten: Regelungs- und Reformbedarf für transgeschlechtliche Menschen. Begleitmaterial zur Interministeriellen Arbeitsgruppe Inter- & Transsexualität*. Verfügbar unter: https://www.bmfsfj.de/resource/blob/114064/460f9e28e5456f6cf2ebdb73a966f0c4/imag-band-7-regelungs-und-reformbedarf-fuer-transgeschlechtliche-menschen-band-7-data.pdf

Altmann, L. (1981, 3. Juli). Rare cancer seen in 41 homosexuals. *New York Times*, S. 20. Verfügbar unter: https://www.nytimes.com/1981/07/03/us/rare-cancer-seen-in-41-homosexuals.html

Amann, A. & Kolland, F. (2018). Kritische Sozialgerontologie – Konzeptionen und Aufgaben. In A. Amann & F. Kolland (Hrsg.), *Das erzwungene Paradies des Alters? Weitere Fragen an eine Kritische Gerontologie* (2. Aufl., S. 1–28). Wiesbaden: Springer.

Amelung, T. R. (2017). Moderne Hexenjagd gegen Diskriminierung. Eine kritische Auseinandersetzung mit „Definitionsmacht". In P. l'Amour laLove (Hrsg.), *Beissreflexe. Kritik an queerem Aktivismus, autoritären Sehnsüchten, Sprechverboten* (6. erweiterte Auflage, S. 93–105). Berlin: Querverlag.

Anonyma (2017). Inquisition auf dem e*camp 2013. Ein Protokoll. In P. l'Amour laLove (Hrsg.), *Beissreflexe. Kritik an queerem Aktivismus, autoritären Sehnsüchten, Sprechverboten* (6. erweiterte Auflage, S. 50–55). Berlin: Querverlag.

Atchley, R. C. (1971). Retirement and Leisure Participation. Continuity or Crisis? *The Gerontologist, 11*(1), 13–17.

Atchley, R. C. (1989). A Continuity Theory of Normal Aging. *The Gerontologist, 29*(2), 183–190.

Augstein-Thalacker, R. & Beerfeltz, H.-J. (1981). *§175*. Bonn: Liberal-Verlag.

AWMF (Arbeitsgemeinschaft der Wissenschaftlichen Medizinischen Fachgesellschaften, Hrsg.). (2018). *Geschlechtsinkongruenz, Geschlechtsdysphorie und Trans-Gesundheit.*

© Der/die Herausgeber bzw. der/die Autor(en), exklusiv lizenziert an Springer Fachmedien Wiesbaden GmbH, ein Teil von Springer Nature 2024
K. Kürsten, *Stonewall kommt in die Jahre*, Vallendarer Schriften der Pflegewissenschaft 15, https://doi.org/10.1007/978-3-658-43662-9

*S3-Leitlinie zur Diagnostik, Beratung und Behandlung.* AWMF-Register-Nr. 138/001 (in Überarbeitung, gültig bis 2023). Verfügbar unter: https://www.awmf.org/uploads/tx_szl eitlinien/138-0011_S3_Geschlechtsdysphorie-Diagnostik-Beratung-Behandlung_2019-02.pdf

AWMF (Arbeitsgemeinschaft der Wissenschaftlichen Medizinischen Fachgesellschaften, Hrsg.). (2019). *Leitfaden Trans\*gesundheit. In der Art einer Patient_innenleitlinie zur Leitlinie: Geschlechtsinkongruenz, Geschlechtsdysphorie und Trans-Gesundheit: S3-Leitlinie zur Diagnostik, Beratung und Behandlung.* Verfügbar unter: https://www. awmf.org/uploads/tx_szleitlinien/138-001p_S3_Geschlechtsdysphorie-Diagnostik-Ber atung-Behandlung_2019-11_1.pdf

Beauvoir, S. de. (2021). *Das andere Geschlecht. Sitte und Sexus der Frau* (U. Aumüller, G. Osterwald, Übers.) (rororo, Neuausgabe, 24. Auflage). Reinbek bei Hamburg: Rowohlt Taschenbuch Verlag.

Bell, A. P. & Weinberg, M. S. (1978). *Der Kinsey Institut Report über weibliche und männliche Homosexualität.* München: Bertelsmann Verlag.

Bem, D. J. (2000). Exotic becomes erotic. Interpreting the biological correlates of sexual orientation. *Archives of sexual behavior, 29*(6), 531–548.

Berg, R. C., Munthe-Kaas, H. M. & Ross, M. W. (2016). Internalized Homonegativity. A Systematic Mapping Review of Empirical Research. *Journal of Homosexuality, 63*(4), 541–558. https://doi.org/10.1080/00918369.2015.1083788

Bibel. (1980). *Altes und Neues Testament.* Einheitsübersetzung. Freiburg, Basel, Wien: Herder.

Bleibtreu-Ehrenberg, G. (1978). *Tabu Homosexualität. Die Geschichte eines Vorurteils.* Frankfurt am Main: S. Fischer Verlag.

Bower, K. L., Lewis, D. C., Bermúdez, J. M. & Singh, A. A. (2021). Narratives of Generativity and Resilience among LGBT Older Adults. Leaving Positive Legacies despite Social Stigma and Collective Trauma. *Journal of Homosexuality, 68*(2), 230–251. https://doi. org/10.1080/00918369.2019.1648082

Braukmann, S. & Schmauch, U. (2007, Oktober). *Lesbische Frauen im Alter – ihre Lebenssituation und ihre spezifischen Bedürfnisse für ein altengerechtes Leben. Ergebnisse einer empirischen Untersuchung und Empfehlungen für die Praxis* (gFFZ – gemeinsames Frauenforschungszentrum der Hessischen Fachhochschulen, Hrsg.). Frankfurt am Main. Verfügbar unter: https://libs.w4w.net/wp-content/uploads/2009/02/lesbischefrauen imalter.pdf

Bublitz, H. (2010). *Judith Butler zur Einführung* (3., vollst. überarb. Aufl.). Hamburg: Junius-Verlag.

Buczak-Stec, E., König, H.-H. & Hajek, A. (2021). Planning to move into a nursing home in old age: does sexual orientation matter? *Age and Ageing, 50*(3), 974–979. https://doi. org/10.1093/ageing/afaa185

Bundesministerium der Justiz und für Verbraucherschutz. (2019, 12. März). *Informationspapier zu den Entschädigungszahlungen für Betroffene des strafrechtlichen Verbots einvernehmlicher homosexueller Handlungen aus dem Bundeshaushalt (Kapitel 0718 Titel 681 03).* Verfügbar unter: https://www.bmjv.de/SharedDocs/Downloads/DE/Themen/Famili eUndPartnerschaft/Infoblatt_Entschaedigung_175.pdf?__blob=publicationFile&v=4

Bundesministerium für Justiz und für Verbraucherschutz. (2018). *Bundesdatenschutzgesetz. BDSG.* Verfügbar unter: https://www.gesetze-im-internet.de/bdsg_2018/BJNR20 9710017.html#BJNR209710017BJNG000100000

Bundesrat. (1987, 25. September). *Stenographischer Bericht 580. Sitzung.* Verfügbar unter: https://www.bundesrat.de/SharedDocs/downloads/DE/plenarprotokolle/1987/Plenarpro tokoll-580.pdf?__blob=publicationFile&v=2

Burgi, M. & Wolff, D. (2016). *Rechtsgutachten zur Frage der Rehabilitierung der nach § 175 StGB verurteilten homosexuellen Männer: Auftrag, Optionen und verfassungsrechtlicher Rahmen. Erstellt im Auftrag der Antidiskriminierungsstelle des Bundes.* Baden-Baden: Nomos Verlagsgesellschaft.

Butler, J. (2001). *Psyche der Macht. Das Subjekt der Unterwerfung.* Frankfurt am Main: Suhrkamp Verlag.

Butler, J. (2009). *Die Macht der Geschlechternormen und die Grenzen des Menschlichen* (1. Aufl.). Frankfurt am Main: Suhrkamp.

Butler, J. (2021a). *Körper von Gewicht. Die diskursiven Grenzen des Geschlechts* (11. Aufl.). Frankfurt am Main: Suhrkamp.

Butler, J. (2021b). *Das Unbehagen der Geschlechter* (22. Aufl.). Frankfurt am Main: Suhrkamp Verlag.

Caceres, B. A. & Frank, M. O. (2016). Successful ageing in lesbian, gay and bisexual older people: a concept analysis. *International Journal of Older People Nursing, 11*(3), 184–193. https://doi.org/10.1111/opn.12108

Castro Varela, M. d. M. (2016). Altern Andere anders? Queere Reflexionen. In R. Lottmann, R. Lautmann & M. d. M. Castro Varela (Hrsg.), *Homosexualität_en und Alter(n). Ergebnisse aus Forschung und Praxis* (S. 51–68). Wiesbaden: Springer VS.

Center for Desease Control and Prevention. (1981, 5. Juni). *Pneumocystis Pneumonia. Los Angeles.* Verfügbar unter: https://www.cdc.gov/mmwr/preview/mmwrhtml/june_5.htm

Choi, S. K. & Meyer, I. H. (2016). *LGBT Aging. A Review of Research Findings, Needs, and Policy Implications.* Los Angeles: The Williams Institute. Verfügbar unter: https://www. lgbtagingcenter.org/resources/pdfs/LGBT-Aging-A-Review.pdf

Cronin, A. (2006). Sexuality in gerontology. A heteronormative presence, a queer absence. In S. O. Daatland & S. Biggs (Hrsg.), *Ageing and Diversity. Multiple pathways and culturalmigrations* (S. 107–122). Bristol: Policy Press.

Cumming, E. & Henry, W. E. (1961). *Growing Old. Process of Disengagement.* New York: Basic Books.

Cummings, C. R., Dunkle, J. S., Mayes, B. C., Bradley, C. A., Petruzzella, F. & Maguire, K. (2021). As we age: listening to the voice of LGBTQ older adults. *Social Work in Public Health, 36*(4), 509–525. https://doi.org/10.1080/19371918.2021.1904081

Czaja, S. J., Sabbag, S., Lee, C. C., Schulz, R., Lang, S., Vlahovic, T. et al. (2016). Concerns about aging and caregiving among middle-aged and older lesbian and gay adults. *Aging & Mental Health, 20*(11), 1107–1118. https://doi.org/10.1080/13607863.2015.1072795

Dalia Research (Hrsg.). (2016). *EuroPulse. A quarterly survey.* Verfügbar unter: https://dal iaresearch.com/wp-content/uploads/2016/11/2016-12-10_pressrel_LGBT.pdf

Dallmann, H.-U. & Schiff, A. (2016). *Ethische Orientierung in der Pflege.* Frankfurt am Main: Mabuse Verlag.

Degele, N. (2008). *Gender/Queer Studies. Eine Einführung.* Paderborn: Wilhelm Fink GmbH & Co. Verlags-KG.

Destatis. (2022). *Bevölkerung: Deutschland, Stichtag, Altersjahre. Stichtag: 31.12.2021*, Statistisches Bundesamt. Verfügbar unter: https://www-genesis.destatis.de/genesis/onl ine?operation=previous&levelindex=2&step=2&titel=Ergebnis&levelid=167975608 0201&acceptscookies=false#abreadcrumb

Deutsche Gesellschaft für Pflegewissenschaft (Hrsg.). (2016). *Ethikkodex Pflegeforschung.* Verfügbar unter: http://dg-pflegewissenschaft.de/wp-content/uploads/2017/05/Ethikk odex-Pflegeforschung-FINAL1.pdf

Deutscher Bundestag. (15. November 1994). Grundgesetz für die Bundesrepublik Deutschland. Artikel 3. GG. Verfügbar unter: https://www.gesetze-im-internet.de/gg/art_3.html

Deutscher Bundestag. (2017a). Bürgerliches Gesetzbuch. BGB. §1353 Eheliche Lebensgemeinschaft. Verfügbar unter: https://www.gesetze-im-internet.de/bgb/__1353.html

Deutscher Bundestag. (2017b). Gesetz zur strafrechtlichen Rehabilitierung der nach dem 8. Mai 1945 wegen einvernehmlicher homosexueller Handlungen verurteilten Personen. StRehaHomG. Verfügbar unter: https://www.gesetze-im-internet.de/strrehahomg/ BJNR244310017.html

Deutscher Bundestag. (19. Februar 2020). Entwurf eines Gesetzes zum Schutz vor Konversionsbehandlungen. Verfügbar unter: https://dip21.bundestag.de/dip21/btd/19/172/191 7278.pdf

DPA. (2022). *Warnungen vor Stigmatisierung schwuler Männer*, Süddeutsche Zeitung. Verfügbar unter: https://www.sueddeutsche.de/gesundheit/gesundheit-warnungen-vor-stigmatisierung-schwuler-maenner-dpa.urn-newsml-dpa-com-20090101-220527-99-450689

Dresing, T. & Pehl, T. (Hrsg.). (2011). *Praxisbuch Transkription. Regelsysteme, Software und praktische Anleitungen für qualitative ForscherInnen* (2. Aufl.). Marburg: Dr. Dresing und Pehl GmbH.

DSVGO. Datenschutzgrundverordnung. Verfügbar unter: https://eur-lex.europa.eu/legal-con tent/DE/TXT/PDF/?uri=CELEX:32016R0679

Dunde, S. R. (1990, 20. Juni). *Die Auswirkungen von Homophobie, sozial wirksamen Gefühlen und Wertekonflikten auf den politischen Umgang mit Aids. Spannungen zwischen Gesundheitspolitik und gesellschaftlichen Integrationsproblemen.* Dissertation. Universität Bremen, Bremen.

Erosheva, E. A., Kim, H.-J., Emlet, C. & Fredriksen-Goldsen, K. I. (2016). Social Networks of Lesbian, Gay, Bisexual, and Transgender Older Adults. *Research on Aging, 38*(1), 98–123. https://doi.org/10.1177/0164027515581859

European Union Agency for Fundamental Rights – FRA. (2020, Mai). *A long way to go for LGBTI equality.* Luxembourg. Verfügbar unter: https://fra.europa.eu/sites/default/files/ fra_uploads/fra-2020-lgbti-equality_en.pdf

Fachkommission nach § 53 Pflegeberufegesetz (Bundesinstitut für Berufsbildung, Hrsg.). (2020). *Rahmenpläne der Fachkommission nach § 53 PflBG* (2 Aufl.). Verfügbar unter: https://www.bibb.de/dienst/veroeffentlichungen/de/publication/download/16560

Fernández-Ballesteros, R. (2019). The Concept of Successful Aging and Related Terms. In A. Benetos (Ed.), *The Cambridge handbook of successful aging* (Cambridge handbooks in psychology, S. 6–22). Cambridge: Cambridge University Press.

Fichte, J. G. (1971). *Werke. Zur Rechts- und Sittenlehre I* (Fichtes Werke, Hrsg. von Immanuel Hermann Fichte; Bd. 3, Nachdr. d. Ausg. 1845/46). Berlin: De Gruyter & Co.

Fiedler, P. (2004). *Sexuelle Orientierung und sexuelle Abweichung. Heterosexualität – Homosexualität – Transgenderismus und Paraphilien – sexueller Missbrauch – sexuelle Gewalt.* Weinheim: Beltz.

Flentje, A., Heck, N. C., Brennan, J. M. & Meyer, I. H. (2020). The relationship between minority stress and biological outcomes: A systematic review. *Journal of Behavioral Medicine, 43*(5), 673–694. https://doi.org/10.1007/s10865-019-00120-6

Flick, U. (2019). Gütekriterien qualitativer Sozialforschung. In N. Baur & J. Blasius (Hrsg.), *Handbuch Methoden der empirischen Sozialforschung* (S. 473–488). Wiesbaden: Springer Fachmedien Wiesbaden.

Fredriksen-Goldsen, K. I., Bryan, A. E. B., Jen, S., Goldsen, J., Kim, H.-J. & Muraco, A. (2017). The Unfolding of LGBT Lives: Key Events Associated With Health and Wellbeing in Later Life. *The Gerontologist, 57*(suppl 1), S15–S29. https://doi.org/10.1093/geront/gnw185

Fredriksen-Goldsen, K. I., Kim, H.-J., Bryan, A. E. B., Shiu, C. & Emlet, C. A. (2017). The Cascading Effects of Marginalization and Pathways of Resilience in Attaining Good Health Among LGBT Older Adults. *The Gerontologist, 57*(suppl 1), S72–S83. https://doi.org/10.1093/geront/gnw170

Fredriksen-Goldsen, K. I., Kim, H.-J., Emlet, C. A., Muraco, A., Erosheva, E. A., Hoy-Ellis, C. P. et al. (2011). *The Aging and Health Report. Disparities and Resilience among Lesbian, Gay, Bisexual, and Transgender Older Adults.* Seattle: Institute for Multigenerational Health.

Fredriksen-Goldsen, K. I., Kim, H.-J., Shiu, C., Goldsen, J. & Emlet, C. A. (2015). Successful Aging Among LGBT Older Adults. Physical and Mental Health-Related Quality of Life by Age Group. *The Gerontologist, 55*(1), 154–168. https://doi.org/10.1093/geront/gnu081

Freistaat Bayern. (1987, 16. Julia). *Gesetzesantrag an den Bundesrat – Drucksache 293/87. Entwurf eines Gesetzes zur Aufklärung, Beratung und Hilfe bei der Bekämpfung der Immunschwächekrankheit AIDS (AIDS-Gesetz).* Verfügbar unter: http://dipbt.bundestag.de/dip21/brd/1987/D293+87.pdf

Freistaat Bayern. (1987, 16. Julib). *Gesetzesantrag an den Bundesrat – Drucksache 294/87. Entwurf eines Gesetzes zur Änderung des Bundes-Seuchengesetzes.* Verfügbar unter: http://dipbt.bundestag.de/dip21/brd/1987/D294+87.pdf

Freistaat Bayern. (1987, 16. Julic). *Gesetzesantrag an den Bundesrat – Drucksache 295/87. Entwurf eines Gesetzes zur Änderung des Aufenthaltsgesetzes/EWG.* Verfügbar unter: http://dipbt.bundestag.de/dip21/brd/1987/D295+87.pdf

Freud, S. (1905). *Drei Abhandlungen zur Sexualtheorie.* Leipzig und Wien: Verlag von Franz Deuticke.

Freud, S. (1960). Brief an eine amerikanische Mutter. In E. L. Freud (Hrsg.), *Briefe 1873–1939* (S. 416). Frankfurt am Main: S. Fischer Verlag.

Freud, S. (1964). *Drei Abhandlungen zur Sexualtheorie und verwandte Schriften.* Frankfurt am Main: S. Fischer Verlag.

Frost, D. M., Lehavot, K. & Meyer, I. H. (2015). Minority stress and physical health among sexual minority individuals. *Journal of Behavioral Medicine, 38*(1), 1–8. https://doi.org/10.1007/s10865-013-9523-8

Ganna, A., Verweij, K. J. H., Nivard, M. G., Maier, R., Wedow, R., Busch, A. S. et al. (2019). Large-scale GWAS reveals insights into the genetic architecture of same-sex sexual behavior. *Science, 365*(6456), 883–890. https://doi.org/10.1126/science.aat7693

Geiler, J. & Warnecke, T. (2022, 14. Juli). *Proteste an Berliner Humboldt-Universität bleiben aus. Biologin Vollbrecht holt umstrittenen Vortrag zu Geschlechtern nach,* Tagesspiegel. Verfügbar unter: https://www.tagesspiegel.de/berlin/biologin-vollbrecht-holt-umstri ttenen-vortrag-zu-geschlechtern-nach-5151814.html

Gerlach, H. & Schupp, M. (2016). Lebenslagen, Partizipation und gesundheitlich-/ pflegerische Versorgung älterer Lesben und Schwuler in Deutschland. In J. Block, C. Hagen & F. Berner (Hrsg.), *Expertisen zum Siebten Altenbericht der Bundesregierung.* Berlin: Deutsches Zentrum für Altersfragen. Zugriff am 15.11.2020. Verfügbar unter: https://www.sie bter-altenbericht.de/fileadmin/altenbericht/pdf/Expertise_Gerlach_Schupp.pdf

Gerlach, H. & Schupp, M. (2017, 12. Juni). *Eine Theorie der Anerkennung von Homosexualitäten in der Altenpflege.* Dissertation. Universität Bremen, Bremen.

Goffman, E. (1975). *Stigma. Über Techniken der Bewältigung beschädigter Identität.* Frankfurt am Main: Suhrkamp Verlag.

Göth, M. & Kohn, R. (2014). *Sexuelle Orientierung. In Psychotherapie und Beratung.* Berlin: Springer. https://doi.org/10.1007/978-3-642-37308-4

Grau, G. (2014). Die Verfolgung der Homosexualität im Nationalsozialismus. Anmerkungen zum Forschungsstrand. In M. Schwartz (Hrsg.), *Homosexuelle im Nationalsozialismus. Neue Forschungsperspektiven zu Lebenssituationen von lesbischen, schwulen, bi-, trans- und intersexuellen Menschen 1933 bis 1945* (Zeitgeschichte im Gespräch, Bd. 18, S. 43–52). München: Oldenbourg.

Grefe, C. (1987, 26. Juni). Pest auf bayrisch. *Die Zeit,* 27. Verfügbar unter: https://www.zeit. de/1987/27/pest-auf-bayerisch

Großekemper, T. (2022, 3. September). *Er starb bei einer Parade, die die Liebe feiern soll. Trauer um 25-Jährigen in Münster,* Der Spiegel. Verfügbar unter: https://www.spiegel. de/panorama/muenster-toedlicher-angriff-bei-christopher-street-day-trauerkundgebung-mit-5000-teilnehmern-a-ee4efaf5-8ab3-4fe6-8a89-470a3b625adf

Haas-Unmüßig, P. & Schmidt, C. (2010). Der Diskurs zu den Gütekriterien der qualitativen Forschung. *Pflege, 23*(2), 109–118.

Hark, S. (2016). Heteronormativität revisited. Komplexität und Grenzen einer Kategorie. In B. Paul & L. Tietz (Hrsg.), *Queer as … – kritische Heteronormativitätsforschung aus interdisziplinärer Perspektive* (Studien interdisziplinäre Geschlechterforschung, Bd. 9, S. 53–72). Bielefeld: transcript.

Havighurst, R. J. (1961). Successful Aging. *The Gerontologist, 1*(1), 8–13.

Havighurst, R. J. (1963). Successful aging. In R. H. Williams, C. Tibbits & W. Donahue (Hrsg.), *Processes of aging* (S. 299–320). New York: Atherton Press.

Hegel, G. W. F. (1980). *Phänomenologie des Geistes* (4. Aufl.). Frankfurt am Main: Suhrkamp Verlag.

Helfferich, C. (2011). *Die Qualität qualitativer Daten. Manual für die Durchführung von Interviews* (4. Aufl.). Wiesbaden: Verlag für Sozialwissenschaften.

Henning-Smith, C., Gonzales, G. & Shippee, T. P. (2015). Differences by Sexual Orientation in Expectations About Future Long-Term Care Needs Among Adults 40 to 65 Years Old. *American Journal of Public Health, 105*(11), 2359–2365. https://doi.org/10.2105/AJPH. 2015.302781

Höffner, J. (1987, 23. Februar). *AIDS. Vier Aussagen des Erzbischofs von Köln, Kardinal Joseph Höffner* (Presseamt des Erzbistums Köln, Hrsg.) (Zeitfragen 41).

Höfl, H. (1987). „Wir lassen niemanden ungeschoren". Spiegel-Redakteur Heinz Höfl über den Aids-Politiker Peter Gauweiler. *Der Spiegel,* S. 28–32.

Honneth, A. (2005). *Verdinglichung. Eine anerkennungstheoretische Studie* (1. Aufl.). Frankfurt am Main: Suhrkamp.

Honneth, A. (2018a). *Anerkennung. Eine europäische Ideengeschichte.* Berlin: Suhrkamp.

Honneth, A. (2018b). *Kampf um Anerkennung. Zur moralischen Grammatik sozialer Konflikte* (10. Auflage). Mit einem neuen Nachwort. Frankfurt am Main: Suhrkamp.

Höppner, G., Wanka, A. & Mazzola, R. (2022). Kritische Gerontologie. In K. Kürsten, H. Kautz & H. Brandenburg (Hrsg.), *Gerontologie kompakt. Kurzlehrbuch für professionelle Pflege und Soziale Arbeit* (1. Auflage, S. 253–270). Bern: Hogrefe.

Hughes, M. (2018). Health and well being of lesbian, gay, bisexual, transgender and intersex people aged 50 years and over. *Australian Health Review: a Publication of the Australian Hospital Association, 42*(2), 146–151. https://doi.org/10.1071/AH16200

Jackson, S. E., Hackett, R. A., Grabovac, I., Smith, L. & Steptoe, A. (2019). Perceived discrimination, health and wellbeing among middle-aged and older lesbian, gay and bisexual people: A prospective study. *PloS One, 14*(5), e0216497. https://doi.org/10.1371/journal.pone.0216497

Jörissen, B. (2010). George Herbert Mead: Geist, Identität und Gesellschaft aus der Perspektive des Sozialbehaviorismus. In B. Jörissen & J. Zirfas (Hrsg.), *Schlüsselwerke der Identitätsforschung* (1. Auflage, S. 87–108). Wiesbaden: VS Verlag für Sozialwissenschaften.

Jüngst, S. (2010). Alt und Schwul. *ProAlter,* (3), 15–20.

Kim, H.-J. & Fredriksen-Goldsen, K. I. (2016). Living Arrangement and Loneliness Among Lesbian, Gay, and Bisexual Older Adults. *The Gerontologist, 56*(3), 548–558. https://doi.org/10.1093/geront/gnu083

Krafft-Ebing, R. v. (1907). *Psychopathia Sexualis. Mit besonderer Berücksichtigung der konträren Sexualempfindung. Eine medizinisch-gerichtliche Studie für Ärzte und Juristen* (13., vermehrte Auflage). Stuttgart: Verlag Ferdinand von Enke. Verfügbar unter: https://www.archive.org/stream/b21272104#page/n4/mode/1up

Kuckartz, U. (2018). *Qualitative Inhaltsanalyse. Methoden, Praxis, Computerunterstützung* (Grundlagentexte Methoden, 4. Auflage). Weinheim, Basel: Beltz Juventa.

Kuckartz, U., Dresing, T., Rädiker, S. & Stefer, C. (2008). *Qualitative Evaluation. Der Einstieg in die Praxis* (2., akutalisierte Auflage). Wiesbaden: Verlag für Sozialwissenschaften.

Kürsten, K. (2018, 1. Juli). *Lebensentwürfe von homosexuellen „jungen Alten" als Herausforderung für die stationäre Altenpflege der Zukunft.* Unveröffentlichte Masterthesis. Katholische Hochschule NRW, Köln.

L'Amour laLove, P. (2017). Kritik an queerem Aktionismus, autoritären Sehnsüchten, Sprechverboten. In P. l'Amour laLove (Hrsg.), *Beissreflexe. Kritik an queerem Aktivismus, autoritären Sehnsüchten, Sprechverboten* (6. erweiterte Auflage, S. 20–47). Berlin: Querverlag.

Landert, N. & Hofer, B. (Autor). (2021). *Ungarns Parlament verbietet LGBT-Inhalte für Jugendliche. Und nennt Homosexualität in einem Atemzug mit Pädophilie* [Podcast mit Ivo Mijnssen]: Neue Zürcher Zeitung – Akzent. Verfügbar unter: https://www.nzz.ch/podcast/ungarn-homosexualitaet-und-paedophilie-gleichgesetzt-nzz-akzent-ld.1630825

Langowski, J. (2021, 23. Juni). *Kinderschutz als Vorwand für Diskriminierung. Was genau im umstrittenen ungarischen LGBTI-Gesetz steht*, Tagesspiegel. Verfügbar unter: https://www.tagesspiegel.de/gesellschaft/queerspiegel/was-genau-im-umstritte nen-ungarischen-lgbti-gesetz-steht-5110435.html

Lautmann, R. (2016). Die soziokulturelle Lebensqualität von Lesben und Schwulen im Alter. In R. Lottmann, R. Lautmann & M. d. M. Castro Varela (Hrsg.), *Homosexualität_en und Alter(n). Ergebnisse aus Forschung und Praxis* (S. 15–50). Wiesbaden: Springer VS.

Leithäuser, T. & Volmerg, B. (1979). *Anleitung zur empirischen Hermeneutik. Psychoanalyse Textinterpretation als sozialwissenschaftliches Verfahren*. Frankfurt am Main: Suhrkamp.

Leithäuser, T. & Volmerg, B. (1988). *Psychoanalyse in der Sozialforschung. Eine Einführung am Beispiel einer Sozialpsychologie der Arbeit*. Opladen: Westdeutscher Verlag.

Libreria Editrice Vaticana. (2015, 8. Januar). *Katechismus der Katholischen Kirche*, Internet Office of the Holy See. Verfügbar unter: http://www.vatican.va/archive/DEU0035/_P8B. HTM

Lottmann, R. (2020). Sexuelle und geschlechtliche Vielfalt in der Altenhilfe – Intersektionale Perspektiven und die Relevanz von Situationen und Kontexten. *Zeitschrift für Gerontologie und Geriatrie, 53*(3), 216–221. https://doi.org/10.1007/s00391-020-01704-7

Mayring, P. (2015). *Qualitative Inhaltsanalyse. Grundlagen und Techniken* (12., überarbeitete Auflage). Weinheim, Basel: Beltz.

Mayring, P. (2016). *Einführung in die qualitative Sozialforschung. Eine Anleitung zu qualitativem Denken* (Pädagogik, 6., überarbeitete Auflage). Weinheim, Basel: Beltz. https://doi.org/25734

Mead, G. H. (1973). *Geist, Identität und Gesellschaft aus der Sicht des Sozialbehaviorismus*. Frankfurt am Main: Suhrkamp.

Mertens, W. (1992). *Entwicklung der Psychosexualität und der Geschlechtsidentität. Geburt bis 4. Lebensjahr* (Psychoanalytische Entwicklungspsychologie). Band 1. Stuttgart, Berlin, Köln: Verlag W. Kohlhammer.

Mesquida González, J. M., Quiroga Raimúndez, V. & Boixadós Porquet, A. (2014). Trabajo Social, diversidad sexual y envejecimiento. Una investigación a través de una experiencia de aprendizaje-servicio. *Alternativas. Cuadernos de trabajo social*, (21), 177–192. https://doi.org/10.14198/ALTERN2014.21.09

MetLife. (2010, März). *Still Out, Still Aging. The MetLife Study of Lesbian, Gay, Bisexual, and Transgender Baby Boomers* (American Society of Aging, Hrsg.). San Francisco, USA. Verfügbar unter: https://www.asaging.org/sites/default/files/files/mmi-still-out-still-aging.pdf

Meyer, I. H. (1995). Minority Stress and Mental Health in Gay Men. *Journal of Health an Social Behavoir, 36*(1), 38–56.

Meyer, I. H. (2003). Prejudice, social stress, and mental health in lesbian, gay, and bisexual populations. Conceptual issues and research evidence. *Psychological Bulletin, 129*(5), 674–712.

Meyer, I. H. (2015). Resilience in the study of minority stress and health of sexual and gender minorities. *Psychology of Sexual Orientation and Gender Diversity, 2*(3), 209–213. Verfügbar unter: https://www.apa.org/pubs/journals/features/sgd-sgd0000132.pdf

Mietzel, G. (2014). *Erfolgreich altern. Strategien für ein aktives und zufriedenes Älterwerden*. Bern: Hogrefe.

Misoch, S. (2017). „Lesbian, gay & grey". Besondere Bedürfnisse von homosexuellen Frauen und Männern im dritten und vierten Lebensalter. *Zeitschrift für Gerontologie und Geriatrie, 50*(3), 239–245.

Nabert, A. (2017). Schwarmbetroffenheit. Zur queerfeministischen Praxis auf Twitter. In P. l'Amour laLove (Hrsg.), *Beissreflexe. Kritik an queerem Aktivismus, autoritären Sehnsüchten, Sprechverboten* (6. erweiterte Auflage, S. 258–264). Berlin: Querverlag.

Nachtwey, C. (2005). Anders sein und älter werden. Lesben und Schwule im Alter. *Theorie und Praxis der Sozialen Arbeit,* (1), 25–31.

Nelson, C. L. & Andel, R. (2020). Does Sexual Orientation Relate to Health and Well-Being? Analysis of Adults 50+ Years of Age. *The Gerontologist, 60*(7), 1282–1290. https://doi.org/10.1093/geront/gnz187

Neumann, S. (2002). Älter werden – Ältere Lesben und Schwule in Berlin. In Senatsverwaltung für Bildung, Jugend und Sport Berlin (Hrsg.), *Anders sein und älter werden – Lesben und Schwule im Alter. Dokumentation der Fachtagung vom 22./23. November 2002* (S. 78–122).

Ozsvath, S. (2021, 15. Juni). *Neues Gesetz in Ungarn. Homosexualität als Feindbild,* ARD-Tagesschau. Verfügbar unter: https://www.tagesschau.de/ausland/europa/ungarn-homosexualitaet-101.html

Parlamentarischer Rat. (23. Mai 1949). Grundgesetz für die Bundesrepublik Deutschland. Artikel 3. GG. Verfügbar unter: https://lexetius.com/GG/3,2

Pöge, K., Dennert, G., Koppe, U., Güldenring, A., Matthigack, E. B. & Rommel, A. (2020). *Journal of Health Monitoring. Die gesundheitliche Lage von lesbischen, schwulen, bisexuellen sowie trans- und intergeschlechtlichen Menschen.* Gesundheitsberichterstattung des Bundes, Robert-Koch-Institut & Destatis. Verfügbar unter: https://www.rki.de/DE/Content/Gesundheitsmonitoring/Gesundheitsberichterstattung/GBEDownloadsJ/JoHM_S1_2020_Gesundheitliche_Lage_LSBTI.pdf?__blob=publicationFile

Rauchfleisch, U. (2001). *Schwule – Lesben – Bisexuelle. Lebensweisen, Vorurteile, Einsichten* (3. Aufl.). Göttingen und Zürich: Vandenhoeck & Ruprecht.

Rauchfleisch, U. (2002a). Coming-out, ein lebenslanger Prozeß. In U. Rauchfleisch, J. Fossard, G. Waser, K. Wiesendanger & W. Roth (Hrsg.), *Gleich und doch anders. Psychotherapie und Beratung von Lesben, Schwulen, Bisexuellen und ihren Angehörigen* (S. 38–52). Stuttgart: Klett-Cotta.

Rauchfleisch, U. (2002b). Historischer Abriß. In U. Rauchfleisch, J. Fossard, G. Waser, K. Wiesendanger & W. Roth (Hrsg.), *Gleich und doch anders. Psychotherapie und Beratung von Lesben, Schwulen, Bisexuellen und ihren Angehörigen* (S. 15–37). Stuttgart: Klett-Cotta.

Rauchfleisch, U. (2016). Leben an Grenzen. Eine Herausforderung für uns alle. *Existenzanalyse, 33*(2), 35–39.

Reimann, K. & Lasch, V. (2006). Differenzierte Lebenslagen im Alter. *Zeitschrift für Gerontologie und Geriatrie, 39*(1), 13–21.

Richter, A. S. (2020). Altern aus intersektionaler Perspektive: Vorschläge zu einer mehrdimensionalen Konzeptualisierung intersektionaler Alternsforschung. *Zeitschrift für Gerontologie und Geriatrie, 53*(3), 205–210.

Rowe, J. W. & Kahn, R. L. (1997). Successful Aging. *The Gerontologist, 37*(4), 433–440.

Scherr, A. (2016). Diskriminierung/Antidiskriminierung – Begriffe und Grundlagen. In Bundeszentrale für politische Bildung (Hrsg.), *Aus Politik und Zeitgeschichte. Antidiskriminierung* (S. 3–10). Frankfurt am Main: Societäts-Verlag.

Schnell, M. W. & Dunger, C. (2018). *Forschungsethik. Informieren – reflektieren – anwenden* (2., vollständig überarbeitete und erweiterte Auflage). Bern: Hogrefe.

Schnell, M. W. & Heinritz, C. (2006). *Forschungsethik. Ein Grundlagen- und Arbeitsbuch mit Beispielen aus der Gesundheits- und Pflegewissenschaft* (Programmbereich Pflege, 1. Aufl.). Bern: Huber.

Schorn, A. (2000). *Das „themenzentrierte Interview". Ein Verfahren zur Entschlüsselung manifester und latenter Aspekte subjektiver Wirklichkeit.* Forum Qualitative Sozialforschung, 1(2), Art. 23. Verfügbar unter: https://www.qualitative-research.net/index.php/fqs/article/view/1092/2396

Schroeter, K. R. (2021). Zur historischen Entwicklung der kritischen Gerontologie. In K. Aner & K. R. Schroeter (Hrsg.), *Kritische Gerontologie. Eine Einführung* (1. Auflage, S. 13–26). Stuttgart: Verlag W. Kohlhammer.

Schwarzer, M. (2019, 22. Dezember). *Subkultur auf Twitter. Was ist eigentlich die „Pomo-Bubble",* RedaktionsNetzwerk Deutschland. Verfügbar unter: https://www.rnd.de/med ien/shitstorm-gegen-rezo-und-j-k-rowling-was-ist-eigentlich-die-pomo-bubble-CPA3XT IJSNDIHFBN6NTESHI6OM.html

Sdun, B. (2009). *Die Lebenslage älterer und pflegebedürftiger Lesben und Schwuler. Unter Berücksichtigung alternativer Wohnangebote.* Berlin: LIT Verlag.

Der Spiegel. (1987, 16. Märza). *„Menschen werden Heimatlos gemacht". Interview mit Baden-Württembergs Gesundheitsministerin Barbara Schäfer (CDU) zur Flucht von Aids-Infizierten.* 12. Verfügbar unter: https://www.spiegel.de/politik/menschen-werden-heimat los-gemacht-a-4d488619-0002-0001-0000-000013522452

Der Spiegel. (1987, 16. Märzb). *„Wollen wir den Aids-Staat?". Bayerns Linie: Zwangstest, Berufsverbot, Ausweisung.* 12. Verfügbar unter: https://www.spiegel.de/politik/wol len-wir-den-aids-staat-a-cecd1b25-0002-0001-0000-000013520785

Der Spiegel. (1987, 16. Märzc). *Entartung ausdünnen.* 12. Verfügbar unter: https://magazin. spiegel.de/EpubDelivery/spiegel/pdf/13522444

Der Spiegel. (2022, 3. Juli). *Proteste gegen Biologin. Humboldt-Uni sagt Gendervortrag ab.* Verfügbar unter: https://www.spiegel.de/wissenschaft/berlin-humboldt-universitaet-sagt-vortrag-von-biologin-marie-luise-vollbrecht-ab-a-e5ec957e-39fb-46fa-8571-8f65f7 f2e6a6

Statista. (2022). *LGBTQI*. Lesbische, schwule, bisexuelle, transsexuelle, queere und intersexuelle Menschen.* Verfügbar unter: https://de.statista.com/statistik/studie/id/54532/dok ument/lgbt/

Steffens, M. C. (2010). Diskriminierung von Homo- und Bisexuellen. In Bundeszentrale für politische Bildung (Hrsg.), *Aus Politik und Zeitgeschichte. Homosexualität* (S. 14–20). Frankfurt am Main: Societäts-Verlag. Zugriff am 23.05.2020. Verfügbar unter: http:// www.bpb.de/system/files/pdf/J32BRH.pdf

Stinchcombe, A., Kortes-Miller, K. & Wilson, K. (2021). "We Are Resilient, We Made It to This Point": A Study of the Lived Experiences of Older LGBTQ2S+ Canadians. *Journal of Applied Gerontology: the Official Journal of the Southern Gerontological Society, 40*(11), 1533–1541. https://doi.org/10.1177/0733464820984893

Stonewall. (2011). *Lesbian, Gay & Bisexual People in later life*. Verfügbar unter: https://www.stonewall.org.uk/system/files/LGB_people_in_Later_Life__2011_.pdf

Strauss, A. L. & Corbin, J. M. (1996). *Grounded theory. Grundlagen qualitativer Sozialforschung*. Weinheim: Beltz.

Stumpe, H. (2017). Bisexualität im Kontext von Hetero- und Homosexualität. Sexuelle Vielfalt und Gesundheit. In Stiftung Männergesundheit (Hrsg.), *Sexualität von Männern. Dritter deutscher Männergesundheitsbericht* (S. 221–228). Gießen: Psychosozial-Verlag. https://doi.org/10.30820/9783837973037-221

Takás, J. (2004). The Double Life of Kertbeny. In G. Hekma (Hrsg.), *Past and Present of Radical Politics* (S. 26–40). Amsterdam (Niederlande). Zugriff am 05.08.2019. Verfügbar unter: https://www.researchgate.net/publication/280921411_The_Double_Life_of_Kertbeny

Taz (1987, 29. Januar). Katholische Kirche geißelt Kondom–Empfehlung gegen AIDS. Katholische Bischöfe kritisieren AIDS–Kampagne von Bundesministerin Süssmuth. *taz. die tageszeitung*, S. 4. Verfügbar unter: https://taz.de/!1871579/

Tesch-Römer, C. & Wurm, S. (2009). Wer sind die Alten? Theoretische Positionen zum Alter und Altern. In Statistisches Bundesamt, Deutsches Zentrum für Altersfragen & Robert-Koch-Institut (Hrsg.), *Beiträge zur Gesundheitsberichterstattung des Bundes. Gesundheit und Krankheit im Alter* (S. 7–20). Berlin. Zugriff am 05.11.2022. Verfügbar unter: https://www.statistischebibliothek.de/mir/servlets/MCRFileNodeServlet/DEMonografie_derivate_00000153/Gesundheit_und_Krankheit_im_Alter.pdf

Tezcan-Güntekin, H. (2020). Diversität und Pflege. Zur Notwendigkeit einer intersektionalen Perspektive in der Pflege. In *Pflege. Praxis, Geschichte, Politik* (APuZ, Band 10497, S. 250–265). Bonn: Bundeszentrale für politische Bildung.

Thorwarth, K. (2022, 14. Juli). *Biologin Marie-Luise Vollbrecht hält Vortrag und entzieht sich der Diskussion*, Frankfurter Rundschau. Verfügbar unter: https://www.fr.de/politik/humboldt-uni-vollbrecht-vortrag-biologin-wird-nachgeholt-transfeindlichkeit-diskutieren-will-sie-nicht-91667554.html

Tietz, L. (2015). *Homosexualität, Cross-Dressing und Transgender. Heteronormativitätskritische kulturhistorische und ethnographische Analysen*. Dissertation. Carl von Ossietzky Universität, Oldenburg.

Torelli, M. (2008). *Psychoanalyse lesbischer Sexualität* (Bibliothek der Psychoanalyse, Orig.-Ausg.). Gießen: Psychosozial-Verl.

Trans*Inter* Beratungsstelle. (o.A.). *Begriffserklärungen*, Münchner Aids-Hilfe e.V. Verfügbar unter: https://www.trans-inter-beratungsstelle.de/de/begriffserklaerungen.html

TSG. Gesetz über die Änderung der Vornamen und die Feststellung der Geschlechtszugehörigkeit in besonderen Fällen (Transsexuellengesetz – TSG). Verfügbar unter: https://www.gesetze-im-internet.de/tsg/

Urtamo, A., Jyväkorpi, S. K. & Strandberg, T. E. (2019). Definitions of successful ageing. A brief review of a multidimensional concept. *Acta Bio-Medica: Atenei Parmensis, 90*(2), 359–363. https://doi.org/10.23750/abm.v90i2.8376

Van Dyk, S. (2020). *Soziologie des Alters* (Einsichten Themen der Soziologie, Bd. 5456, 2., aktualisierte und ergänzte Ausgabe). Bielefeld: transcript Verlag.

Ward, B. W., Dahlhammer, J. M., Galinsky, A. M. & Joestl, S. S. (2014). Sexual Orientation and Health Among U.S. Adults. National Health Interview Survey 2013. In *National health statistic reports* (Bd. 77, S. 1–10). Hyattsville. USA. Zugriff am 26.10.2019. Verfügbar unter: https://www.cdc.gov/nchs/data/nhsr/nhsr077.pdf

WHO. (2022, 28. November). *WHO recommends new name for monkeypox disease.* Verfügbar unter: https://www.who.int/news/item/28-11-2022-who-recommends-new-name-for-monkeypox-disease

Wiesendanger, K. (2002). Wo liegt das Problem? Heterosexismus, Homophobie und internalisierte Homophobie. In U. Rauchfleisch, J. Fossard, G. Waser, K. Wiesendanger & W. Roth (Hrsg.), *Gleich und doch anders. Psychotherapie und Beratung von Lesben, Schwulen, Bisexuellen und ihren Angehörigen* (S. 53–69). Stuttgart: Klett-Cotta.

Witzel, A. (1985). Das problemzentrierte Interview. In G. Jüttemann (Hrsg.), *Qualitative Forschung in der Psychologie. Grundfragen, Verfahrensweisen, Anwendungsfelder* (S. 227–255). Weinheim: Beltz-Verlag.

Witzel, A. (2000). *Das problemzentrierte Interview,* Forum Qualitative Sozialforschung. 1(1), Art. 22. Verfügbar unter: http://www.qualitative-research.net/index.php/fqs/article/viewArticle/1132/2519

WPATH (The World Professional Association for Transgender Health, Hrsg.). (2012). *Standards of Care. Versorgungsempfehlungen für die Gesundheit von transsexuellen, transgender und geschlechtsnichtkonformen Personen* (7 Aufl.). Verfügbar unter: https://www.wpath.org/media/cms/Documents/SOC%20v7/SOC%20V7_German.pdf

Wucherpfennig, A. (2018, 16. Dezember). *Kirche und Homosexualität. Transkript des Vortrages im Oktober 2018 im Rahmen des Mittwochsgesprächs im Maxhaus Düsseldorf.* Domradio Kopfhörer, Köln. Verfügbar unter: https://www.domradio.de/audio/prof-dr-ansgar-wucherpfennig-sj-kirche-und-homosexualitaet

Zirks, I. (2007). Verführbarkeit von Homosexualität. *Existenzanalyse, 24*(1), 49–53.

Printed in the United States
by Baker & Taylor Publisher Services